名中医传承

王晖眩晕证治经验集萃

主编 王 晖 杨立波

上海科学技术出版社

图书在版编目（CIP）数据

名中医传承．王晖眩晕证治经验集萃 / 王晖，杨立
波主编． -- 上海 ： 上海科学技术出版社，2023.5
ISBN 978-7-5478-6104-2

Ⅰ．①名… Ⅱ．①王… ②杨… Ⅲ．①眩晕－中医治
疗法－经验－中国－现代 Ⅳ．①R249.7

中国国家版本馆CIP数据核字(2023)第062282号

名中医传承：王晖眩晕证治经验集萃

主编　王　晖　杨立波

上海世纪出版(集团)有限公司
上 海 科 学 技 术 出 版 社　出版、发行
(上海市闵行区号景路 159 弄 A 座 9F - 10F)
邮政编码 201101　www.sstp.cn
上海颛辉印刷厂有限公司印刷
开本 889×1194　1/32　印张 10
字数：265 千字
2023 年 5 月第 1 版　2023 年 5 月第 1 次印刷
ISBN 978 - 7 - 5478 - 6104 - 2/R・2720
定价：68.00 元

内容提要

　　王晖主任中医师对眩晕证治积累了丰富的临床经验和独特的学术积累，通过将病证所涉内科、外科、骨伤科、妇科、五官科、眼科、精神科等多科综合，提出了将辨病与辨证相结合思维运用于眩晕证的全科化整合诊治思路。

　　本书以王晖学术经验为核心，兼以经典古籍理论溯源，突出辨证论治的中医特色，参合现代医学的辨病循证，以眩晕证诊治的学术理论为重点，辅佐康复保健的实用方法，集眩晕证治的中医与西医、理论与临床、学术与经验、治疗与康养于一体，有较强的理论性、学术性和实用性。

编 委 会

　　全国名中医王晖从事中医临床、教育、管理50余年，中医理论基础扎实，学术造诣精深，临床经验丰富，在长期的临床实践过程中形成了独特的中医辨证治疗体系，尤其擅长应用《黄帝内经》"气学"理论指导临床，并将其升华为"气病学说"，形成"调畅脏腑特异气机""推动机体气化"的治疗方法，在治疗糖尿病、冠心病、高脂血症、眩晕综合征、更年期综合征等疑难杂病方面积累了丰富的临床经验。以王晖为学术带头人的王晖名医工作室于2003年成立，2009年被中华中医药学会评为"全国先进名医工作室"，2011年成为国家中医药管理局"全国名老中医药专家传承工作室建设项目"。工作室汇聚一批全国老中医药专家学术经验继承工作指导老师，浙江省国医名师，省、市名中医，全国优秀中医临床人才等中医名家和骨干，在收集、整理、挖掘、研究、推广和应用王晖的学术思想、验方和诊疗技术以及思辨特色等方面取得了丰硕的成果，工作室编撰出版了6部王晖中医学术经验的专著，《名中医传承：王晖眩晕证治经验集萃》是在此基础上的又一部新作。

　　眩晕是临床常见证候，包含于多个医学分科和多种身心疾病，其病因多端、病机复杂，诊疗调护方法多样、手段多种。王晖对眩晕证治积累了丰富的临床经验和独特的学术观点，认为面对复杂纷繁的病因、病机和病患的体质类别，要善于分析云谲波诡的气化产生的盘根错节的多重病机、按照病机分层理论牢牢把握基本病机、动态掌握阶段病机、精心梳理兼夹病机、细心挖掘潜伏病机、果断处理即时病机、综合分析总体病机、精准寻找主位病机，将病涉内科、外科、骨伤科、妇科、五官科、眼科、精神科等多科综合，将辨病与辨证相结合的优势思维运用于眩晕证候的全科化整合诊治。

《名中医传承：王晖眩晕证治经验集萃》编委会由全国名老中医药专家传承工作室成员为主体，全书由王晖指导策划、谋篇布局，杨立波主任领头统稿，全体编委会成员分工协作，互学深悟，共谋完备。执笔写作人员分工为：第一、二章历史沿革、中医文献研究进展，陈霞波、顾颖杰；第三章眩晕证治，周开、陈靓、唐可伟；第四章体质与眩晕，杨立波、龚文波；附篇一"眩晕的现代医学认识"，范佳莹、张业；附篇二"眩晕的康复保健"，金汀龙、徐程、苏琼。书稿编写的基本思路是以挖掘、整理王晖学术经验为核心，兼以经典古籍理论溯源，突出辨证论治之中医特色，参合现代医学的辨病循证；以眩晕诊治的学术理论为重点，辅佐康复保健的实用方法。力求守正创新、传承发展，集成眩晕证治的中医与西医、理论与临床、学术与经验、治疗与康养于一体，展示其特有的理论性、学术性、实用性，期望更好地裨益读者。

虽然工作室成员谨遵王晖"敬重自然，和而生物；敬重科学，三因制宜；圆动有序，方得始终"的谆谆教诲，跟师侍学长则三十余年，短者十余年，然因中医学理论的博大精深、王晖学术思想的不断升华和阶段性成果的持续形成，再因学员们学识有限，尚不能全面地领悟王晖的学术精华，编纂表述也不尽合理，错简在所难免，敬希名家老师和同行读者批评指正。

编　者

2023 年 4 月

目　录

第一章　历史沿革

第二章　中医文献研究进展

❀ 第三章　眩晕证治 ❀

第四章　体质与眩晕

附篇一　眩晕的现代医学认识

附篇二　眩晕的康复保健

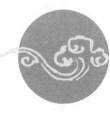

第一章 历史沿革

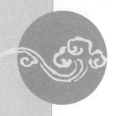

　　眩晕是目眩与头晕的总称。眩即目眩，眼前昏花缭乱；晕为头晕，谓头部运转不定之感觉，感觉自身或外界景物旋转，站立不稳。由于两者常同时并见，故统称为"眩晕"。本病常反复发作，妨碍正常工作及生活质量，严重者可发展为晕厥或中风，甚至危及生命。发作的年龄常不限是年轻人或中老年人，发病率也有逐年增多的趋势，成为临床常见病症以及需要深入研究的课题之一。

　　历代医家对眩晕的论述很多，其中有不少具有真知灼见者。文献记载又称眩晕为"头眩""掉眩""目眩""眩冒""风眩""眩瞀"等。西医的周围性眩晕、中枢性眩晕、内耳眩晕、颈性眩晕、椎-基底动脉供血不足眩晕、原发性高血压、脑动脉硬化、贫血、创伤等所致的眩晕等，均属于本病的范畴。以《黄帝内经》、仲景学说为起点到明清及近现代，众多医家及学者发表诸多经验心得，其间以宋金元时期学术争鸣最为活跃，新的观点不断提出。百家争鸣的结果，方药应用更为有效，理论水准与临床诊疗的进展也不断提高。迄至明清近代，中医诊治眩晕的内容更加丰富充实，眩晕从概念、病因病机、证候分型，到治法方药、预后转归的认识等都已十分完备，并逐渐趋于条理化与系统化，可谓达到一个新的里程碑。

一 先秦时期的记载

1. 殷墟出土甲骨文的记载

殷墟出土的甲骨 16 万余片,其中记载疾病的有 323 片、415 辞,是中医记载疾病最早的文字。眩晕,甲骨文有"疾亡旋""旋有疾王"的记录。旋,旋运转动,"疾旋"即中医之眩晕证。眩者,言视物皆黑;运者,言视物皆转。

眩晕多伴随头部不适,故古人认为病位在头,甲骨文又有"王疾首""子疾首亡延"记录。疾首,头部疾病,近人据《诗·卫风·伯兮》中"愿言思伯,甘心首疾"以及《周礼·春官·疾医》中"首疾,头痛也",注解为心脑血管的疾病。由此可见,眩晕以及相关的头部疾病的历史非常久远。

2. 有关眩晕的零散文献

《尚书·说命上》曰:"若药弗瞑眩,厥疾弗瘳。"瞑,眼睛昏花。《晋书·山涛传》:"臣耳目聋瞑,不能自励。"《孟子·滕文公上》:"书曰:若药不瞑眩,厥疾不瘳。"东汉经学家赵岐注:"瞑眩,药攻人疾,先使瞑眩愦乱,乃得瘳愈也。"瞑眩,即眼睛昏花眩晕。后以"瞑眩药"指服后有强烈反应的药物。古人认为瞑眩药方可瘳厥疾;瘳,病愈也。

眩晕,也称"眩瞀",《国语·吴语》:"有眩瞀之疾者,以告。"眩瞀,眼睛昏花,视物不明。《玉篇·目部》:"瞀,目不明貌。"《后汉书·二六·韦彪传附韦豹》:"且眩瞀滞疾,不堪久待,迁荐之私,非所敢当。"李贤注："眩，风疾也。瞀，乱也。谓视不明之貌也。"先秦有"瞀病"之称谓，《庄子·徐无鬼》："予少而自游于六合之内，予适有瞀病。"瞀病，即头目眩晕的病症，谓风眩冒乱也，故眩瞀至汉代张仲景《伤寒论》又称"眩冒"。

值得一提的是《山海经》，包括《山经》五卷与《海经》十三卷，合计十八卷。它是研究我国上古社会的重要文献，书中记载 38 种疾病，其中包括"眴目"。《山海经·西山经》："食之不眴目。"眴，通眩，也作目摇解，班固《西都赋》："目眴转而意迷。"

先秦时期有关眩晕的文献仍然零散不成系统，只是简单记述了眩晕的证候，未能就其病因病机提出更多的论述。及至两汉，中医药学术体系形成，对眩晕的认识又进一步。

二 《黄帝内经》的记载

1. 诸风掉眩,皆属于肝

《素问·至真要大论篇》:"诸风掉眩,皆属于肝。""无风不作眩"的经典名言即源于此。《黄帝内经》曰:"风为百病之长。"眩晕发病,风居其首,故曰"无风不作眩",主要指外风,也指内风。如《灵枢·大惑论》:"故邪中于项,因逢其身之虚,其入深,则随眼系以入于脑,入于脑则脑转,脑转则引目系急,目系急则目眩以转矣。"为何"皆属于肝"? 肝位于东方得风气之先,其虚实皆能致之动摇。如发生之纪,其动掉眩巅疾;厥阴之复,筋骨掉摇之类者,故眩晕与外风气候(五运六气)有关。《素问·六元正纪大论篇》:"岐伯曰:辰戌之纪也,太阳,太角,太阴,壬辰,壬戌,其运风,其化鸣紊启坼,其变振拉摧拔,其病眩掉目瞑。"指眩晕伴头摇或肢体震颤,或耳鸣眩转,目不识人,多因肝风所致,又称掉眩。

2. 上气不足,目为之眩

《黄帝内经》论述眩晕强调邪气上走空窍致眩。《灵枢·口问》:"故上气不足,脑为之不满,耳为之苦鸣,头为之苦倾,目为之眩。"上部正气不足,出现头部沉重不支而倾斜,或眼目眩晕等症状者,治法补足外踝下留之,即取足太阴之太白、足太阳之昆仑穴。《灵枢·海论》:"髓海不足,则脑转耳鸣,胫酸眩冒。"不足则眩,为后世无虚不作眩奠定基础。然眩晕亦有虚实夹杂或上虚下实者,《素问·五脏生成篇》:"徇蒙招尤,目暝耳聋,下实上虚。"明代医家马莳注解:"眴,疾也。蒙,茫昧也。招,谓掉也,掉摇不定也。尤,甚也。"言眼睛眩昧不明,首掉摇甚,目暗耳聋,皆下实上虚之疾也。

三 《伤寒杂病论》的记载

东汉张仲景以六经论伤寒，脏腑论杂病，无论是外感伤寒还是内伤杂病，都可能会有眩晕证候出现，张仲景称之为"眩冒"。眩冒一词，在《伤寒论》里出现多次。

《伤寒论·卷第四》："太阳与少阳并病，头项强痛，或眩冒，时如结胸，心下痞硬者，当刺大椎第一间，肺俞、肝俞，慎不可发汗，发汗则谵语。"本条文之"眩"，乃胃失通降，结胸心下痞硬饮邪上逆头脑清窍而作。

《伤寒论·卷第四》："伤寒吐下后，发汗，虚烦，脉甚微，八九日心下痞硬，胁下痛，气上冲咽喉，眩冒，经脉动惕者，久而成痿。"本条文之"眩冒"，乃伤寒吐下发汗后虚烦，气上冲咽喉而作。

《金匮要略·妇人杂病脉证并治第二十二》："冷阴掣痛，少腹恶寒，或引腰脊，下根气街，气冲急痛，膝胫疼烦，奄忽眩冒，状如厥癫。"本条文之"眩冒"，是妇人中风之病，因虚积冷、结气疼痛，发为眩冒，状如厥癫。冒者，昏冒而神不清，如有物冒蔽之也；眩者，目眩转而乍见玄黑也。

《伤寒论·卷第三》："太阳病发汗，汗出不解，其人仍发热，心下悸，头眩，身𥆧动，振振欲擗地者，真武汤主之。"本条文之头眩证治疗用温阳利水真武汤。

《金匮要略·妇人杂病脉证并治第十二》："卒呕吐，心下痞，膈间有水，眩悸者，小半夏加茯苓汤主之。"本条文之"眩悸"，伴随呕吐心下痞等其他症状，治之以小半夏加茯苓汤。

综上所述，可见《伤寒杂病论》对眩晕证有多种称法，除眩冒外，还有头眩、眩悸等。伤寒头眩，何以明之？宋代医家成无己《伤寒明理论·头眩第十三》对此的解释是："眩也、运也、冒也，三者形俱相近，有谓之眩运者，有谓之眩冒者。运为运转之运，世谓之头旋者是矣。"少阳之为病，口苦，咽干，目眩。以少阳居表里之间，表邪所传，渐行于里，表中阳虚，故时时目眩也。二阳并病，头项强痛，或眩晕、眩冒者，以少阳与太阳并病，故眩者责其虚也。伤寒有起则头眩与眩冒者，皆发汗吐下后所致，是知其阳虚也。故《针经》有曰："上虚则眩，下虚则厥。"眩虽为虚，而风家亦有眩者，盖风主运动故尔。伤寒阳明病，但头眩不恶寒，故能食而咳，其人必咽痛，为阳明中风，是风亦主头眩也。

治疗冒眩，用泽泻汤方：泽泻（五两），白术（二两），上二味，以水二升，煮取一升。泽泻泻水气，白术补土气以胜水也。此外，小柴胡汤治疗少阳病眩晕，大承气汤治疗阳明腑实之眩晕，苓桂术甘汤治疗痰饮证眩晕，奠定经方辨证治疗眩晕基础。

四　晋唐医家的论述

晋唐时期是中医药学全面发展的阶段,临床医学专科现存第一部著作出现,如针灸现存最早专著《针灸甲乙经》、妇产科现存最早专著《经效产宝》、儿科现存最早专著《颅囟经》、外科现存最早专著《刘涓子鬼遗方》、骨伤科现存最早专著《仙授理伤续断秘方》等,而病因证候学专著则是隋朝巢元方《诸病源候论》,记述1700多种病候,眩晕归入"风头眩候"。

1. 巢元方《诸病源候论》

巢氏论风头眩候:"风头眩者,由血气虚,风邪入脑,而引目系故也。五脏六腑之精气,皆上注于目,血气与脉并于上系,上属于脑,后出于项中。逢身之虚,则为风邪所伤,入脑则脑转而目系急,目系急,故成眩也。诊其脉,洪大而长者风眩。又得阳经浮者,暂起目眩也。风眩久不瘥,则变为癫疾。"本文源出《灵枢·大惑论》,补充之处是:"诊其脉,洪大而长者风眩,又得阳经浮者,暂起目眩也,并认为风眩久不瘥,则变为癫疾。"

与"风头眩候"相关的病候是"头面风候"。"头面风者,是体虚诸阳经脉为风所乘也。诸阳经脉,上走于头面,运动劳役,阳气发泄,腠理开而受风,谓之首风病状,头面多汗恶风,病甚则头痛。又新沐中风,则为首风……如风在首,久不瘥,则风入脑,变为头眩。"

巢氏病源诊治眩晕仍然从外风立论,认为风头眩候,是由于血气虚,风邪入脑,而引目系故也;如果风邪在于头部,病久不愈,就会因风邪入于脑中,变为头眩。巢氏病源只论病因详列证候不处

9

具体方药,仿照《黄帝内经》《难经》经典体例,而列有方药治法的名著当推唐代《千金方》与《外台秘要》。

2. 孙思邈《千金方》

《千金方》包括《备急千金要方》与《千金翼方》两书,有关眩晕证治的验方主要有人参汤、防风汤、茯神汤方、防风散方等。

①人参汤,治头眩屋转,眼不得开。药物组成:人参、当归、防风、黄芪、芍药、麦门冬各二两,独活、白术、桂心各三两。②防风汤,治风眩呕逆,水浆不下,食辄呕,起即眩倒,发有时,手足厥冷。药物组成:防风、防己、附子、干姜、甘草各一两,蜀椒、桂心各二两。③防风汤方,治头风眩欲倒,眼旋屋转,脑痛。药物组成:防风、枳实、杏仁、川芎各三两,茯神、麻黄、前胡、生姜、半夏各四两、细辛二两、竹沥三升。④茯神汤方,治风眩倒屋转,吐逆,恶闻人声。药物组成:茯神、独活各四两,黄芪、远志、生姜各三两,甘草、人参、当归、牡蛎、白术、苁蓉、附子各二两,防风五两。⑤防风散方,治风头眩恶风,吐冷水,心闷。药物组成:防风二两、泽泻(《千金翼方》作泽兰)、细辛、附子、薯蓣、茯苓、天雄各一两(《千金翼方》作人参、白术二两半,桂心一两半、姜半两)。

从上述验方中可见孙思邈治疗眩晕,善用防风,以防风命名的方子有防风汤、防风汤方、防风散方,处方药物仍以祛风益气补血为主,其立方本旨,仍然遵循《黄帝内经》"诸风掉眩、上气不足"的理论。方中药量,汉唐时之计量与后世不同,大率一两唯有今之三钱半强,云三两者,即今之一两,二两即今之六钱半。

3. 王焘《外台秘要》

唐代著名医家王焘执掌弘文馆二十年之久,有机会阅读自晋唐以来大量医书,《外台秘要》对眩晕的记述,也包含《诸病源候论》《千金方》内容。

王焘对眩晕论全文述引《诸病源候论》语:"风头眩者,由血气虚,风邪入于脑,而引目系故也。五脏六腑之精气,皆上注于目,血气与脉并上为系,上属于脑,后出于项中。逢身之虚,则为风邪所伤,入脑则脑转而目系急,目系急故成眩……"但王焘补充其他文献资料,如《养生方导引法》云:"以两手拘右膝,着膺,除风眩。"又云:"大寒不觉暖热,久顽冷患,耳聋目眩病。久行即成法,法身五六不能变也。"又云:"低头,不息六通。治耳聋,目癫眩,咽喉不利。"又云:"伏前,侧牢,不息六通。愈耳聋目眩。随左右聋伏,并两膝,耳着地,牢强意多用力至大极。愈耳聋目眩病。久行不已,耳闻十方,亦能倒头,则不眩也。"

4. 陶弘景《辅行诀脏腑用药法要》

敦煌医学卷子的发现,为研究隋唐时期中医药学术发展提供了线索。其中,陶弘景《辅行诀脏腑用药法要》是一份重要的医学文献,内记录有小补肝汤、大补肾汤、大阴旦汤等治疗与眩晕相关病证资料。

《辅行诀脏腑用药法要》辨五脏病证,每脏各有大小补泻汤方,脏腑辨证与眩晕有关的汤方即小补肝汤、大补肾汤。陶弘景曰:"诸凡杂病,服药汗吐下后,邪气虽平,精气被夺,致令五脏虚疲,当即据证服补汤数剂以补之。不然,时日久旷,或变为损证,则生死转侧耳。谨将五脏虚实证候悉列于左,庶几识别无误焉。"另外,治疗外感眩晕者,其用大阴旦汤:"治凡病头目眩晕,咽中干,每喜干呕,食不下,心中烦满,胸胁支痛,往来寒热方。柴胡八两,人参、黄芩、生姜各三两,甘草,炙,二两,芍药四两,大枣十二枚,半夏一升,洗。上八味,以水一斗二升,煮取六升,去滓。重上火,缓缓煎之,取得三升。温服一升,日三服。"从以上大阴旦汤组成来看,此即《伤寒论》之小柴胡汤加芍药。

综上所述,晋唐医家对内科眩晕病证研究,仍然沿着《黄帝内经》"诸风掉眩"以及"上虚则眩"的理论学说进行发挥,并注重临床验方的诊治。这一时期医学文献逐渐增多,医家之视野开阔、经验积累,为宋金元时期中医理论的创新奠定基础。

五 宋金元时期临证实践与理论创新

宋金元时期,是中医学术发展史上的一个重要里程碑。它上承秦汉晋唐医学的成就,下启明清医学乃至延续近代百年,形成中医各种学术流派,而追溯其脉络,都与宋金元医学有着不可分割的联系。《四库全书总目提要·子部·医家类》:"儒之门户分于宋,医之门户分于金元。"这一权威性的论断,就是把宋、金、元三个朝代儒学与医学的发展联系在一起。中医药文献,自宋代后逐渐增多,使研究资料以及信息来源更加丰富。

1. "眩晕"病名始见《三因极一病证方论》

自汉唐至宋,"眩晕"病名一直没有正式见于典籍。先秦文献称为"旋""瞑眩""眩瞀",两汉称"掉眩""眩冒""头眩""眩悸""眩仆",晋唐称"风头眩",北宋称"头面风"。及至南宋淳熙甲午年(1174 年),陈言撰写《三因极一病证方论》,卷之七有"眩晕证治"章节,"眩晕"病名始正式见于中医典籍。

《三因极一病证方论·眩晕证治》:"方书所谓头面风者,即眩晕是也。然眩晕既涉三因,不可专为头面风,如中伤风寒暑湿在三阳经,皆能眩人,头重项强。但风则有汗,寒则掣痛,暑则热闷,湿则重着,吐逆眩倒,属外所因;喜怒忧思,致脏气不行,郁而生所,涎结为饮,随气上厥,伏留阳经,亦使人眩晕呕吐,眉目疼痛,眼不得开,属内所因;或饮食饥饱,甜腻所伤,房劳过度,下虚上实,拔牙金疮,吐衄便利,去血过多,及妇人崩伤,皆能眩晕,眼花屋转,起而眩倒,属不内外因。治之各有法。"陈言认为,论及医事之要,无出三

12

因。眩晕证治,有属外所因者,属内所因者,有属不内外因者,治之各有法。

2. 宋代医书对眩晕验方的收录

宋代政府多次组织编写方书,北宋三大方书《太平圣惠方》《圣济总录》《太平惠民和剂局方》,均以朝廷名义诏天下进献良方编修。一批社会名士也编写方书,如苏轼、沈括《苏沈良方》、许学士《本事方》、严用和《济生方》、陈无择《三因方》等。编写方书是北宋医学的重要内容,研究宋代眩晕诊治进展应该对方书加以重视。

(1)《圣济总录》

《圣济总录》对眩晕的分类归入"诸风门",卷第十六、十七专论风头旋,延续"无风不作眩"的学术论点。卷第十六:"论曰风头眩之状,头与目具运是也。五脏六腑之精华,皆见于目,上注于头,风邪鼓于上,脑转而目系急,使真气不能上达,故虚则眩而心闷,甚则眩而倒仆。"卷第十七:"论曰风头旋者,以气体虚怯,所禀不充,阳气不能上至于脑,风邪易入,与气相鼓,致头运而旋也。又有胸膈之上,痰水结聚,复犯大寒,阴气逆上,风痰相结,上冲于头,亦命头旋。"

《圣济总录》卷十六收载治"风头旋"方有:枳实汤方、防风散方、人参汤方、犀角汤方、独活汤方、独活白术散方、菊花汤方、前胡汤方、芍药汤方、附子散方、山芋散方、防风汤方、附子膏方、葛根汤方、羌活汤方、四神汤方、鸡苏羌活丸方、天麻羌活丸方、守中丸方、菊花丸方、薄荷散方等。

《圣济总录》卷十七收载治"风头旋"方有:松香散方、麝香天麻丸方、防风丸方、羚犀汤方、芎䓖散方、藿香散、荆芥丸方、白术散方、人参丸方、八风散、芎菊散方、白蒺藜丸方、祛痰丸方、菊花丸方、旋复花汤方、羚羊角汤方、蛇蜕散方、贴顶膏方等。

(2)《太平惠民和剂局方》

北宋另一著名方书《太平惠民和剂局方》全书十卷,分诸风、伤寒、痰饮、诸虚等十四门,眩晕一证,仍然归于诸风门,可见宋代方书基本沿革《黄帝内经》"诸风掉眩""因风致眩"的学术理论。书中治疗眩晕代表性方剂主要有：防风圆、川芎圆、薄荷煎圆、无比山药圆等。

（3）其他方书

宋代除政府编修方书外，还有许多名家个人编写的方书，如严用和的《济生方》。对眩晕的论述，严用和较为全面，《济生方》有"眩晕"门。对于眩晕的定义以及原因，书中曰："所谓眩晕者，眼花屋转，起则眩倒是也。由此观之，六淫外感，七情内伤，皆能所致。"但外感眩晕当与内伤眩晕的鉴别，严用和认为："当以外证与脉别之。风则脉浮，有汗，项强不仁；寒则脉紧，无汗，筋挛掣痛；暑则脉虚，烦闷；湿则脉细，沉重，吐逆。及其七情所感，遂使脏气不平，郁而生涎，结而为饮，随气上逆，令人眩晕，眉棱骨痛，眼不可开，寸脉多沉，有此为异耳。与夫疲劳过度，下虚上实，金疮吐衄便利，及妇人崩中去血，皆令人眩晕，随其所因治之，乃活法也。"

《济生方》收录治疗眩晕的验方有：①芎归汤，治一切失血过多，眩晕不苏；羌附汤，治中风头眩，恶风自汗，或身体不仁；②三五七散，治阳虚，风寒入脑，头痛、目眩晕转，如在舟车之上，耳内蝉鸣，或如风雨之声，应风寒湿痹，脚气缓弱等疾，并皆治之；③芎术汤，治冒雨中湿，眩晕呕逆，头重不食；④小芎辛汤，治风寒在脑，或感湿头重头痛，眩晕欲倒，呕吐不定；⑤玉液汤，治七情伤感，气郁生涎，随气上逆，头目眩晕，心嘈忪悸，眉棱骨痛。

元代危亦林《世医得效方》治疗眩晕分外感与内伤，其处方与严用和《济生方》有相似。如眩晕感寒，予三五七散；眩晕伤暑，予消暑丸；眩晕中湿，予芎术散；七情眩晕，予茯神汤；眩晕风证，予川芎散；痰证眩晕，予加味二陈汤；失血眩晕，予芎归汤；下虚眩晕，予增损黑锡丹。

3. 金元医家对眩晕理论的创新

北宋后期，战乱频繁，大兵围城，饥荒劳役，加之连年干旱，疫病丛生，疾病模式在改变，"古方今病不相能也"。在这一背景下，金元医学受儒学争鸣的影响,开始学术探讨与理论的创新,产生著名金元四大家,而对眩晕一证有独到见解的医家是刘完素和朱震亨。

(1) 刘完素:风火皆属阳,多为兼化

刘完素,字守真,河间人,金代著名医学家,学术上倡导六气皆能化火说、五志过极皆为热甚说。其在《素问玄机原病式》开篇云:"诸风掉眩,皆属肝木。掉,摇也,眩,昏乱旋运也,风主动故也。所谓风气甚而头目眩运者,由风木旺,必是金衰不能制木,而木复生火。风火皆属阳,多为兼化,阳主乎动,两动相搏,则为之旋转。"上述原文,对眩晕证诊治在理论上有三点意义:①眩晕者,由风木旺,必是金衰不能制木,而木复生火。即肺金衰不能制肝木旺而产生火热之眩晕证,体现五行生克脏腑相关特点。②风火皆属阳,多为兼化,兼化者,相兼同化也。阳主乎动,两动相搏,则为之旋转。即风属木,木能生火,火本不燔,遇风冽乃焰,风火相煽,则为之旋转。③眩晕而呕吐者,风热甚故也,四时皆有之。况风能胜湿,故诸风甚者,皆兼于燥。即注意六气为病之间的相关性。

其后,刘完素在另一本著作《素问病机气宜保命集》又再阐述他的观点:"凡病肝木风疾者,以热为本,以风为标,故火本不燔,遇风冽乃焰;肝本不甚热,因金衰而旺,肺金不胜心火,木来侮于金,故诸病作矣。其为治也,燥胜风。王注曰:风自木生,燥为金化。风余则制之以燥,肝胜则治以清凉。清凉之气,金之气也。"

刘完素论述风与火热的关系主要解释中风病机,所谓风势盛壮而毁屋折木。中风偏枯者,由心火暴甚,而水衰不能制,则火实克金,金不能平木,则肝木胜,而兼于火热,则卒暴僵仆。中风亦非外中于风矣。由于眩晕与中风有关联,后人根据刘完素学说,在考虑中风与眩晕的病因病机时,逐渐脱离外风的理念,形成"火证眩晕"之说。

(2) 朱震亨:无痰则不作眩

朱震亨认为,东南土卑地薄,人禀体质与西北不同,偏于气阴柔弱患病痰湿较多,眩晕一证,又不尽河间刘完素风火兼化说能诠释清楚，亟需要新的理论学说指导临证。他认为眩晕非谓肝木之风，亦非外中之风，而是痰夹气虚并火，提出著名理论"无痰则不作眩"说。

《丹溪心法》头眩六十七："头眩，痰挟气虚并火。治痰为主，挟补气药及降火药。无痰则不作眩，痰因火动。又有湿痰者，有火痰者。湿痰者多宜二陈汤，火者加酒芩，挟气虚者相火也，治痰为先，挟气药降火，如东垣半夏白术天麻汤之类。眩晕不可当者，以大黄酒炒为末，茶汤调下，火动其痰，用二陈加黄芩、苍术、羌活散风行湿。"

朱震亨"无痰则不作眩"理论的提出，开阔了中医药诊治眩晕以及其他疑难杂症的视野，而对眩晕病证诊治继续完善者，则是明清时期张介宾、虞抟、沈金鳌等医家的补充。

六　明清时期理论与临证的新发展

　　明清时期内科综合性医著的空前增多,这一时期文献资料较之宋金元以前已不可同比,中医学日臻成熟,医学全书、类书、丛书、医案、医学入门书,以及专病专科著述等,都包含有眩晕证治的内容。在这一背景下,中医诊治眩晕的理论学说与临床,继续发展并有所突破。张介宾提出"无虚不作眩";虞抟认为眩晕要考虑血瘀的因素;李用粹认为眩晕诊治宜进行病因分类;沈金鳌《杂病源流犀烛》对眩晕源流进行总结等。

1. 张介宾:无虚不能作眩,当以治虚为主

　　张介宾认为眩晕"虚者居其八九,而兼火兼痰者,不过十中一二耳",实际上是针对刘完素主火、朱震亨主痰眩晕说,对金元以来刘、朱学说展开争鸣。张介宾学术上认为"阳非有余、阴本不足",论医首重阴阳,无阳则阴无以生,无阴则阳无所化,"不识阴阳,焉知医理"? 这一思想充分体现在其对眩晕的论述中。

　　中医学说理论,往往在争鸣中产生。朱震亨认为:无痰不能作眩,当以治痰为主。张介宾则认为:无虚不能作眩,当以治虚为主。

　　《景岳全书》曰:"无虚不能作眩,当以治虚为主,而酌兼其标,孰是孰非,余不能必,姑引经义以表其大意如此,尚俟明者正之。"张介宾行文引经据典,层次分明,既议论宏阔,又铺叙委婉,此一争鸣,产生无虚不能作眩,当以治虚为主,而酌兼其标的理论学说。

2. 虞抟：眩晕需考虑体质与血瘀(死血)的因素

虞抟《医学正传》卷之四眩运："其为气虚肥白之人，湿痰滞于上，阴火起于下，是以痰挟虚火，上冲头目，正气不能胜敌，故忽然眼黑生花，若坐舟车而旋运也，甚而至于卒倒无所知者有之，丹溪所谓无痰不能作眩者，正谓此也。若夫黑瘦之人，躯体薄弱，真水亏欠，或劳役过度，相火上炎，亦有时时眩运，何湿痰之有哉。大抵人肥白而作眩者，治宜清痰降火为先，而兼补气之药。人黑瘦而作眩者，治宜滋阴降火为要，而带抑肝之剂……外有因呕血而眩冒者，胸中有死血迷闭心窍而然，是宜行血清心自安。医者宜各类推而治之，无有不瘥者也。"

虞抟之论眩晕，立论平正不偏。其有发明者有二：注重人之体质，分气虚肥白之人和黑瘦真水亏欠之人；提出"死血"论点，有因呕血而眩冒者，胸中有死血迷闭心窍而然。"脉法。左手脉数，热多。脉涩而芤，有死血。右手脉实，有痰积。"治法："去血过多而眩运者，芎归汤。""眩运不可当者，以大黄酒炒为末，茶清调下。"

3. 李用粹：病因证候辨证用药分类

李用粹，字修之，明末清初医家，著《证治汇补》一书。全书凡八卷八门，包括内科杂病八十二症，每症之内，含大意(概念)、病因、外候、条目、辨证、脉象治法、用药、附症、方剂等十项，每项均"取古人书而汇集之，删其繁而存其要，补其缺而正其偏"。每症列成一章，每章分为数节。是书条目清晰，言简意赅。

《证治汇补》卷之四上窍门眩晕：将病因分为内因和外候。内因：诸风掉眩，皆属肝木。《黄帝内经》以肝上连目系而应于风，故眩为肝风。然亦有因火，因痰，因虚，因暑，因湿者。外候：其状目暗耳鸣，如立舟车之上，起则欲倒，不省人事。盖眩者，言视物皆黑。晕者，言视物皆转。二者兼有，方曰眩晕。

把眩分虚实二类。虚者，内外之邪，乘虚入表而上攻。实者，内外之邪，郁痰上结而下虚。湿痰眩晕、肝火眩晕、气郁眩晕、停饮眩晕、外感眩晕为实,肾虚眩晕、血虚眩晕、脾虚眩晕、晨昏眩晕为虚。

4. 何梦瑶:《医碥》论眩晕证治

何梦瑶推崇刘完素、朱震亨学说,其认为火热、痰湿的理论适合岭南地理气候及其用药特点。他给眩晕的定义是:"眩晕。眩,惑乱也,从目从玄。玄、黑暗也,谓眼见黑暗也。虚人久蹲陡起,眼多黑暗是也。晕与运同,旋转也,所见之物皆旋转如飞,世谓之头旋是也。"眩晕的病因:"此风火上冲使然。经以掉眩属风木,风即火气之飘忽者,风从火生,火借风煽,观焰得风而旋转可见矣。外风内风,热风冷风,皆能煽火。"此乃刘完素火火致眩学说的发挥。

除风火相煽眩晕动摇外,何梦瑶认为"六淫七情,饮食痰水诸邪,皆能动火生风,风火盛极即然,虽壮实人亦有之,不必虚弱也,但虚者多耳。昧者定归之虚,试观醉人眼花,与虚何涉哉……盖虚者血与气也,实者风火与痰涎也,正自虚而邪自实也。痰涎随风火上壅,浊阴干于清阳也,故头风眩晕者多痰涎。丹溪谓无痰不作眩,必搐去而后愈"。治法上,何梦瑶认为:眩晕非天麻不治,不可缺。中脘伏痰呕逆,旋覆花汤。痰闭不出者吐之,独圣散吐之。吐讫可用清上辛凉之药,防风通圣散见中风加半夏等。痰涎盛而大小便结,利下之,但见有吐涎者,知其有痰,半夏、橘红、旋覆等,风痰南星、姜蚕。中湿因热者,栀子、黄连、甘菊,实者大黄酒炒三次,为末茶调,每一二钱。因气郁者则志气不舒,逍遥散见郁加薄荷、菊花。

5. 沈金鳌:对眩晕源流总结

沈金鳌《杂病源流犀烛》卷二十五身形门,对眩晕一证从流溯源,知其由来,审其变迁,明白找出恰当诊治方法。其指出,眩晕本源于《内经》,至宋金元学术流派始形成,如刘完素风火相兼同化说。至于眩晕之故:"有由外因者,有由内因者。外因曰伤风眩晕,必恶风自汗,或素有头风而发……内因曰痰饮眩晕,眩而呕吐,头重不举，眩而心下悸；气郁眩晕，必七情过伤，痰涎迷塞心窍，眉棱骨痛，眼不可开；风痰闭壅眩晕，必胸膈痞塞，项急，肩背拘倦，神昏多睡；虚衰眩晕，上虚则眩，上气不足，目为之眩此言虚眩，或内伤气虚，或肾虚气不归元，或脾胃虚弱。失血眩晕，或吐衄太甚，或便血过多，或由伤胎，或由产后，或由崩漏。"其总结了宋代陈无择"三因致病说"论点、金元朱震亨"无痰不作眩"观点和明代张介宾"无虚不作眩"思想，并列出治眩晕方八首，乃玉壶丸、茶调散、导痰汤、十全大补汤、补中益气汤、四物汤、六君子汤、二陈汤。

6. 明清医家对眩晕资料补充

明清两代内科综合性医著空前增多，眩晕论述资料也随之丰富。徐春甫在《古今医统大全·眩运门·病机》阐明眩晕之病宜审三虚："肥人眩运，气虚有痰。瘦人眩运，血虚有火。伤寒吐汗下后，必是阳虚。故《针经》云上虚则眩。此三者，责其虚也。"周慎斋在《慎斋遗书·卷九·头晕》阐明阳虚眩晕是因禀赋不足，或久病正衰、气阳下虚，虚阳上僭，或心阳不振，血脉瘀阻，虚阳上扰，脑失所养，而导致眩晕。秦景明在《症因脉治》阐述肝喜调达，主司疏泄，对全身脏腑气机升降出入之间的平衡协调起着重要作用，一旦失调，则气机上逆，发为眩晕。

林佩琴在《类证治裁·眩晕论治》中认为：头为诸阳之会，耳目为清空之窍，肝则为风木之脏，主动主升，烦劳伤阳，阳升风动，上扰巅顶，风阳旋沸，引发眩晕。主张风邪易兼他邪为病，对风火相兼相煽所致脑髓病变多有论述。他指出由风火所致眩晕的治疗与一般外感风火大异，此论把内生的病理风、火与外感六淫之风、火区别开来，施以不同的治法，实为之精辟之处。此外，风邪还多兼挟痰浊，瘀血为病。

华岫云在《临证指南医案·眩晕门》按语中指出："此证之原，本之肝风当与肝风、中风、头风合而参之……头为六阳之首，耳目口鼻，皆系清空之窍。所患眩晕者，非外来之邪，乃肝胆之风阳上冒耳，甚则有昏厥跌仆之虞。其症有夹痰、夹火、中虚、下虚，治胆、治胃、治肝之分。"肝为风木之脏,内寄相火,热则风阳上升,窍络阻塞,故头目不清、眩晕跌仆。治眩晕宜镇潜、清泄、平熄,抑其阳之有余。肾属水而藏精,肝木赖肾水之涵濡而得以生发条达,中土脾胃虚惫,肝失培养,即可造成土衰木旺,肝邪乘脾,治肝风眩晕,注意调补脾肾,治胆、治胃。

唐宗海《血证论·卷一》记载胆火与胆寒之论述:"胆与肝连,司相火,胆汁味苦,即火味也,相火之宣布在三焦,而寄居则在胆府。胆火不旺,则虚怯惊悸。胆火太亢,则口苦呕逆,目眩耳聋,其经绕耳故也。"张璐玉在《张氏医通·诸风门·眩晕》主张外感六淫,内伤七情,皆能眩晕,然无不因痰火而作:"谚云,无火不动痰,无痰不作晕。须以清火豁痰为主。而兼治六淫之邪。无不愈者。"

至此,中医诊治眩晕证已经形成一套较为完整成熟的理论学说,总结中医诊治眩晕学术发展源流,大致可分为以下四个阶段。

一是从先秦至两汉,从零散的文献资料、点滴的经验积累,到以《黄帝内经》《难经》《伤寒论》《金匮要略》为标志的中医学体系的创立。如《素问·至真要大论篇》"诸风掉眩,皆属于肝",《灵枢·口问》"上气不足……目为之眩"及《灵枢·海论》"髓海不足……胫酸眩冒",张仲景《伤寒杂病论》"眩冒"等,都是重要的经典文献。

二是晋唐时期。隋代巢元方《诸病源候论》提出"风头眩候",唐代孙思邈《千金要方》与王焘《外台秘要方》诊治眩晕主要从外风立论,认为风头眩候,是由于血气虚,风邪入脑,而引目系故也;如果风邪在于头部,病久不愈,就会因风邪入于脑中,变为头眩。敦煌医学残卷陶弘景《辅行诀脏腑用药法要》记录有小补肝汤、大补肾汤、大阴旦汤等治疗与眩晕相关病证资料。这一时期仍然沿着《黄帝内经》"诸风掉眩"以及"上虚则眩"的理论学说进行发挥,并注重临床验方的诊治。

三是宋金元时期诊治眩晕临证实践与理论创新,是中医学术发展重要阶段。宋代医学注重验方的收集,宋代方书成为研究这一时期的重要文献,如"眩晕"病名始见于陈言《三因极一病证方论》;金元刘完素提出"风火皆属阳,多为兼化"的创新理论,认为眩晕的发生是由于风火两阳相搏，则为之旋运；朱震亨认为眩晕之风非谓肝木之风，亦非外中之风，而是痰夹气虚并火，创新"无痰则不作眩"理论，主张眩晕以治痰为先的原则。

四是明清时期诊治眩晕的理论与临证的新发展。张介宾认为眩晕"虚者居其八九，而兼火兼痰者，不过十中一二耳"，实际上是针对刘完素主火、朱震亨主痰眩晕说展开学术争鸣。中医学说理论，往往在争鸣中产生，张介宾提出"无虚不能作眩，当以治虚为主"理论影响至今。明清内科综合性医著空前增多，只能选择对眩晕论述有代表性的几位医家，例如虞抟论治眩晕考虑体质与血瘀（死血）的因素，李用粹《证治汇补》诊治眩晕提出病因证候辨证用药分类法，何梦瑶推崇刘完素、朱震亨学说，认为火热、痰湿的理论适合岭南地理气候及其用药特点等。沈金鳌《杂病源流犀烛》对眩晕源流总结较为全面，从流溯源，本源于《黄帝内经》；审其变迁，至宋金元明清学术流派始形成知其由来，"无风不作眩""无痰不作眩""无虚不作眩""三无不作眩"说主流中医眩晕临床。

第二章 中医文献研究进展

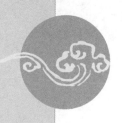

　　眩晕作为临床常见的症状之一,可见于现代医学的多种疾病,西医的周围性眩晕、中枢性眩晕、内耳眩晕、颈性眩晕、椎-基底动脉供血不足眩晕、原发性高血压、脑动脉硬化、贫血、创伤等所致的眩晕等,均属于本病的范畴。明代医家虞抟引丹溪之言云:"眩晕者,中风之渐也。"眩晕是临床常见的一种症状,并与中风密切相关。

　　前人虽将眩晕分为外感、内伤两个方面,但临床上则以内伤为主,尤以肝阳上亢、肾精不足、气血亏虚、痰瘀内阻较为常见。病位虽在头颅脑髓,但究其病根应责之于肝、脾、肾三脏,不外乎虚、实二端。后人把《黄帝内经》的"无风不作眩"("诸风掉眩,皆属于肝",包括内风、外风)、朱丹溪的"无痰不作眩"、张景岳的"无虚不作眩"(包括脏腑气血阴阳诸虚),即"三无不作眩"说,归纳为眩晕病机的经典之论,为一纲领性的概括,对临床辨证论治帮助不少。下文将针对眩晕中医文献研究作一阐述。

一 病因病机

　　历代医家对此病的病因病机认识不同,因风致眩的病机源于《黄帝内经》,如《素问·至真要大论篇》曰:"诸风掉眩,皆属于肝。"《黄帝内经》开因虚致眩的先河。《灵枢·海论》曰:"髓海不足,则脑转耳鸣,胫酸眩冒,目无所见。"张仲景、朱丹溪等认为因痰致眩。刘完素、王肯堂等提出因火致眩。杨仁斋、王清任等认为因瘀致眩。张怀亮在张仲景痰饮致眩的基础上,提出眩晕的病因病机为中阳不足、脾运失司;年高体虚,肾阳虚衰,导致痰饮为患以致眩。孔伯华认为眩晕多由嗜食肥甘厚味,郁怒过劳,饮食不节,致伤脾胃,中气反虚,脾为湿困,聚湿成痰,蒙蔽清窍而发病。许志威认为眩晕是因中焦不畅、枢机不利致五脏不和而发病。路志正认为眩晕多由嗜食肥甘、饥饱劳倦,致脾虚失运、痰湿中阻、蒙蔽清阳,从而发病。胡国恒提出眩晕发作的主要病机是脾阳不足,水湿内停,上逆犯脑,兼有血瘀。陈锋认为长期食肥甘厚腻之品,痰湿内生,加之长期低头伏案工作,致气机阻滞,加重痰湿,痰湿进一步阻滞气机,两者相互作用,致清阳不升,故见眩晕。蒋健认为情志不遂,郁而生痰,痰随气上,则致眩晕;忧愁郁结,心脾两伤,气血化生无源,以致眩晕;情志不遂,肝气郁结,化火生风,则发病,提出"无郁不作眩"。近代医家根据现代人的生活方式、饮食习惯、情绪因素等方面,注重痰、湿、郁在眩晕致病中的作用。综上所述,总结该病病因不外乎风、痰、瘀、虚等,其中前三种既是病理产物,又是致病因素,病性虚实夹杂,病情复杂多变。

分型论治

(一) 风证眩晕

因风致眩理论源于《黄帝内经》，后世医家持续扩充这一理论。唐宋以前对眩晕多从风邪立论，风邪有内风、外风之别。外风多由风邪太过所致，古人从五运六气的过与不及提示了外风致眩的发病原因，为临床诊治提供了理论依据。内风来源于机体本身的病理变化，风性善行而数变，变化多端，起病急骤。肝风内动，病多居上，伤经络犯脑窍，表现为眩晕之症。因此内风与肝脏关系密切，多由于肝木生风而起。即是因肝肾阴虚，水不涵木，虚阳化风而致。所患眩晕者，非外来之邪，乃肝胆之风阳上冒。

1. 古代医家重要论述

(1) 血气虚，风邪入脑

巢元方《诸病源候论》阐明体虚受风之风眩候，认为血气虚，则风邪易入脑而成眩："风眩，是体虚受风，风入于脑也。诸腑脏之精，皆上注于目其血气与脉，并上属于脑。循脉引于目系，目系急，故令眩也。其眩不止，风邪甚者，变癫倒为癫疾。"

(2) 阳化内风

眩晕一证，叶天士主要归属肝风，以"阳化内风"立论，由肝胆之风阳上冒所致，并反复指出慎防瘈疭痉厥、跌仆风痱之类。叶氏认为：内风乃身中阳气之动变，非发散可解，非沉寒可清，与六气火风迥异,用辛甘化风方法,乃是补肝用意。肝为刚脏,非柔润则不能调和。其本质由于精液有亏,肝阴不足,血燥生热,热则风阳上升,窍络阻塞。但是造成风阳上亢的原因,不止一端,有肝、肾、心、肺、脾胃之分。肝为风木之脏,内寄相火故肝阴易虚,阴虚不能育阳,故肝阳、内风、相火易于动扰上窜,治在滋补、育养、涵濡扶其阴之不足,宜镇潜、清泄、平熄,抑其阳之有余。肾属水而藏精,肝木赖肾水之涵濡而得以生发条达;若精髓劳损,肾气虚耗,肝失濡养,也使肝阳亢扰,虚风内动,致呈阴液下亏,不能上承,阳夹内风,侮蒙清窍,即所谓"下虚上实"证,治宜"重培其下,冀得风熄""缓肝之急以熄风,滋肾之液以驱热"。心血耗亏,营液内损,既可使肝之阴血因而不足,致虚阳上亢,肝风内动,治宜"养心气以通肝络";又可使阴不涵阳,心君之火夹厥阴相火炎亢于上,治"先拟清血分中热,继当养血熄其内风"。

(3)眩晕,肝风病也

沈金鳌《杂病源流犀烛》认为眩晕是肝风病,肾虚者头痛,肝虚者头晕:"《内经》曰,头痛巅疾,下虚上实,过在足少阴巨阳,甚则入肾。又曰,徇蒙招尤,目眩耳聋,下实上虚,过在足少阳厥阴,甚则入肝。经言下虚,肾虚也,肾虚者头痛。经言上虚,肝虚也,肝虚者头晕。夫肾厥则巅疾,肝厥则目眩,此其所以异也。故《内经》又曰,诸风眩掉,皆属于肝。夫肝为风,风,阳邪也,主动,凡人金衰不能制木,则风因木旺而扇动,且木又生火,火亦属阳而主动,风火相搏,风为火逼则风烈,火为风扇则火逸,头目因为旋转而眩晕,此则眩晕之本也。"

(4)外风内风,热风冷风,皆能煽火

何梦瑶认为各种风都能煽火:"经以掉眩属风木,风即火气之飘忽者。风从火生,火借风煽,观焰得风而旋转可见矣。外风内风,热风冷风,皆能煽火……六淫七情,饮食痰水诸邪,皆能动火生风,风火盛极即然,虽壮实人亦有之,不必虚弱也,但虚者多耳。昧着定归之虚,试观醉人眼花,与虚何涉哉?……盖虚者血与气也,实者风火与痰涎也,正自虚而邪自实也。痰涎随风火上壅,浊阴干于清阳也,故头风眩晕者多痰涎。"

2. 近现代医家重要论述

（1）肝胆病有产生眩晕的倾向

刘渡舟认为少阳胆与厥阴肝互为表里,应东方风木。风木之气善动,动则为眩为晕。故肝胆病有产生眩晕的倾向,这种眩晕可以称之为风证眩晕:少阳证眩晕的临床表现特征一般符合《伤寒论》所总结的"柴胡八症",即口苦、咽干、目眩、往来寒热、胸胁苦满、默默不欲饮食、心烦喜呕、脉弦。在杂病临床上,往来寒热常常不见。此外,对此类型病证特征的认识,还要遵循《伤寒论》第一百零一条所言"伤寒、中风,有柴胡症,但见一症便是,不必悉具"的原则,不要拘泥于八症必备。治之宜用小柴胡汤疏泄少阳、清泻相火,少阳气畅则相火温煦,相火温煦则风不上旋,而眩晕止。若相火内郁过甚,导致腑气不通,形成结实,出现舌红苔黄,大便干秘,心下急结,呕吐频繁,则用大柴胡汤疏泄少阳,兼通腑泄热。

（2）证缓为眩晕,病急为肝风

叶熙春注重肝、脾、肾三脏,风、火、痰三邪。《证治汇补》曰"眩为肝风",肝风与眩晕本属同类,而叶氏在习惯上对证缓者称为眩晕,病急者名之为肝风。叶氏治此证,注重肝、脾、肾三脏,风、火、痰三邪,亦兼及于胆,良以肝胆脏腑相合,故常以肝风胆火相煽合而论之。

（3）实风与虚风之别

周信有对实风与虚风详加鉴别:实风之证,总的来说,是肝阳偏亢,肝气疏泄太过,以致阴不制阳,风阳扰动,阳动风生。在临床上,实风一般又可分为两种证型。一为外感热炽,热盛动风,风动兼化,而致拘挛抽搐、神志昏愦。此热为本,风为标,治宜针对邪热炽盛,投以苦寒清泄,以治其本,如大青叶、龙胆草、黄芩、黄连等。再酌情辅以甘缓柔润,以柔制刚,缓痉熄风,兼顾其标。二为肝失条达,风阳扰动,气血上壅,瘀阻清窍,或气升痰壅、蒙蔽清窍,而致昏仆无识。治宜疏肝解郁,平肝降逆,镇肝熄风。同时,对眩晕昏厥之证,尚需考虑上实下虚的病理特点,重视上病下取,一般宜七分下取,以治其本,三分上取,以治其标,投以育阴潜阳,潜镇降逆之品。

（4）阳化内风

张绚邦认为清代著名医家叶天士根据前人有关内风的理论,通过自己的实践,首先提出"内风,乃身中阳气之动变"而导致内风动越的一种病理现象。由于肝为风木之脏,体阴而用阳,所以叶天士往往将阳化内风和肝阳化风相提并论,为后世医家对肝风的病因病机、辨证施治提出了有特色的理论。阳化内风的主要病机是：①肝肾阴亏,精血不足；②温热伤阴,火生风动；③脾胃中虚,土衰木横,气伤风动；④情志内伤,五志之火化风而动；⑤气血不足,阴阳俱亏,虚阳僭逆,内风浮动。以上种种均可出现眩晕、头痛、耳鸣、心悸不寐、肢体麻木,甚则偏瘫、痿痹、抽搐、口眼㖞斜等症。张氏在临床实践中治疗高血压时,特别推崇"阳化内风"之说,这也是他过去受到张伯臾、刘鹤一,特别是程门雪等老前辈理论和实践指导,通过自己实践总结的经验心得。

（5）因分内外,主宰于风

陈枢燮认为眩晕一证,临床多见,病因复杂,往往错综交织,辗转难瘳。陈氏论治眩晕,主张首别内外病因：头为诸阳之会,外感眩晕乃六淫侵袭,干犯头窍,致使头脑失其清灵之用所致,其病较速,其势较急,多兼怕风、恶寒、流涕等表证内伤眩晕,或因湿化痰浊,肝郁火盛而激动肝风或因阴虚阳亢,水不涵木,阳虚气弱,水饮内聚而虚风内起,皆上扰清空,头窍失宁而发病。其指出,无论外感内伤之眩晕,轻者头昏眼花,重则天旋地转,如坐舟车,均显露风起动摇之状,正合"无风不成眩"之说。

（6）阴虚阳亢,活血熄风

李鸣皋认为阴虚阳亢导致的眩晕,多由平素情治不遂,肝气郁结,郁久化火伤阴；或肾液亏损,或病后阴津未复,导致肝肾阴亏于下,风木之阳上亢,累扰头目,眩晕旋生。《类证治裁·眩晕》云：

"肝胆乃风木之脏，相火内寄，其性主动主升；或由身心过动，或由情志郁勃，或由地气上腾，或由冬藏不密，或由高年肾液已衰，水不涵木，或由病后精神未复，阴不及阳，以致目昏耳鸣，震眩不定。"故此类患者临床常以眩晕、耳鸣、头胀痛、失眠多梦，伴腰膝酸软、目赤口苦、舌红苔黄、脉细数为特征。治以平肝潜阳，众医皆知，然而治风先治血，血行风自灭也早为古训。

3. 现代研究

魏学军等认为肝为风木之脏，性刚劲，喜条达，恶抑郁。若性情急躁，则致肝阳上亢而发眩晕。方用天麻、钩藤平肝风，龙骨、牡蛎、石决明潜浮阳，牛膝引浮阳下行，黄芩、山栀、生地滋肝阴清肝火。诸药共奏熄风潜阳、滋阴清火之效，故获较好疗效。刘芳在临床中体会到重症眩晕发病以肝为主，恼怒太过，肝失条达，肝气郁结，痰瘀为患以及脾肾之虚均要影响于肝才能引起眩晕不已。因此，从肝论治为主，兼治痰瘀及脾肾能取得较好疗效。陈花敏在临床实践中采用天麻钩藤饮治疗肝阳上亢所致眩晕 50 例，疗效满意。肝体阴而用阳，其性刚劲，主动主升。素体阳盛，阴阳失调，阴亏于下，阳亢于上，发为眩晕。

林昭彤用加味左归饮治疗肝阴虚眩晕头痛。加味左归饮是清代著名医学家陈修园拟定的方剂，陈修园在张景岳左归饮基础上，加细辛、川芎、肉苁蓉组成，用来治疗肝阴虚眩晕头痛。林氏在临床上运用此方，治疗肝阴虚眩晕患者 51 例，取得满意疗效。气郁化火伤阴，肝阴耗伤，风阳易动，上扰头目，发为眩晕；或肾阴素亏，肝失所养，以致肝阴不足，肝阳上亢，扰动清窍，发为眩晕。

（二）痰证眩晕

痰饮是脏腑病理变化的产物，又是致病因素。因痰致眩说始于张仲景。张仲景对眩晕一证未有专论，但有多处对眩晕证治进行了阐述，他在《黄帝内经》基础上进行发挥，认为痰饮是眩晕的原因之一。如《伤寒论》中有"少阳之为病，口苦、咽干、目眩也"，《金匮要略》中有"心下有支饮，其人苦冒眩，泽泻汤主之""卒呕吐，心下痞，膈间有水，眩悸者，小半夏加茯苓汤主之""心下有痰饮，胸胁支满，目眩""诸肢节疼痛，身体尫羸，脚肿如脱，头眩，短气……"这些关于痰饮致眩的理论和治疗方法，足补《黄帝内经》之未备，直到现在，仍有效地指导着临床，也为后世"无痰不作眩"的论述提供了理论依据，开了因痰致眩的先河。

1. 古代医家重要论述

（1）无痰则不作眩，火动其痰

朱震亨《丹溪心法》强调无痰则不作眩："头眩，痰挟气虚并火。治痰为主，挟补气药及降火药。无痰则不作眩，痰因火动。又有湿痰者，有火痰者。湿痰者，多宜二陈汤。火者，加酒芩。挟气虚者相火也，治痰为先，挟气药降火，如东垣半夏白术天麻汤之类。眩晕不可当者，以大黄酒炒为末，茶汤调下，火动其痰，用二陈加黄芩、苍术、羌活，散风行湿。"

（2）头眩多主于痰

《丹溪心法附余·头眩》强调头眩之证，多主于痰，无痰则不作眩："有因寒痰、湿痰者，有因热痰、风痰者，有因气虚挟痰者，有因血虚挟痰作眩者，其症不一也。夫寒痰、湿痰作眩，或因外感寒湿，或因内伤生冷热痰、风痰作眩，乘或因外感风暑，或因内动七情，气虚眩晕，或因脾虚不进此食，或因胃弱呕吐、泄泻血虚眩晕，男子每因吐血、下血，女人每因崩中、产后而作也。"

（3）火炎上而动其痰

《丹溪治法心要·眩运第三十八》强调痰在上，火在下，火炎上而动其痰也："有气虚挟痰者，四君、二陈、芪、芎、荆芥。风痰眩运，二陈汤加芩、苍、防、羌治之。眩运不可当者，以大黄酒浸，炒三次为末，茶调服。气实人有痰，或头重或眩运者，皆治之。壮实人热痛甚，大便结燥大承气汤。"

2. 近现代医家重要论述

（1）肝阳激动，痰随阳升

徐景藩认为眩晕病不离乎肝，目为肝窍，而应风木，故肝阳化风，肝阳上扰或肝阴不足，均可出现眩晕。肝阳之上扰，每兼痰浊为患，痰浊在中焦，肝之风阳激动，遂致痰随阳升，上犯清窍，胃气上逆，呕吐痰涎。

（2）痰浊上逆

欧阳琦认为痰浊上逆证是因痰湿阻于胸中所致，以头晕目眩、食少呕恶、咳喘多稠痰、苔滑为主要表现。本证临床上要注意与肝风上扰证鉴别，后者亦见头目晕眩，但苔不滑腻，常伴震颤抽搐等症。本证虽以头部症状突出，而病实发于中焦，常见于眩晕、痰眩、失眠、偏头痛等。临证经验痰浊上逆证的主要症状为头晕目眩、胸闷、咳喘多稠痰、呕恶食少、苔滑、脉滑，治宜涤痰降浊，加味温胆汤（法半夏10 g，陈皮5 g，茯苓12 g，枳实10 g，竹茹10 g，刺蒺藜12 g，菊花10 g，甘草1.5 g）为代表方。其证见于痰眩，辨证要点为头重不爽、站立不稳、胸闷呕恶、苔滑腻。

（3）痰饮眩晕

刘渡舟认为痰饮眩晕是眩晕的一大类型，临床上所见到的病证又可以分为水饮眩晕和痰证眩晕两类。若水蓄下焦，气化不行，水气上冲头目而见眩晕者，其特征有小便不利，小腹满，口渴喜饮者，治之用五苓散化气行水。《金匮要略》载五苓散主证时言"有巅疾"，"巅"指头目，故巅疾包括眩晕在内。若水饮停于中焦，上冲头目而致眩晕者，其特征有心下逆满，气上冲胸，胸闷短气，治之用苓桂术甘汤温心脾之阳而消饮。如果水饮在上，局灶性地阻碍头目，以至于"其人苦冒眩"而无他症者，则用《金匮要略》中的泽泻汤直捣其穴。五苓散中包含有泽泻汤，而刘氏在使用苓桂术甘汤时，若见苔白而厚、舌体硕大者，每于方中加入泽泻一味，亦是用泽泻汤之意。若脾虚不运，化生痰饮，阻碍头目，致令清阳不升而作眩晕者，则用李东垣的半夏白术天麻汤。

（4）活血则湿浊易化

陈景河采用祛痰兼化瘀、活血则湿浊易化。痰湿性眩晕,由体内运化功能乏力,致湿浊留滞,遇气逆郁热则化为痰涎,阻碍清阳不升,浊阴下降,痰湿蒙闭清窍而致眩晕。"老年眩晕由痰湿所致者,治在调理运化之能,随证治之,均可佐以活血化瘀之药,因痰湿之邪易黏滞血分,痰瘀紧密相连,故活血湿浊易化,瘀除无留滞之邪,方使经络通畅,升降功能易于恢复。治痰湿之方,有温胆汤、清眩化痰汤、半夏白术天麻汤,依证选方,再佐以活血化瘀药,如郁金、虎杖、益母草、丹参、泽兰、降香等。降香散气滞,化浊通经,配伍得当,能收卓效。"

（5）因痰作眩,辨源以治本

钟一棠认为痰乃病理产物,成因不一,或因饮食不节,肥甘厚味太过,脾运失健,聚湿成痰,或因肺失宣降,水津留结而为痰或因气虚,津不化气而为痰,或因邪热灼津而成痰等,自非一端。痰浊一成,阻滞经络,清阳上升,清主之窍失其所养,则见头晕目眩。治疗上,必辨其起痰之源而后治之,才能击中要害,药到病除。若气郁痰滞而致眩晕,每于化痰之中加入顺气开郁之品,抑郁金、柴胡、陈皮之类;若痰郁化火,或火热灼津成痰而致者,每用黄连温胆汤加入菊花、竹叶等品;若肝风挟痰上犯者,可用半夏白术天麻汤加味;若风、火、痰三者交结为害者,其眩晕之作,每较剧烈,有翻船倒屋之感,治疗必三者兼顾,以清热化痰熄风为法,惯用竹叶、竹茹、黄答、杭菊、天麻、钩藤、柴胡、白芍、半夏、夏枯草之类。

（6）痰浊中阻,活血利水

李鸣皋认为眩晕系痰浊中阻者,临床多见平素忧思、劳倦、饮食不节,损伤脾胃,运化失职,水津不得通调输布,湿聚痰生;"痰浊中阻,风火乘机而起,上蒙清窍,眩晕骤作……历代医家多以燥湿祛痰,健脾和胃视为正治。临床循规,收效甚微。细思之,此类患者均见肥胖之躯,痰浊中阻乃属脾失健运之因,致清阳上升、浊阴不降的阴阳升降失调之果。气者阳也,血者阴也。血为气之舟,血活则气充,气充则脾旺,脾旺则湿化,湿化则痰无由以生,眩晕则无

由以作矣。故对痰浊中阻之眩晕的辨治，常以活血兼以利水为首
选法则。"

（7）饮为阴寒之变，痰为气火有余

丁光迪认为眩晕病有饮逆遏抑清阳为患的，亦有风痰僭逆上
犯为患的，虽然均涉及痰饮，但两者病情迥异，不能误会。"前者病
本在饮，病位在胃，而且多为阴寒之变；后者病本在内风与痰火，病
位在肝脾或肝胃，而且多为气火有余。两者阴阳相异，寒火各别，
应该辨别。"

3. 现代研究

薛梅等认为痰型眩晕是指痰邪阻遏清阳，脑窍失养，而引起头
晕眼花等症状的一种证型。本病以痰为主，在临床上可分为痰湿
型、寒痰型、热痰型、痰瘀型眩晕，治法上则分别采取湿者燥之、寒
者温之、热者清之、瘀者化之。李宝莉等观察痰浊中阻型眩晕的血
液流变性、血脂和血糖的变化，为辨证论治提供依据。对 206 例痰
浊中阻型眩晕患者行血液流变性、血脂和血糖测定。结果痰浊中
阻型眩晕患者全血黏度、RBC 压积、血沉、纤维蛋白原、血栓干重、
甘油三酯和血糖等指标较对照组显著升高（$P < 0.05$），而血清高
密度脂蛋白胆固醇则明显降低（$P < 0.05$），显示痰浊中阻型眩晕
患者与正常人的血液流变性、血脂和血糖水准呈现明显差异。李
燕梅特别强调眩晕与脾的关系，认为脏腑之中脾居中土，升清降
浊，驾驭上下，所以临床无论何因所致，眩晕无不涉及脾，因此，眩
晕不全属于肝阳、肝风。脾气虚弱或湿遏脾土，清阳不升，风起而
作头晕目眩，此病位在中焦，此时若不治中焦则治之效微。嗜食肥
甘厚味太过，损伤脾胃，或劳倦伤脾，以致脾阳不振，健运失职，水
湿内停，积聚成痰，或肾虚不能化气行水，水泛为痰，或肝气郁结，
气郁湿滞而生痰，均可痰湿中阻，则清阳不升，浊阴不降，上蒙清
窍，而致眩晕。

王吉善发现在临床中因痰而致眩晕者为多，痰在体内，随正气
的强弱、阴阳的盛衰演变为寒痰、热痰、湿痰、痰瘀互结。故总结出

眩晕从痰论治四法:燥湿化痰法、温化寒痰法、化痰通络法、清热化痰法,对治疗顽固难治性眩晕每获良效。苟存霞等采用中药化痰开窍、平肝定眩为主(半夏、茯苓、陈皮、胆南星、石菖蒲、荷叶、泽泻、竹茹、天麻、牡蛎、菊花、人参等),治疗眩晕 50 例,结果治疗组总有效率为 90%,对照组总有效率为 74%。苟氏根据《丹溪心法・头眩》"痰挟气虚并火上行,以治痰为主,挟补气及降火药",使脾气健运,湿邪化痰无化生之源,清阳之气上充于脑,脑腑清静眩晕自去。白峻峰认为本病共同病理特点为气机升降受阻,清阳不升而浊阴不得降。中医对眩晕证多以肝阳上亢、肾精不足、气血亏虚、痰湿中阻、瘀血内阻五型论治,然而经验证,临床疗程较长,疗效欠满意。用升清降浊法进行治疗一般给药 2~5 剂,眩晕症状大减,然后再按辨证分型,进行调理,以资巩固,从而取得了满意的疗效。

(三) 虚证眩晕

因虚致眩之说始于《黄帝内经》。因虚者,《黄帝内经》谓"上虚则眩""下虚上实"。宋元以后医家在《黄帝内经》因虚致眩说的基础上又有很大发展。虚证眩晕在老年人中较为多见,因机体老化,脏腑功能衰减,肝肾亏损,气血虚衰,以致阴精奉上减少,髓海不充,元神不足,发为眩晕。概言之,髓海不足,气血津液亏损以及脏腑功能的虚损,是眩晕发生的内在因素之一。

1. 古代医家重要论述

（1）邪入于脑则脑转

《灵枢・大惑论第八十》记载"五脏六腑之精气,皆上注于目而为之精。精之窠为眼,骨之精为瞳子,筋之精为黑眼,血之精为络,其窠气之精为白眼,肌肉之精为约束,裹撷筋骨血气之精而与脉并灌为系,上属于脑,后出于项中。故邪中于项,因逢其身之虚,其入深,则随眼系以入于脑,入于脑则脑转,脑转则引目系急,目系急则目眩以转矣"。

（2）眩晕多虚

《景岳全书》主张眩晕一证，虚者居其八九，而兼火兼痰者，不过十中一二："原其所由，则有劳倦过度而运者，有饥饱失时而运者，有呕吐伤上而运者，有泄泻伤下而运者，有大汗亡阳而运者，有眴目惊心而运者，有焦思不释而运者，有被殴被辱气夺而运者，有悲哀痛楚，大叫大呼而运者，此皆伤其阳中之阳也。又有吐血、衄血、便血而运者，有痈脓大溃而运者，有金石破伤，失血痛极而运者，有男子纵欲，气随精去而运者，有妇女崩淋，产后去血而运者，此皆伤其阴中之阳也。再若大醉之后，湿热相乘而运者，伤其阴也；有大怒之后，木肆其强而运者，伤其气也；有痰饮留中，治节不行而运者，脾之弱也，此亦有余中之不足也。至若年老精衰，劳倦日积，而忽患不眠，忽苦眩运者，此营卫两虚之致然也。"

（3）虚晕之因

程杏轩在《医述·杂证汇参·眩晕》中阐明眩晕一证有虚晕、火晕、痰晕之不同，治失其要，鲜不误人："纵欲脱血，痈溃产后，老年精衰诸伤阴者，其证面赤口干，烦躁不寐，便秘溺赤，其脉弦细而数，或弦大而数，无非精血受亏，阴虚为病。盖蒂固则真水闭藏，根摇则上虚眩仆，此阴虚之晕也。如劳倦费神，吐泻汗多，悲哀痛楚诸伤阳者，其证面青神倦，畏寒厥冷，身面浮气，其脉沉细而迟，或浮大而空，无非元阳被耗，气虚为病。盖禀厚则真火归藏，脏亏则气逆上奔，此阳虚之晕也。治阴虚者，用归芍六味汤加人参之类，壮水之主，以生精血；治阳虚者，用八味养血汤加人参之类，益火之原，以生元气，所谓滋苗者必灌其根也。"

（4）虚眩当补勿疑

程杏轩在《医述·杂证汇参·眩晕》中主张虚眩当补勿疑："大抵虚晕者十之六、七，兼痰火者十之二、三。且今人气禀薄弱，酒色不谨，肝肾亏而内伤剧，以致眩晕大作。望其容则精神昏倦也，闻其声则语言低微也，察其证则自汗喘促也，切其脉则悬悬如丝也。当此之时，须执定见，毋惑多歧，参、芪、归、术，重剂多进，庶可转危为安。"

（5）从五脏虚弱论述眩晕

周之干《慎斋遗书》："头晕有肾虚而阳无所附者,有血虚火升者,有脾虚生痰者,有寒凉伤其中气,不能升发,故上焦元气虚而晕者,有肺虚肝本无制而晕者。"他主张脾虚者用四君子汤加半夏、天麻;肾虚者用六味汤加人参;血虚火升而晕可用莤归芍药汤;肝木无制而晕则用黄芪建中汤以助气血生化之源。周氏为后世对本病虚证的诊治提供了辩证思路和治疗方法。

2. 近现代医家重要论述

（1）虚证鉴别

杨甲三提出鉴别之法："阳虚者,早起眩晕,肢冷面白。精亏者,日哺面红,眩晕耳鸣。血虚者,日哺眩晕,少卧略安。湿痰者,眩晕欲吐,头重胸痞。痰火者,头晕胀痛,心烦口苦。本病的病因很多,但在临床上一般以肝肾不足,水不涵木,以致风阳上扰为多见,甚则可以晕倒,每为中风之先兆……本病一般是肝阳偏旺,肾阴亏损,上盛下虚为患,除阳虚血亏之证宜于灸治外,其他原因若妄灸头部反徒增上盛。"

（2）鉴别虚象与非虚象者

刘祖贻阐明眩晕而健忘腰酸者,为肾精虚象;眩晕而动则加剧、神疲舌淡者,为脾气虚象;头昏而有箍紧感、失眠心悸者,为心神虚象;若眩晕而恶心苔腻,眩晕而烦怒舌红,眩晕而面紫舌暗者,皆非虚象。

（3）临床上不外虚中虚、虚中实

梁剑波认为眩晕一证临床多见,病因复杂,往往错综交织,辗转难疗。患者常见头晕眼花,精神萎靡,耳鸣健忘,腰膝酸软,少寐尿频,此与精髓不足,心肾不交有关;眩晕如坐舟车,动则加剧,劳累即发,旋转不定,足如踏絮,此又与气血亏虚、清阳不升有关;若眩晕目胀,面色潮红,急躁易怒,烦恼更甚,为肝阳上亢,肝风上冒所致。他认为,眩晕临床上不外虚中虚、虚中实,而实中实者甚为少见。其临证治眩晕，主张首别虚实，虚者有气虚与血虚之异，实者乃湿化痰浊，肝郁火盛而扰动肝风，或因热病、大病之后，伤及肾阴，水不涵木，则水亏于下，火炎于上，阴虚阳亢，火动则生风，风火相煽，上扰清空，头窍失宁而发病。

（4）虚证眩晕常兼有血瘀

陈景河认为虚性眩晕在老年人中较为多见，因机体老化，脏腑功能衰减，肝肾亏损，气血虚衰，以致髓海不充，元神不足，发为眩晕。也可因阳气精华衰落，运血乏力，气血流通不畅，脑失所养而发。单纯补法于理不悖，但其效每每不彰。因虚而致停瘀，须在补虚法中伍以活血化瘀之品，以宣畅经络，助补药恢复脏腑之功能，促进停瘀化解。然老年之虚有阴虚、阳虚、气虚、血虚之分，因此用药自当有别："阴虚宜左归丸，阳虚宜右归丸，气虚宜补中益气汤，血虚宜当归补血汤。在这些补方中，皆可佐活血之药，如益母草、红花、川芎、丹参、姜黄、赤芍等。"

（5）眩由虚起，须分精气血

钟一棠认为眩晕因虚而致，临床屡见，但辨证用药须辨虚之性："其虚约有三端：一曰肾精亏虚。盖肾主藏精生髓，肾精亏虚则髓海空而脑转耳鸣。二曰上气不足。多为劳倦太过，中气不足，清阳之气不能上荣于脑使然……三曰血虚，脾为气血生化之地，今血虚不能上荣于脑，则眩晕作矣。"三者之间亦每互相影响，盖气为血帅，血为气母，精能生血，血能荣精。脾虚化源不足，气血俱虚房劳思虑太过，精血共伐，故治疗时必须明辨三者之轻重。

3. 现代研究

现代研究证实，眩晕多因气血亏虚或五脏不足所致。邵伟等认为，眩晕在汉唐时的治法是着重治风治痰治火，明代渐渐产生了强调补虚为眩晕主要疗法的医家，如《薛氏医案》载："头目眩晕，血虚者，四物汤加人参、茯苓、白术；气虚者，四君子汤加当归、黄芪；脾虚有痰者，半夏白术天麻汤。"《景岳全书》载："无虚不能作眩。""眩晕一证，虚者居八九，兼火兼痰者不过十之一二耳。"邵氏等认为张景岳夸大了虚证的数字,应该反过来说,纯虚者不到十之一二耳,兼风痰火者实居十之八九以上也。所以,基本的疗法是在补虚的基础上兼用治风或兼用治痰治火的药,或者是在治风治痰治火的基础上加入补虚药。

许成群认为老年性眩晕在临床上较为常见,不仅与肾虚有关,而且血液流变学亦发生明显变化。主要表现为血液黏滞度和血小板聚集功能的异常。范炳华等探讨张景岳"无虚不能作眩""上虚则眩"理论与椎动脉供血不足的相关性及其学术价值。研究结果与这个理论是吻合的,所检测的 86 例椎动脉型颈椎病所致的眩晕患者,经 TCD 检查,有椎-椎底动脉血流速异常的 82 例,异常率为 95.35%,研究证实眩晕的发生确与椎动脉供血不足有关。形态学改变影响供血时,对侧椎动脉随即建立代偿机制,且有效代偿时,则不会发生眩晕,一旦代偿不全或失代偿时,眩晕也随即发生。这与张景岳"上虚则眩"的学术思想相吻合,也与《灵枢》"上气不足,脑为之不满""髓海不足"导致眩晕的理论是一致的,表明张景岳对椎动脉供血不足引起眩晕的生理病理过程的熟知程度。

桂世羲用滋水涵木之法使肾阴得滋、肝阴得养、肝阳上亢受制则眩晕自安。方用镇眩汤(赭石、龙骨、牡蛎、天麻、山药各 30 g,首乌、枸杞、枣皮、生地、女贞子、旱莲草各 18 g,怀牛膝、当归、白芍、杜仲各 15 g,甘草 6 g),全方滋肾阴以养肝阴,补气而养血,镇眩并止呕,确为治疗眩晕之良方。桂氏认为眩晕临床虚多实少,但又以肝肾虚损为多见。急者治其标,选用熄风、潜阳、清火、化痰之法;缓者治其本,当用补养气血、益肾、养肝、健脾等法。

田素琴等采用补益气血,平肝熄风,使其互相协调,相得益彰之中医辨证施治方法。治疗痰盛气虚型、肝肾不足型和气血两虚型重症内耳眩晕病 37 例。结果治愈 27 例,好转 19 例,无效 1 例,有效为 97%。中医辨证施治方法治疗重症内耳眩晕病可获得满意效果。通过实践证明治疗眩晕病时,平肝、熄风、除痰、降火之药,原则上只能暂用,不能常用,中病则止,以免伤身体,加重病情。

（四）瘀证眩晕

瘀血的形成，可因气滞、气虚、血寒、血热以及创伤等使血行不畅而瘀滞。瘀血的病因病机，可归为两大因素。一是机体内在功能失调，气滞、血寒、血热、情志均可致瘀；二是各种外因致使脉管受损出血，血离脉管留于体内。

1. 古代医家重要论述

虞抟提出"血瘀致眩"，他在《医学正传·眩运》中说："外有因坠损而眩运者，中有死血迷闭心窍而然，是宜行血清经，以散其瘀结。"对跌仆创伤致眩晕已有所认识，可谓是因瘀致眩说之肇端。《景岳全书·妇人规》论述产后血晕，提出："血晕之证，本由气虚，所以一时昏晕，然血壅痰盛者，亦或有之。如果形气、脉气俱有余，胸腹胀痛上冲，此血逆证也，宜失笑散。"足见在眩晕的发病中，瘀血也是一个不可忽视的因素。王清任《医林改错》提出用通窍活血汤治疗昏晕，其论治疾病重视气血，指出若元气既虚，血气不畅也会发生"瞀闷"。唐容川《血证论·瘀血》有"瘀血攻心，心痛，头晕，神气昏迷，不省人事"等记述，都在不同程度上反映了这种病理变化。

2. 近现代医家重要论述

（1）气虚血滞脑失养
李寿山认为平素心气不足者，血运迟滞，易成气虚血滞阻络，不能上荣于脑，或因头部创伤，络伤血溢停瘀，或由失血后，血不归经，血瘀阻络，以致气血运行不畅，脑失所养而眩晕，此为虚中夹实证；"临床主症：眩晕时作，或伴头痛如刺、胸闷短气、心悸、失眠、健忘、面唇色黯，舌有紫气瘀点，舌下络脉淡紫怒张，脉沉或涩或见结代。"

（2）创伤致瘀，清窍失养
李鸣皋认为创伤所导致的眩晕，系创伤后，经多方救治，伤情渐愈,但头晕之症长期难平:"此乃瘀血内阻,脉络闭塞,气血运行阻滞不通所致。"这与《医学正传》"外有因坠损而眩晕者,胸中有死血迷闭心窍而然"的论述颇为一致。临床表现特点多见眩晕伴头痛,失眠心悸,舌面多有瘀点,脉多细涩。颜德馨认为头为诸阳之会,若因清窍空虚,外邪得以入踞脑户,阳气被遏,气血运行受阻,瘀血交滞不解,或因创伤跌仆,瘀血停留,阻滞经脉,清窍失养,亦致眩晕。症见眩晕持续不已,并有头痛,巩膜瘀丝缕缕,脉细涩,舌紫或见瘀斑等症。外有因坠损而眩晕者,是宜行血清经,以散其瘀结。

（3）瘀血眩晕常与其他证候相兼

林沛湘认为以瘀血为主要原因的眩晕似不多见,但这一证候还是存在的:"形成瘀血的原因很多,一是创伤引起体内出血,离经之血未能及时排出或消散。蓄积而为瘀血;二是气滞而血行不畅,或是气虚而运血无力,以致血脉瘀滞,形成瘀血;三是血寒而使血脉凝滞,或是血热而使血行结聚或血液受煎熬,以及湿热、痰火阻遏,脉络不通,导致血液运行不畅而形成瘀血。脉络瘀阻,清窍失养,而致眩。此证可见眩晕而头痛,兼见健忘,失眠,心悸,耳聋耳鸣,面色暗红或黧黑,或唇甲青紫,舌质紫暗或暗红或有瘀斑,脉弦或弦涩……瘀血眩晕常与其他证候相兼。"

3. 现代研究

郭金凤等认为,临床上因瘀致眩晕者并不少见,因瘀致晕的原因有气虚血瘀、气滞血瘀、气逆血阻、创伤血瘀等。眩晕从瘀论治则以疏调血气为要,基本治则是活血化瘀。活血化瘀法具有调畅血行,疏通血络,祛除瘀滞的作用。临证应用须根据气血相关理论结合致瘀的不同病因,分别配以补气、行气等法,意在疏其气血,令其调达而致和平。路素言等认为,痰湿之邪易黏滞血分,阻碍血液的正常运行,瘀血反过来又可生痰,痰瘀紧密相连,故活血有助于化湿祛痰。因虚也可而致停瘀,在补虚药中配以化瘀之品以宣通经络,助补药恢复其脏腑功能促进既停之瘀化解。血之停瘀非活血化瘀不可,因瘀又可致脏腑及局部血供不足,即瘀血不去新血不生,应急投活血化瘀之品,其疾可望早除。陈金柱等认为,眩晕在临床是较为常见的症状,对其病机从气血两虚、痰饮、阴虚阳亢、肝风内动等论治较多,但瘀血所致的眩晕临床报道较少,陈氏等在临床曾遇到不少因瘀血所致者,每以通窍活血汤加减治疗,取得了满意的效果。

王秀英运用中医辨证分型原则,用自拟"化瘀通络汤"为主治疗椎-基底动脉供血不足性眩晕 75 例,临床上取得了较好疗效。以活血化瘀、通络散结为原则,自拟"化瘀通络汤"(川芎、葛根、丹参、赤芍、桃仁、红花、鸡血藤、枳实、山楂、黄芪、全蝎)。对照组口服维脑路通 0.2 g(3 次/d),西比灵 5 mg(每晚服),眩晕停 25 mg(3 次/d),阿司匹林 40 mg(1 次/d)。治疗组总有效率 97.3%,对照组总有效率 80%,两组有效率均经统计学处理($P < 0.01$),治疗组有效率明显优于对照组。高欣杰采用活血化瘀法治疗眩晕症 37 例,总有效率 86.4%,疗效满意。眩晕从瘀血论治,重用川芎,取其辛香走窜,善走头面,为血中气药;牛膝能使上逆之气血下行;益母草、羌活、地龙、水蛭、蒲黄化瘀以通脑络,且蒲黄、羌活、水蛭能降低血液凝固性及黏滞度,改善微血流及微血管形态。丹参注射液能扩张血管,与中药煎药合用,相得益彰。张爱焕等鉴于血瘀能够引起眩晕的发生,故其治当以活血化瘀、改善脑络血运为要。张氏具体用药如下:①常用内服中药,当归、赤芍、川芎、桃仁、红花、牛膝、丹参、郁金、三棱、莪术、大黄、水蛭等。属阳气虚损者加附片、黄芪;属寒凝血脉者加桂枝、细辛;属肝郁气滞者加柴胡、香附;属痰阻血瘀者加陈皮、半夏;因脑络僵硬者加杜仲、桑寄生、首乌;因头部创伤者加麝香、菖蒲。②常用中成药复方丹参片、灯盏花素片、三七片等。③常用中药注射剂脉络宁、血塞通、丹参注射液、川芎嗪注射液等。赵长鹰采用王清任《医林改错》的通窍活血汤,通窍活血汤主治中无眩晕,但本方所治之症皆属人体上部病变,赵氏用于治疗头部创伤后所致之眩晕取得了一定的效果。然而用酒煎和水煎却疗效迥异,酒煎效果优于水煎。

专方治疗现代研究

通过文献的分析，临床治疗眩晕多强调治脾、治肝、治肾及健脾祛湿、化痰熄风等，说明健脾、化痰、祛湿、熄风、活血之品为多用。从 1994 年来中国期刊全文数据库收载运用古方、经方治疗眩晕的文献有数百篇，其中较具代表性有温胆汤、半夏白术天麻汤、天麻钩藤饮、补阳还五汤、苓桂术甘汤、泽泻汤等。这说明古方、经方仍沿用至今，并屡为研究探讨的对象。从发表的科研成果来看，说明古人所立的方药，不论是古方或经方，只要辨证施治正确，其疗效是肯定的。因此，重视对古方、经方的挖掘整理和研究应用，对于眩晕的防治发展及疗效提高具有实质的意义。

（一）古方化裁

中医在论治疾病时的基本原则是应明辨标本、权衡缓急、调整阴阳、动态观察、三因制宜、整体用药。许多中医学者曾对眩晕进行过大量的临床研究，大体归纳的原则是应注意几点：①重视急则治标、缓则治本；②坚持调整阴阳、整体用药；③不忘健脾化痰、平肝定眩；④注意饮食、调整防治结合。重点则在于整体调节，以补肾为主，兼调他脏，标本兼治，以达"阴平阳秘，精神乃治"之目的。论治主要有经方和验方两种治疗形式，运用经方或古方化裁是许多学者研究的方向。

朱崇华综合各家所说，考临床所见肝、痰、风、火、虚诸因兼而有之。肝之病，有肝阳、肝风、肝火、肝郁之别，虚之证，有气虚、精亏、血少、肾衰之异。朱氏在临证中将辨病辨证相结合，运用经方治疗眩晕。取得较好的疗效：①泻心汤合泽泻汤加味治阳证高血压眩晕；②吴茱萸汤合四逆汤治阴证高血压眩晕；③泽泻汤合二陈汤加味治梅尼埃病眩晕；④百合地黄汤合甘麦大枣汤加味治疗精神性晕厥；⑤苓桂术甘汤合二陈汤治颈椎病眩晕。

1. 苓桂术甘汤

刘为熙等用苓桂术甘汤加味（茯苓、桂枝、炙甘草、炒白术、姜半夏、陈皮、泽泻、生姜）治疗水饮内停所致眩晕 86 例。眩晕甚者加生龙骨、生牡蛎，呕吐甚者加旋覆花、代赭石、枳壳，耳鸣耳聋者加石菖蒲，血压偏高者加怀牛膝、地龙，头痛者加川芎、白芷，服药 6 天后，总有效率为 96.5%。

贾雁云等认为眩晕为临床常见病，多种疾患可成为本病的致病原因，其中以内耳眩晕者发病最高，其他次之。加味半夏白术天麻汤由半夏白术天麻汤与苓桂术甘汤加减而成，其功效温运中阳而化饮，和胃降逆而止呕，振奋中阳而痰饮自除，切中眩晕之病机。清阳升而浊阴自降，眩晕乃愈。

2. 半夏白术天麻汤

张秀梅等临证予半夏白术天麻汤加味论治各种原因引起的眩晕，收到较好疗效。疗效标准参考《临床疾病诊断依据治愈好转标准》而拟定。结果 120 例患者中临床治愈 41 例，好转 72 例，未愈 7 例，有效率为 94.17%。临证观察无论是痰湿偏盛者或肝阳亢盛者均可获良效。

周志纯采用半夏白术天麻汤加减治疗本病 48 例取得满意疗效，并与用西药治疗的 45 例进行对照。周氏认为现代医学常以对症治疗为主，虽可减轻症状，但易复发，且有些药物可引起不良反应，如长期服用阿托品可出现口干、面红、视物模糊等；西比灵可引起嗜睡。而半夏白术天麻汤加减治疗眩晕效果更佳且不良反应小，愈后不易复发。

覃桂华认为治疗眩晕当以治痰为主而兼用他药,治宜燥湿化痰。方选燥湿化痰之半夏白术天麻汤加减,治疗痰湿中阻型眩晕在临床上值得推广。

3. 泽泻汤

陈萍认为,眩晕之病因在痰,穷其生痰之源,当责之于脾。针对本病的病机,当以化痰健脾为法。故选用泽泻汤为主方加减治疗取得了较为满意的疗效,方中重用泽泻 30～60 克利水除痰,白术补脾制水,从而使痰清湿化,临时再结合舌苔脉症辨证施治,在上方的基础上灵活加减化裁每获良效。

胡自敏用泽泻汤加味对 106 例椎-基底动脉供血不足性眩晕患者进行治疗,收效甚佳。泽泻汤(泽泻、焦白术)加味具有健脾利水、燥湿除饮的疗效,结果总有效率 100%,方证相符,效如桴鼓。

4. 温胆汤

张容平等观察清热化痰类的中药治疗眩晕的疗效,采用黄连温胆汤加味(黄连、半夏、竹茹、白僵蚕、天麻、川芎等)治疗眩晕 36 例,结果总有效率 100%。张氏等认为清热化痰、健脾定眩法是治疗痰热上扰清窍型眩晕的有效方法。谢新奇认为内耳性眩晕即美尼尔氏病,又称梅尼埃病,是临床上一种常见病,多反复发作,难以治愈。近年来谢氏应用加味温胆汤治疗本病 30 例(总有效率 93.3%),取得了较好的疗效,并与单用西药治疗的 30 例(总有效率 80%)作对比观察。

5. 补中益气汤

朱世英以补中益气汤为主进行治疗,患者服药 3 剂后,头晕明显减轻,能下床独自慢行至洗手间大小便有 3 例;服药 6 剂(1 个疗程)后,转颈和俯仰未见明显眩晕恶心有 16 例;服药 12 剂后能独自慢步外出颈部转动未见眩晕者有 4 例。实验证明本方对血管平滑肌兴奋和抑制有双向调节作用,因此,对颈部椎动脉供血障碍者同样起到调节和治疗作用。

乔根宝等用加味补中益气汤治疗颈性眩晕取得非常显著的疗效,尤其是近年来 TCD 作为椎动脉型颈椎病的重要诊断依据更显相对可靠。乔氏用加味补中益气汤(炙黄芪、全当归、炒白术、广陈皮、炙升麻、柴胡、党参、丹参、地龙、炒白芍、首乌、首乌藤、生甘草)治疗,每日 1 剂,连续服用 4 周。4 周后可服用补中益气丸以巩固疗效。乔氏等认为椎动脉型颈椎病、颈性眩晕患者的气血不足,清阳不升,脑失所养是致眩晕的根本。其病于虚,可兼有痰湿瘀阻或肝阳偏亢者,故治法当以益气补血、升清养脑为主,健脾化痰湿为辅。佟秀芳等运用血府逐瘀汤加减治疗椎-基底动脉缺血性眩晕84 例,疗效满意。

6. 六味地黄汤

尹亚君等认为现代医学将眩晕分为中枢性、周围和精神性三大类,大脑中动脉和椎基底动脉供血不足以及迷路水肿是眩晕的基本病理。中医学将眩晕的病机归纳为虚、痰、瘀、火、风五类,病位见于头之清窍而病变脏腑主要在肝肾,并与脾胃密切相关,其关键是肝阳亢于上,肾阴亏于下,上盛下虚,水火不济。六味地黄汤育阴潜阳,滋肾于下、平肝于上,是"壮水之主以制阳光"的主要方剂。

7. 补阳还五汤

李兰芳应用补阳还五汤加减治疗 36 例颈性眩晕患者取得较满意的临床效果。李氏以王清任的活血化瘀的代表方剂——补阳还五汤加减来治疗瘀血所致的眩晕病,不仅能补气生血,还能行气活血,所以能够改善椎动脉缺血瘀血的情况,不但能补充血容量,而且能使阻滞的瘀血血流加快提高灌注量,因此能有效地治疗眩晕病。

8. 葛根汤

李滨等观察加味葛根汤对颈性眩晕椎动脉血流改善情况,并探讨椎动脉血流改善与颈性眩晕的关系。将颈性眩晕患者 112 例随机分为观察组和对照组,分别施以不同的治疗方法,通过超声经颅多普勒血流分析仪观察椎动脉血流改善情况。结果通过超声经颅多普勒血流分析仪观察,观察组椎动脉血流改善情况优于对照组,并能治愈或明显减轻眩晕症状。加味葛根汤能明显改善椎动脉血流,对颈性眩晕有明显治疗作用。此病虽眩晕为果,但感寒为因,系寒凝经脉、气滞血瘀、寒瘀相合致病,故李氏认为应以痹证论治。葛根汤具有散寒除痹、解肌舒筋、通络作用,药理研究表明,葛根素具有改善高黏滞综合征及微循环、扩张冠状动脉和脑血管等功效,加用土鳖虫、全蝎、蜈蚣等虫类药,其化瘀通络、散寒除痹作用更强。

9. 柴胡加龙骨牡蛎汤

王兰认为,眩晕一般以痰浊上蒙清窍、清阳不利、肝阳上亢为多见,故以平肝镇眩,清化痰湿治之。王氏采用张仲景《伤寒论》中柴胡加龙骨牡蛎汤化裁,取其和解、镇眩安神作用。柴胡、葛根疏肝升举阳气,生龙骨、生牡蛎平肝重镇安神,菊花、枸杞清利头目,半夏、茯苓利湿化痰,生地黄、杭白芍滋阴柔肝。全方调节机体阴阳平衡,起到了调理神经系统,空间整合功能作用,与扩张血管、镇静等常规治疗相比,有相对优势,治疗时间短,效果稳定。

10. 归脾汤

龚宁采用归脾汤加减治疗心脾两虚、气血不足之眩晕 40 例,总有效率 95.0%。归脾汤治疗虚性眩晕疗效肯定。龚氏认为眩晕与心脾二脏关系密切,心脾两虚、气血不足是引起本组病例眩晕的关键。针对本组病例的特点,龚氏着重从心脾两虚、气血不足论治而选用归脾汤为基本方加减化裁,亦选择具有扩血管、镇静及增加脑血流量、改善微循环等作用较强的川芎、三七、丹参、阿胶等药加入本方,从而取得较满意的疗效。

11. 益气聪明汤

蔡唆、夏韵观察益气升阳、活血通窍类中药配伍治疗椎-基底动脉供血不足性眩晕的疗效。治疗组 30 例采用益气聪明汤（黄芪、党参、细辛、升麻、葛根、川芎等）治疗；对照组采用血塞通注射液治疗。结果：治疗组总有效率为 90.0%，对照组为 66.67%，有显著性差异（$P<0.05$）。两组治疗前后血液流变学各项指标比较有显著性差异（$P<0.05$），治疗组有更好的降低血黏度的作用。提示益气升阳、活血通窍法优于单纯活血祛瘀法。

12. 天麻钩藤饮

黄崇先用天麻钩藤饮加减，治疗椎-基底动脉供血不足性眩晕收到满意疗效。天麻钩藤饮加减方中，天麻祛风潜阳，钩藤清热息风降火，石决明镇肝潜阳，黄芩、栀子清肝泻火，牛膝、杜仲、桑寄生补益肝肾，茯神、夜交藤养血安神，益母草活血通经。全方共奏平肝潜阳、滋补肝肾之功。药理学研究证实，天麻有镇静镇痛、扩血管作用，钩藤能抑制血管运动中枢、扩张周围血管，有明显的镇静作用。故以天麻钩藤为主药治疗椎-基底动脉供血不足性眩晕能收到满意疗效。

（二）自拟验方

李图均等采用自拟消眩汤治疗椎-基动脉供血不足性眩晕 86 例疗效满意，并与单服西比灵对照观察。治疗组药用消眩汤（黄芪 30 g，天麻 18 g，葛根、地龙、白术各 15 g，三七 3 g，半夏、川芎各 12 g，桂枝、穿山甲各 10 g）。李氏认为，人年四十而阴气自半，本体已虚，气血不能上荣，此所谓"无虚不作眩"。痰浊为阴邪，易阻气机，损伤阳气，留滞经络，气虚气滞加痰浊必然血瘀，故治以攻补兼施，标本兼顾。

刘彩莉将 120 例患者分为舒颈汤方组（72 例，口服舒颈汤方),对照组(48 例,静脉滴注血栓通注射液),观察各组患者症状、体征、血液流变学指标和改善情况。结果治疗组与对照组治愈显效率分别为 94.4% 和 62.1%,两组有显著性差异($P<0.05$)。舒颈汤对椎-基底动脉供血不足性眩晕有明显的治疗作用。血栓通为三七总皂苷,具有活血祛瘀、扩张血管、改善血液循环等作用,但无缓解颈部肌肉痉挛作用,所以疗效不及舒颈汤。

婿春梅等探讨益气活血法治疗老年椎-基底动脉供血不足性眩晕的疗效。采用中药自拟益气定眩汤(炙黄芪、人参、葛根、当归、川芎、三七粉)等治疗本病 83 例,另设西药眩晕停等对照观察组 30 例。结果治疗组总有效率 92.77%,对照组总有效率 73.33%,治疗组疗效明显优于对照组($P<0.01$)。益气活血法有解除血管痉挛,增加脑血流量等作用。

黄小燕等观察自拟白芍天麻饮辨证加减治疗高血压及颈椎病引起眩晕的临床疗效。将 86 例患者随机分为治疗组 48 例,对照组 38 例。治疗组用自拟白芍天麻饮加静脉滴注丹参注射液治疗;对照组用常规西药治疗。结果治疗组总有效率为 91.7%,对照组总有效率为 73.7%,两组比较,差异有显著意义($P<0.05$)。白芍天麻饮治疗眩晕疗效可靠,无副作用。

黄应培的定眩汤由半夏天麻白术汤合温胆汤、泽泻汤加仙鹤草组成。全方具有健脾助运、调和胆胃、化痰降浊、利水祛风等功效。临床观察发现,重用泽泻治疗梅尼埃病疗效卓著。而重用仙鹤草治本病,近年常有报道,其效甚佳。关于泽泻、仙鹤草治疗本病,黄氏曾在临床中观察,凡去二味药其效则减,加此二味则其效明显。

韦麟采用林沛湘教授治疗梅尼埃病经验方"化饮平眩汤"治疗梅尼埃病 60 例,并与同期西药治疗的病例作对照观察,取得了较好的疗效。韦麟认为本虚标实乃眩晕发作的基础,治疗的关键在于健脾利水、化饮除痰。化饮平眩汤由《金匮要略》泽泻汤、小半夏加茯苓汤加味组成,为利水化饮之剂,主治水饮上逆型疾病。

何立华观察中药对颈性眩晕的疗效,将颈性眩晕患者随机分为两组，治疗组采用自拟葛根天麻饮治疗，对照组应用西药治疗，1～3 个疗程后观察疗效。结果治疗组疗效优于对照组（$P<$ 0.05）。葛根天麻饮治疗颈性眩晕具有较好的疗效。

（三）中成药治疗

凌燕等综述眩晕症的中成药治疗概况，表明中成药在扩张动脉、解除血管痉挛、降低血黏度、提高脑组织耐氧能力、改善内耳循环、解除和改善膜迷路积水及促进神经功能恢复等方面有其独到之处，有显著的临床意义。眩晕症病因很多，临床常见的有梅尼埃病、椎-基底动脉供血不足、前庭神经炎、颈性眩晕等。近年来报道用中成药如刺五加注射液、川芎嗪注射液、灯盏细辛注射液、葛根素注射液、黄芪注射液、参麦注射液、天眩清注射液、全天麻胶囊等治疗眩晕症，均取得良好的临床效果。

施阳等采用丹参粉针剂治疗颈性眩晕，取其活血化瘀、通行血脉之功效。经临床治疗后，56 例患者临床症状明显改善，同时治疗前后血液流变学各项指标有明显差异（$P<0.01$），部分患者检查显示椎动脉供血有改善。丹参具有良好的增加脑血流的功效，现代中药药理学认为丹参具有较好改善微循环作用，能改善血液流变学，能降低血管脆性，降低通透性，减轻红细胞瘀滞、凝集，降低血黏度，对患者血液的"黏、聚、滞"倾向有很好的治疗作用，同时具有抗炎，促进组织再生修复的作用，从而达到缓解本病临床症状的目的。

周祖华用刺五加注射液治疗颈性眩晕的疗效，明显优于复方丹参。刺五加不仅能改善脑供血，对中枢神经系统有良好的镇静作用，能明显地改善睡眠，增进食欲。对伴有情绪波动、失眠、食欲不振的患者有较好的治疗作用。本药不良反应轻，可作为治疗颈性眩晕的有效药物。

张景琼观察川芎嗪注射液对颈性眩晕的疗效。将 64 例以椎-基底动脉供血不足的眩晕患者随机分为川芎嗪组与复方丹参组，分别静脉滴注,每日 1 次,5 天为 1 个疗程。结果川芎嗪组总有效率为 94%,复方丹参组为 76%。两组疗效经 χ^2 检验分析,$P <$ 0.05。川芎嗪注射液治疗颈性眩晕疗效明显优于复方丹参注射液。

简军采用葛根素注射液治疗眩晕患者 40 例,并设 30 例给予尼莫地平片作对照观察,治疗组改善脑有效血流量优于对照组。临床观察还表明葛根素对于椎-基底动脉供血不足引起的眩晕有效率为 87.5%,对照组为 63.33%,治疗组优于对照组。治疗椎-基底动脉供血不足性眩晕仅单一使用血管扩张药物有一定的局限性,合用葛根素治疗可明显提高临床疗效,且安全值得临床推广使用。

汤建用红花注射液治疗 28 例患者,对椎-基底动脉缺血性眩晕治疗有效率达 95.5%,治疗效果显著。

顾雅慧观察复方丹参注射液对椎-基动脉缺血性眩晕的临床疗效。将 80 例患者随机分为治疗组 50 例和对照组 30 例,治疗组予复方丹参注射液,对照组给予维脑路注射液治疗,疗程均为 10 天,观察两组治疗前后中医证候积分、椎-基底动脉血液平均流速及血液流变学指标的变化。结果治疗组临床证候疗效优于对照组($P <$ 0.05)。在改善椎-基底动脉血液平均流速及血液流变学指标等方面,治疗组亦优于对照组($P <$ 0.05)。复方丹参注射液治疗椎、基底动脉缺血性眩晕有明显疗效。

吕汉华用生脉注射液,益气养阴,益气可活血,养阴可助行血,提高大脑皮质耐氧缺氧能力及应激能力,防护缺血缺氧和再灌注时脑组织的损伤,防止脑水肿形成,保护脑细胞,促进脑功能恢复。复方丹参注射液,具有扩张脑血管,增加脑血流量,降低脑神经细胞耗氧量,提高抗凝和纤溶活性降低血液黏滞度,减少血小板聚集,抑制体外血栓形成及改善微循环等作用,两药联合应用,标本兼治,止晕迅速,疗效确切,易为患者接受。

陈洪云等认为参麦注射液内含人参、麦冬,可增强脑组织对缺氧的耐受性,有保护脑细胞、促进脑细胞功能恢复的作用,从而改善脑供血。复方丹参注射液具有降低血液黏滞度、去除过量纤维蛋白原、防止血小板凝集及溶解微血栓的作用，从而改善缺氧区血供，并促进脑细胞功能修复。联合应用参麦和丹参注射液疗效较之单独应用者明显提高，其作用机制可能是两药的协同增强了脑组织抗缺氧化能力，从而促进神经细胞的修复。

陈宗美、田跃雷、乔海平用银杏叶注射液治疗椎-基底动脉供血不足性眩晕可以改善脑循环，使眩晕症状消失，且无明显不良反应。银杏叶治疗椎-基底动脉供血不足性眩晕疗效好，值得临床推广。160 例患者均为住院患者及门诊随诊患者，随机分为治疗组和对照组每组例。治疗组痊愈 65 例，显效 10 例，进步 3 例，无效 3 例，总有效率 97.5%，对照组痊愈 40 例，显效 10 例，进步 10 例，无效 20 例，总有效率 75%，治疗组明显优于对照组（$P<0.05$）。

针刺作为中医特色疗法中的一部分,副作用小,操作简单,治疗方便,人们越来越重视针刺在治疗疾病方面的作用。王萍治疗60例眩晕患者,采用辨证论治的方法,对于不同证型的眩晕,选取不同穴位的针刺治疗,治愈44例,好转12例,无效4例,总有效率为93.33%。潘英英研究发现,针灸治疗70例气血亏虚型颈性眩晕的患者,总有效率达94.29%。针刺治疗眩晕可获得较好疗效,具有较高的临床应用价值,无毒副作用,安全有效。

李国灿研究电针治疗颈源性眩晕,对照组予西药(盐酸氟桂利嗪片及甲磺酸倍他司汀片)治疗,观察组用电针治疗,治疗后观察组总有效率为92.98%,高于对照组的78.18%($P<0.05$)。反映出使用电针疗法可缓解眩晕的症状,疗效优于西药治疗。毛军英用中医辨证耳穴压豆治疗脑震荡后眩晕,对照组用中医辨证治疗,观察组采用中医辨证加耳穴压豆法治疗,观察组总有效率为92.5%,优于对照组($P<0.05$)。其优点为康复快、个体化护理灵活,疗效显著,值得临床推广。钟卓宁等在百劳穴放血配合拔罐治疗颈性眩晕疗效观察中,对照组选药磺酸倍他司汀片(6.0 mg,日3次),而观察组用中医百劳穴放血配合拔罐治疗,均持续治疗4周后观察效果,观察组临床治疗总有效率97.5%明显高于对照组的65.0%($P<0.05$),拔罐具有行气活血、疏经通络等作用。

第三章 眩晕证治

一 风门

（一）历代医家对因风致眩的认识

眩即眼花，晕为头晕，两者可分可合，统称为"眩晕"，轻者闭目可止，重者如坐舟中，旋转不定，不能站立，或伴有恶心、呕吐、汗出、面色苍白等症状。眩晕之为病，最直接的致病因素即为风，风致眩晕，首见《黄帝内经》。《素问·气交变大论篇》有云："岁木太过，风气流行……甚则忽忽善怒，眩冒巅疾。"《素问·至真要大论篇》又云："诸风掉眩，皆属于肝。"历代医家在此基础上，多有补充。巢元方《诸病源候论·妇人杂病诸候·风眩候》提出："风眩，是体虚受风，风入于脑也。"刘完素《素问玄机原病式·五运主病》言："所谓风气甚，而头目眩运者，由风木旺，必是金衰不能制木，而木复生火……两动相搏，则为之旋转。"《圣济总录》卷十六："风头眩之状，头与目俱运是也。五脏六腑之精华，皆见于目，上注于头。风邪鼓于上，脑转而目系急，使真气不能上达，故虚则眩而心闷，甚则眩而倒仆也。"证分虚实，因涉内外，各具奥理，均臻化境。

（二）病因病机

眩晕病位在清窍，是由于情志、饮食内伤、体虚久病、失血劳倦及创伤、手术等病因，引起风、火、痰、瘀上扰清空或精亏血少，清窍失养为基本病机，从古至今，历代医家对眩晕的病因病机都做了较为详细地研究和阐述。王晖认为，人体是具有一定形态、结构、生理功能的巨系统，具有强大的稳定性和变异性，病机云谲波诡，临床上纯粹实证或虚证只是千山一叶，虚实夹杂比例最大。

风为巽，《乾坤凿度》有云："巽，古风字，今巽卦。风散万物，天地气脉不通，由风行之，逐形入也，风无所不入。""乾坤成气，风行天地，运动由风气成也。上阳下阴，顺体入也。能入万物，成万物，扶天地，生散万物。"风门眩晕，从风的角度去研究探讨眩晕的病因病机，风可外受，亦可内生，既可单病为患，亦可与火痰虚瘀相兼为患。外风多由风邪太过而致，或从口鼻而入，或从皮毛内侵，风性轻扬，多犯上焦，肺卫首当其冲，故外风多与肺关系密切。内风多由脏腑功能失调引起，少阳胆与厥阴肝互为表里，应东方风木，又因"乙癸同源"，精血互生，故而内风尤与肝、胆、肾关系最为密切。面对善动多变的风门眩晕，王晖强调抓住病因，以风为中心，火、痰、瘀、虚为辅，先断内外，详审虚实，在辨证中"牢牢把握基本病机，动态掌握阶段病机，精心梳理兼夹病机，细心挖掘潜伏病机，果断处理即时病机"的原则，圆机活法，治随证转。风邪多变，在经者轻，在脏腑者重，若治疗不及时，恐有中风之虞，须倍加小心。

（三）辨证论治

1. 外风眩晕

（1）外感风热

症状　头晕头胀，甚则视物旋转，或身热有汗，或微恶风寒，或头痛鼻塞，或目赤咽痛，或咳嗽痰稠。舌苔薄黄，质红，脉浮数。

治则　疏散风热，清利头目。

处方　桑菊饮（《温病条辨》）加减。

用药　桑叶、菊花、杏仁、连翘、薄荷、桔梗、甘草、芦根等。

加减　若发热咽痛、大便秘结者，可合升降散（《伤暑全书》）出入；若咽痛咽痒，咳嗽少痰者，加射干、蝉衣、僵蚕、枇杷叶等疏风清热、利咽止咳之品；若咳嗽痰黄者，加黄芩、象贝、瓜蒌壳等清肺泻火、化痰止咳之品；若口苦发热者，加柴胡、黄芩等透解清泄之品；若头痛目赤、大便不畅者，加夏枯草、青葙子、谷精草、决明子等清肝明目之品。

（2）外感风寒

症状　头晕头痛，起病较急，其晕似坐舟，其痛势如破，骨节烦痛，恶寒拘紧，口不渴。苔薄白，质淡红，脉浮紧。

治则　疏风散寒。

处方　川芎茶调散（《奇效良方》）加减。

用药　川芎、荆芥、白芷、羌活、炙甘草、细辛、防风、薄荷等。

加减　若鼻塞、流清涕者，加苍耳子、望春花等散寒通窍之品；若咽痛咽痒、咯痰难出者，加蝉衣、僵蚕等疏风利咽之品；若巅顶作痛者，加藁本祛风止痛；若背项强痛者，加桂枝、葛根等解肌发表之品；若反复头晕、兼有头痛、舌质暗、舌下静脉蓝紫者，加蜈蚣、全蝎、僵蚕等搜风通络之品。

（3）外感风湿

症状　头晕昏重，如裹如蒙，鼻塞身重，腰脊疼痛，恶风自汗。苔白腻，质淡胖，或有齿痕印，脉濡者。

治则　祛风胜湿。

处方　羌活胜湿汤（《脾胃论》）加减。

用药　羌活、独活、藁本、防风、甘草、蔓荆子、川芎等。

加减　若脘痞纳呆、胸闷呕恶者，加苍术、陈皮、厚朴、半夏、竹茹等芳香化湿、和胃止呕之品；若头重头痛、耳闷如塞者，加苍术、荷叶、升麻等燥湿健脾、升清降浊之品；若胸中痞满、咳逆水肿者，可合泽泻汤（《金匮要略》）出入。

2. 内风眩晕

（1）肝阳化风

症状　头晕耳鸣，头痛头胀，烦躁易怒，怒后加剧，头重脚轻，失眠多梦。苔黄质红，脉弦。

治则 平肝潜阳。

处方 天麻钩藤饮(《杂病证治新义》)加减。

用药 天麻、钩藤、石决明、山栀子、黄芩、川牛膝、杜仲、益母草、桑寄生、夜交藤、朱茯神等。

加减 若头痛甚者，加白芍、甘草等调和肝脾、缓急止痛之品；若目干涩糊者，加枸杞子、菊花等清肝明目之品；若大便秘结者，可用大黄、芒硝或当归龙荟丸(《医宗金鉴》)通腑泄热；若面红心悸、心烦寐差加龙骨、牡蛎、珍珠母等重坠之品平肝潜阳、镇惊安神；若五心烦热、腰膝酸软者，可合二至丸(《医便》卷一)出入，以达滋肝补肾之效；若血压偏高、大便干结者，加夏枯草、菊花、决明子等清肝泻火之品。

(2) 阴虚风动

症状 头晕目胀，脑部热痛，耳鸣颧红，口干咽燥，心中烦热，手足蠕动。苔黄，舌红少津，脉弦细数。

治则 镇肝熄风，滋阴潜阳。

处方 镇肝熄风汤(《医学衷中参西录》)加减。

用药 怀牛膝、生赭石、生龙骨、生牡蛎、生龟甲、生白芍、玄参、天冬、川楝子、生麦芽、茵陈、甘草等。

加减 若手足蠕动、腰膝酸软、五心烦热者，可合二至丸(《医便》卷一)出入，以达补肝益肾之效；若喉中痰甚者，加竹沥、胆南星等清热化痰之品；若心中烦热者，加石膏、栀子等清热除烦之品；若尺弱者，加熟地、山茱萸等补肝益肾之品；若头痛目赤者，加菊花、钩藤、夏枯草、决明子等清肝泻火之品。

3. 少阳枢机不利

少阳位于半表半里之间，是人体阴阳气机升降出入开阖的枢纽，是外邪深入及内邪外达的重要通道。外邪郁阻少阳，胆失清净，而致枢机不利，夹风循经上扰清窍可致眩晕。此外，足少阳胆经，主枢机而寓相火，胆火内郁，风火上旋，干扰清窍亦可致眩晕。因此，少阳枢机不利，既可病涉外风，亦可病及内风。

（1）风犯少阳，枢机不利

症状 头晕，或口苦咽干，或心烦喜呕，或往来寒热，或胸胁苦满，或胃纳欠香，兼或恶风恶寒，或鼻塞嚏涕，或咽痛咽干，或咽痒咳嗽。脉弦。

治则 和解少阳，调畅气机。

处方 小柴胡汤（《伤寒论》）加减。

用药 柴胡、黄芩、半夏、人参、炙甘草、生姜、大枣等。

加减 若兼风寒表证者，加荆芥、防风、川芎、白芷、羌活等发散风寒之品，若兼风热表证者，加桑叶、菊花、蔓荆子、薄荷等疏风散热、清利头目之品，若兼暑湿表证者，加藿香、厚朴、茯苓、滑石粉、甘草等芳香化湿、清暑利湿之品。

（2）少阳内郁，枢机不利

症状 头晕，或口苦咽干，或心烦喜呕，或往来寒热，或胸胁苦满，或胃纳欠香，兼或头痛头胀，或体倦乏力、动则汗出，或心悸短气、胸胁支满，或颈项、背部牵强不舒，或烦躁寐差、小便不利。脉弦。

治则 和解少阳，调畅气机。

处方 小柴胡汤（《伤寒论》）加减。

用药 柴胡、黄芩、半夏、人参、炙甘草、生姜、大枣等。

加减 若兼头痛头胀、血压升高者，加钩藤、夏枯草、石决明、天麻等平肝潜阳、泻火降压之品；若兼体倦乏力、动则气短汗出、面色少华者，加生脉散（《医学启源》）、黄芪、当归等益气生津、补气养血之品；若兼心悸、胸胁支满、夜寐流涎、短气作咳者，可合苓桂术甘汤（《金匮要略》）出入，以达温阳化饮、健脾利湿之效；若颈项、背部牵强不舒，俯仰不能自如者，加桂枝葛根汤（《伤寒论》）出入，以达解肌发表之效；若烦躁心悸、寐差、小便不利者，可合柴胡加龙骨牡蛎汤（《伤寒论》）出入，以达和解清热、镇惊安神之效。

4. 兼证眩晕

眩晕的病因有虚实两端，实者为风、火、痰、瘀扰乱清空所致，虚者为髓海不足、或气血亏虚、或肝肾不足等，清窍失养。在此讨论以风为中心，兼有火、痰、瘀、虚的分型论治。

（1）外风夹火

症状 头晕头胀，甚则视物旋转，目涩目胀，偏正头痛，或巅顶痛，发热恶寒，鼻塞流涕，涕下黄浊，咳嗽咳痰，心烦口苦。苔薄黄，质红，脉浮数。

治则 疏风止眩、清利头目。

处方 菊花茶调散（《丹溪心法附余》）加减。

用药 菊花、川芎、荆芥穗、羌活、甘草、白芷、细辛、防风、僵蚕、蝉衣、薄荷等。

加减 若风热偏盛者，可去细辛、羌活、白芷、川芎，加桑叶、钩藤、蔓荆子以增疏散风热之效；若肝阳偏亢者，加天麻、石决明、珍珠母等平肝潜阳之品；若兼有血瘀者，加桃仁、红花、蜈蚣、全蝎等活血通络、散瘀止痛之品。

（2）内风化火

症状 头晕目眩，头痛头胀，面红目赤，心烦易怒，口干口苦，便干溲赤，手足麻木。苔黄，质红，脉弦数。

治则 熄肝风、平肝阳、泻肝火。

处方 风引汤（《金匮要略·中风历节病》）加减。

用药 大黄、桂枝、干姜、生石膏、滑石粉、紫石英、生龙骨、生牡蛎、寒水石、赤石脂、白石脂、生甘草。

加减 若头晕甚者，加天麻以助平肝止眩之效；若头痛易怒者，加龙胆草助泄肝胆实火之效；若失眠者，加夜交藤、酸枣仁能养血安神之品；若苔腻者，加泽泻、茯苓、牛膝等健脾利水、化浊泄热之品；若血压偏高者，加夏枯草、钩藤、石决明等平肝降压之品。

（3）血虚肝旺、风阳上越

症状 头晕神疲，头痛头胀，目干涩糊，颧红神疲，烘热汗出，夜寐欠香，腰酸乏力。苔薄白，质稍红，脉弦细。

治则 养血平肝。

处方　王晖自拟养血平肝汤加减。

用药　枸杞子、菊花、白芍、钩藤、丹参、葛根、川芎、黄芪、当归、珍珠母、天麻、女贞子、旱莲草。

加减　若头痛甚者，可重用白芍，加甘草，取芍药甘草汤（《伤寒论》）之意，达柔肝养阴、收敛肝气、缓急止痛之效；若血压偏高者，去珍珠母，加石决明、夏枯草等平肝降压之品；若苔腻者，加牛膝、泽泻等化浊泄热、引火下行之品。

（四）医案举隅

1. 外感风热作眩案

曹某，男，40岁。2020年5月14日初诊。

主诉　头晕头昏3天。

病史　有高血压史。

刻下　头晕头昏，鼻塞打嚏，咽痛咽痒，咳嗽少痰，痰出黄稠，胃纳可，晨起尿黄，大便通畅，夜寐尚安。

查体　颌下淋巴略有肿大。苔薄黄，质略红，脉浮数。

中医诊断　眩晕，感冒。

辨证立法　此乃外感风热之证，治以疏散风热、清利头目为法。

处方　桑菊饮（《温病条辨》）加减。

用药　桑叶15g，菊花15g，杏仁10g，连翘15g，薄荷5g（后下），桔梗5g，甘草5g，芦根30g，蝉衣5g，僵蚕6g，枇杷叶10g，辛夷12g，鱼腥草20g，夏枯草15g。水煎服，5剂。

二诊　2020年5月20日。服药5天后，颌下淋巴肿大罢，头晕头昏、鼻塞打嚏、咳嗽咳痰皆减，早上9点到11点血压有上升之势，家中自测150/90mmHg左右。苔薄黄，质略红，脉弦数。遂去辛夷、鱼腥草，加钩藤20g（后入），再追3剂。

随访2周，上症未有反复，嘱其定期监测血压，莫要懈怠。

按 肺居胸中，覆盖诸脏之上，其气贯百脉而通他脏。本案辨证思路清晰，邪在肺位，风热犯肺，肺失宣肃，升降不利，上扰清窍，故症见头晕头昏、鼻塞打嚏、咳嗽咳痰、颌下淋巴肿大等，遂首诊以疏散风热、清利头目为法，方选桑菊饮出入。加蝉衣、僵蚕、枇杷叶疏风平肝、止咳化痰；辛夷、鱼腥草祛风通窍、清热化痰；夏枯草平肝降压、散结消肿。二诊喜闻诸症皆瘥，早上9点到11点是一天中的阳中之阳，肝阳易亢，血压会出现峰值，故去辛夷、鱼腥草，加钩藤平肝降压，以善其后。

2. 外感风寒作眩案

程某，女，31岁。2019年11月7日初诊。

主诉 头晕头痛3天。

病史 有颈椎病史。

刻下 头晕头痛，神疲欲眠，恶寒鼻塞，涕下清稀，骨节烦痛，咳嗽咳痰，痰色白稀，胃纳可，二便调，夜寐尚安。平素畏寒怕冷，四肢欠温。

查体 苔薄白，质淡红，脉沉细。

中医诊断 眩晕，感冒。

辨证立法 此乃阳虚之体外感风寒，本虚表实之证，治以疏风散寒、助阳解表为法。

处方 川芎茶调散（《奇效良方》）合麻黄附子细辛汤（《伤寒论》）加减。

用药 川芎、荆芥、白芷、羌活各10g，炙甘草5g，细辛3g，防风10g，薄荷5g（后入），炙麻黄6g，附子6g（先煎）。水煎服，5剂。

二诊 2019年11月13日。服药5天后，头晕头痛、神疲欲眠、恶寒鼻塞、骨节烦痛一度显减，然2天前加班熬夜后头晕头痛复作，新添头痛项强、胁满干呕。苔薄白，质略红，脉弦细数。此乃表邪未清，侵入少阳，而致枢机不利，胆郁化火，循经上犯脑窍，而致眩晕。遂改柴胡桂枝汤（《伤寒论》）合桂枝葛根汤（《症因脉治》）出入，和解少阳，调和营卫。

处方　桂枝、柴胡、黄芩各10 g,太子参15 g,炙甘草5 g,半夏9 g,炒白芍12 g,葛根30 g,川芎6 g,天麻9 g,生姜3片,红枣6枚。水煎服,5剂。

三诊　2019年11月20日。投前法,喜闻头痛项强、胁满干呕已罢。嘱其生活规律,作息有常,忌食生冷,不投药饵。

按　本例患者,适逢风寒袭表,上犯巅顶,凝滞经脉,症见头晕头痛;卫阳被郁,肺气不宣,症见恶寒鼻塞、涕下清稀、骨节烦痛、咳嗽咳痰、痰色白稀。详审病史,方知患者平素畏寒怕冷、四肢欠温,为阳虚之体,外感风寒后,出现本虚标实之象,故症见神疲欲眠、脉沉细。治当疏风散寒、助阳解表。方用川芎茶调散(《奇效良方》)合麻黄附子细辛汤(《伤寒论》)出入。二诊时,虽前症一度皆瘥,然患者熬夜后过度疲劳,本虚更甚,以致腠理不密,邪入少阳,枢机不利,胆郁化火,循经上犯脑窍,而致头晕头痛复作,新添胁满干呕;又因腠理不密、营卫失和,而致筋脉失养,症见颈项僵硬、俯仰不利,遂改用柴胡桂枝汤(《伤寒论》)合桂枝葛根汤(《症因脉治》)出入。方中川芎一药,为血中之气药,既能养血和营,补而不滞,又能行气祛风、活血止痛,配合天麻,有平肝潜阳、祛风止痛之效。全方合用,达和解少阳、调达枢机、解肌发表、调和营卫之功,药证合拍,方能药到病除。

3. 外感风湿作眩案

朱某某,女,57岁。2014年8月14日初诊。

主诉　头晕3月,加重1周。

病史　3月前行颈椎前路减压术。另有高血压、高脂血症、糖尿病史。

刻下　颈椎前路减压术后出现头晕腰酸,体位改变加剧,神疲乏力,目干涩糊,偶有头痛,颈背僵硬,俯仰不自如,夜寐欠香。1周前淋雨后,头晕更甚,伴有昏重,如裹如蒙,鼻塞身重,腰脊酸胀,恶风自汗,恶心纳差。

查体　面色萎黄,颧面潮红。苔白腻,质淡胖,边齿印,脉濡细。

中医诊断 眩晕，感冒。

辨证立法 患者血虚肝旺为基本病机，外感风湿为即时病机，目前趋于主位。治以祛风胜湿为先。

处方 羌活胜湿汤（《脾胃论》）加减。

用药 羌活 10g，独活 10g，藁本 6g，防风 6g，甘草 5g，蔓荆子 6g，川芎 3g，半夏 9g，竹茹 10g，甘松 10g，天麻 9g。水煎服，5 剂。

二诊 2014 年 8 月 20 日。服药 5 天后，胃纳转佳，身重如裹、腰脊酸胀、恶风自汗显减，头晕有缓解之势，然体位改变后仍有发作，目涩神疲、颈背僵硬、夜寐不佳依然。苔薄白，质淡胖，边齿印，脉弦细。此乃风湿已化，血虚肝旺之证显露，标去本出，遂改王晖自拟"养血平肝汤"出入。

处方 枸杞子 20g，菊花、炒白芍各 15g，钩藤 20g，丹参 30g，葛根 30g，川芎 12g，黄芪 20g，当归 12g，珍珠母 30g（先煎），天麻 9g，桂枝 8g，片姜黄 15g。水煎服，14 剂。

三诊 2014 年 9 月 3 日。喜闻患者头晕目涩、颈背酸痛显减，然遇疲劳时，上症仍有复作之象。药证合拍，继服月余。

随访 3 月，诸症皆瘥，嘱其休养生息，起居有常，切勿伏案过久，定期监测血压。

按 本例患者一体多病，病机复杂。血虚肝旺、脑络不畅为基本病机，症见体位改变性头晕、腰酸神疲、目干涩糊、头痛颈僵、夜寐欠香；外感风湿为即时病机，症见头晕头昏、鼻塞身重、腰脊酸胀、恶风自汗、恶心纳差。即时病机趋于主位，故首诊当祛风胜湿为先，方选羌活胜湿汤（《脾胃论》）出入。方加半夏、竹茹、甘松，达和胃止呕、醒脾开胃之效；加天麻取平肝止眩之效。二诊喜闻风湿已化，基本病机趋于主位，病机已变，治随证转，遂改用养血平肝汤合桂枝葛根汤出入，以达养血平肝、解肌表发之功。三诊时诸症大有改善，药证合拍，守方继服，缓治其本。

4. 风犯少阳、枢机不利作眩案

洪某某,女,51岁。2019年7月25日初诊。

主诉　头晕10天。

病史　有高血压史,颈椎病史。

刻下　头晕恶心,口苦咽痛,胸胁苦满,肢体酸重,咳嗽痰黏,鼻流浊涕,胃纳欠香,大便偏溏,小便短赤。

查体　苔薄黄腻,质淡红,脉弦滑。

中医诊断　眩晕,感冒。

辨证立法　此乃暑湿伤表、少阳枢机不利之证。治以和解少阳、调畅气机为法。

处方　小柴胡汤(《伤寒论》)合藿朴夏苓汤(《医原》)、六一散(《伤寒直格》)加减。

用药　柴胡12g,黄芩10g,半夏9g,太子参15g,生甘草3g,藿香10g,厚朴12g,茯苓15g,滑石粉10g(包煎),竹茹10g,银花15g,连翘15g,生姜3片,红枣6枚。水煎服,5剂。

二诊　2019年7月31日。服药5天后,胃纳渐复,诸症皆瘥,然大便偏溏依然。苔薄黄,质淡红,脉弦略滑。药已中的,原方去竹茹、银花、连翘,加扁豆衣20克,继服5剂。

随访2周,喜闻诸症已安,纳可便调。

按　经云:"太阳为开,阳明为阖,少阳为枢。"少阳位居半表半里,是人体阴阳气机升降出入的枢纽。暑湿伤表,湿热伤中,表卫不和,肺气不清,症见肢体酸重,咳嗽痰黏,鼻流浊涕,胃纳欠香,大便偏溏,小便短赤。又因表里失和,郁遏少阳之气,少阳枢机失利,阴阳气不相顺接,夹风循经上扰清窍,症见头晕恶心、口苦咽痛、胸胁苦满。故首诊当拟和解少阳、调畅气机为法,方选小柴胡汤(《伤寒论》)合藿朴夏苓汤(《医原》)、六一散(《伤寒直格》)出入。其中竹茹配伍半夏,取和胃止呕之效;银花配连翘,共奏清暑解热之功。二诊时诸症渐瘥,然大便偏溏,遂去银花、连翘、竹茹,加扁豆衣健脾和胃、消暑化湿。随访得知,诸症已罢,因药证合拍,故其效立见。

5. 肝阳化风作眩案

单某某,女,43岁。2019年5月15日初诊。

主诉 反复头晕5年余。

病史 有高血压史,颈椎病史。

刻下 头晕头痛,甚则视物旋转、恶心呕吐,每于恼怒或紧张时加剧,目干涩糊,口苦耳鸣,心烦易怒,口苦寐差,下肢乏力,偶有腰酸。

查体 面红目赤。苔黄,质红,脉弦细。

辅检 血压160/95 mmHg。

中医诊断 眩晕。

辨证立法 此乃肝阳化风之证,治以平肝潜阳为法。

处方 天麻钩藤饮(《杂病证治新义》)加减。

用药 天麻9g,钩藤20g,石决明30g(先煎),山栀子、黄芩、川牛膝、杜仲、益母草、桑寄生、夜交藤各15g,朱茯神、龙胆草各10g,生白芍30g,甘草10g。水煎服,7剂。

二诊 2019年5月22日。服药1周后,头痛口苦罢,怒火难遏稍缓,血压降至150/95 mmHg,头晕目涩、下肢乏力、失眠依然。苔黄,质红,脉弦细。原方去芍药、甘草,加夏枯草20g,继服7剂。

三诊 2019年5月29日。连进上方2周后,步履轻松,头晕面红、目赤目涩渐瘥,夜能小眠,腰酸梦扰依然。此乃肝阳渐平之佳象,上方去龙胆草,加女贞子30g,旱莲草15g,继服14剂。

四诊 2019年6月12日。喜见患者神清气爽,诸恙皆瘥,家中监测血压,血压波动在120～135/80～90 mmHg,嘱其调畅情志,守方继服月余,以固其效。随访三月,诸症未见反复。

按 《伤寒论》曰:"少阳之为病,口苦,咽干,目眩也。"少阳脉起于目锐眦,其交者,从耳后入耳中,出走耳前,且肝胆互为表里,肝开窍于目。本案患者,肝胆风阳为怒气触发,风阳鼓旋,上扰清窍,故见头晕头痛、面红耳鸣、目涩目赤、口苦寐差之症,故首诊以平肝潜阳为法,选方天麻钩藤饮出入。加白芍、甘草,取芍药甘草汤(《伤寒论》)之意,柔肝养阴,收敛肝气,缓急止痛;加龙胆草泻肝胆火。二诊闻头痛已罢,血压虽有暂缓之势,但仍居高不下,故去芍药、甘草,加夏枯草,增加清热泻火之功。三诊时喜见肝阳渐平,考虑患者已至更年,肝肾精亏,乙癸同源,遂加二至丸,肝肾同治,滋水涵木,方能长治久安。四诊见诸恙悉瘥,血压正常,药证合拍,故守方继服,以固其效。

6. 阴虚风动作眩案

沈某某,女,54岁。2018年10月4日初诊。

主诉 头晕头痛1年余。

病史 有高血压史,起于产后失调。

刻下 头晕目胀,视物旋转,太阳穴跳痛,口干咽燥,烘热汗出,阵发而作,心烦易怒,腰脊酸痛,胃纳尚可,大便欠畅,夜尿三次,夜寐欠香。

查体 颧面潮红。苔黄,质红少津,脉弦细。

辅检 血压150/90 mmHg。

中医诊断 眩晕。

辨证立法 肝肾精亏为基本病机,肝阳上亢、气机逆乱为阶段病机,目前趋于主位。治以镇肝熄风,滋阴潜阳为法。

处方 镇肝熄风汤(《医学衷中参西录》)加减。

用药 怀牛膝25 g,生赭石30 g(先煎),生龙骨30 g(先煎),生牡蛎30 g(先煎),生龟甲15 g(先煎),生白芍20 g,玄参15 g,天冬15 g,川楝子10 g,生麦芽15 g,甘草8 g,钩藤20 g(后下),天麻10 g,夏枯草15 g。水煎服,7剂。

二诊 2018年10月11日。服药1周,太阳穴跳痛已罢,头晕口干减,大便转畅,血压降至135/85 mmHg,但觉烘热汗出、腰脊酸痛、夜尿频多依然。苔薄黄,质红少津,脉弦细。此乃上实渐清之佳象。上方继进14剂。

三诊 2018年10月25日。连进上方3周,颧面潮红有退却之象,头晕、烘热、口干显减,夜间能得片刻安睡,夜尿减至1～2次,血压降至128/80 mmHg,但觉大便溏薄,日行3～5次,腰酸依然。苔薄白,质略红,脉细略弦。此乃肝阳日平,津液渐复之象,然患者肝肾精亏多载,不可一药而愈,故改杞菊地黄汤(《医级》)合三甲复脉汤(《温病条辨》)出入,徐图缓求,细水长流,以治其本。

处方 枸杞子20 g,菊花15 g,生地30 g,山萸萸15 g,怀山药30 g,丹皮、茯苓、泽泻、鳖甲(先煎)、龟甲(先煎)各15 g,生牡蛎30 g(先煎)。继服月余。

随访三月,喜闻诸症已瘥,大便通畅,夜寐安宁,血压控制良好,不劳药饵矣。

按 本例患者二十年前产后带子,小儿哭闹,连宵不已,昼夜难宁,而致血虚阳旺,血压升高,服用降压药后,血压控制在临界值。上年起病,时值更年,肾精下亏,阴液内伤,故见烘热汗出、颧面潮红、腰脊酸痛、夜尿频繁。肝为风木之脏,内寄相火,体阴用阳,全赖肾水涵之,血液濡之,水乏生木之司,肝失荣养,阳亢化风,上扰清窍,故见头晕头胀、太阳穴跳痛、心烦易怒、大便欠畅、夜寐不宁。综上所述,患者肝肾精亏为基本病机,肝阳上亢、气机逆乱为阶段病机,目前趋于主位,故首诊以镇肝熄风、滋阴潜阳为法,标本兼备,可臻良效,选方镇肝熄风汤出入,加钩藤、天麻、夏枯草平肝降压。待肝阳渐平后,终以补肾填精之法善后,下虚得填,始克有济,不复眩晕。

7. 少阳内郁、枢机不利作眩案

张某某,女,62岁。2020年8月12日初诊。

主诉 头晕心悸半年余。

病史 有高血压、糖尿病、高脂血症、颈椎病史。

刻下 半年来头晕心悸,甚则视物旋转,辗转求医,中西并用,然病情反复,屡治罔效。平素口苦喜呕,呕吐痰涎,神疲乏力,颈背不舒,胃纳欠香,大便正常,小便不利,夜寐不宁。

查体　苔薄白,质暗淡,脉弦。

中医诊断　眩晕。

辨证立法　此乃少阳内郁、枢机不利之证。治以和解少阳、开发腠理、振奋阳气、通调气机水道为法。

处方　小柴胡汤(《伤寒论》)合苓桂术甘汤(《金匮要略》)、桂枝葛根汤(《伤寒论》)、柴胡加龙骨牡蛎汤(《伤寒论》)加减。

用药　柴胡 12 g,黄芩 10 g,制半夏 9 g,太子参 15 g,炙甘草 5 g,竹茹 10 g,茯苓 15 g,桂枝 8 g,炒白术 12 g,葛根 30 g,炒白芍 12 g,生龙骨 30 g(先煎),生牡蛎 30 g(先煎),生姜 3 片,大枣 6 枚。水煎服,14 剂。

二诊　2020 年 8 月 26 日。上方迭进 2 周,呕吐痰涎、项背不舒罢,头晕心悸显减,心烦寐差依然。苔薄白,质暗淡,脉弦。上方去葛根、竹茹、白术,加酸枣仁 15 g、淮小麦 30 g,再进 14 剂。

三诊　2020 年 9 月 9 日。投前法,头晕心悸渐止,夜能入睡,浅短依然,纳可便调。苔薄白,质淡红,脉弦细。改柴胡桂枝龙骨牡蛎汤合酸枣仁汤出入。

处方　柴胡 12 g,黄芩 10 g,制半夏 9 g,太子参 15 g,炙甘草 5 g,桂枝 6 g,炒白芍 12 g,龙骨 30 g(先煎),生牡蛎 30 g(先煎),酸枣仁 15 g,淮小麦 30 g,茯苓、百合、麦冬各 15 g,生姜 3 片,红枣 6 枚。继服月余。

随访半年,诸症悉减,偶有反复,继进上方,药证合拍,收效甚著。

按　本例患者身患高血压、糖尿病、高脂血症、颈椎病,从西医角度认为,微循环障碍都可以引起眩晕。中医认为:“诸风掉眩,皆属于肝。”少阳胆与厥阴肝互为表里,足少阳胆经主枢机而寓相火,少阳内郁,风火上旋,干扰清窍,症见头晕心悸、口苦喜呕、胃纳欠香、脉弦;升降失调、营卫失和而致筋脉失养,症见颈背不舒;少阳经连接了胆和三焦,位于三阳的半表半里之间,是气血水火的枢纽,胆火郁热,失于疏泄,三焦决渎,水湿不行,痰饮内停,症见失眠心悸、呕吐痰涎、小便不利。故首诊以和解少阳、开发腠理、振奋阳气、通调气机水道为法，方选小柴胡汤(《伤寒论》)合苓桂术甘汤(《金匮要略》)、桂枝葛根汤(《伤寒论》)、柴胡加龙骨牡蛎汤(《伤寒论》)。二诊喜闻呕吐痰涎、项背不舒罢，头晕心悸显减，然心烦寐差如故。故上方去竹茹、葛根、白术，加酸枣仁、淮小麦，以达养血宁心之效。三诊患者诸症皆瘥，仅存失眠未罢，故改投柴胡桂枝龙骨牡蛎汤合酸枣仁汤出入，共奏养血宁心、调畅气机之功，徐图缓求，细水长流，以治其本。

8. 外风夹火作眩案

陈某某，女，59岁。2015年4月9日初诊。

主诉 头晕头痛10天。

病史 有高血压、颈椎病、失眠史。

刻下 头晕头痛，目涩目赤，眵泪交加，发热恶寒，鼻塞流涕，涕下黄浊，咽干咳嗽，痰少质稠，大便欠畅，小便短赤。平素心烦易怒，寐差烘热。

查体 体形瘦长，呈木形体质。苔薄黄，质红，脉浮数。

中医诊断 眩晕，感冒。

辨证立法 患者心肝阴虚、肝火偏旺为基本病机，外风夹火、上犯清窍为即时病机，目前趋于主位。治先以疏风止眩、清利头目为法，待即时病机解除，以养血平肝之法善后。

处方 菊花茶调散(《丹溪心法附余》)加减。

用药 菊花15g，荆芥穗10g，甘草5g，防风10g，僵蚕7g，蝉衣6g，薄荷5g(后入)，桑叶15g，钩藤20g，蔓荆子15g。水煎服，5剂。

二诊 2015年4月15日。服药5天后，头痛目涩、眵泪交加、咳嗽流涕罢，大便转畅，头晕虽有暂缓之势，然每于失眠后加剧，阵发性烘热汗出依然。苔薄黄，质稍红，脉弦细。改方酸甘宁心合加味逍遥散(《内科摘要》)出入。

处方 酸枣仁15g，淮小麦30g，茯苓、麦冬、百合各15g，龙骨30g(先煎)，牡丹皮、焦栀子各15g，柴胡10g，当归12g，赤芍、生白术各 15 g,甘草 5 g,天麻 10 g。水煎服,14 剂。

三诊　2015 年 4 月 29 日。迭进上方 2 周后,喜闻头晕未作,夜能入睡,心悸烘热大减。药证合拍,原方再进月余。

随访三月,诸症未有反复,嘱其调畅情志,作息有常。

按　本案患者为木形体质,易于忧思劳心,加之家务繁杂,多于恼怒,以致心血暗耗,肝气郁结。病久则肝郁化火,症见失眠烦躁、阵发性烘热汗出,此为基本病机;十天前风热袭表,因素体血虚肝旺,形成风火上旋之势,症见头晕头痛、目涩目赤、眵泪交加、发热恶寒、鼻塞流涕、涕下黄浊、咽干咳嗽、痰少质稠、大便欠畅、小便短赤,此为即时病机,目前趋于主位。因此,首诊当拟疏风止眩、清利头目为法,方选菊花茶调散(《丹溪心法附余》)出入,因风热偏盛,遂去细辛、羌活、白芷、川芎,加桑叶、钩藤、蔓荆子以增疏散风热之效。二诊时即时病机已解,基本病机显露,遂改方为酸甘宁心合加味逍遥散(《内科摘要》)出入,方中加天麻增强平肝止眩之功。三诊喜闻诸症次第见安,因血虚肝旺日久,非朝夕能除,遂守方继服月余,以固其效。

9. 内风化火作眩案

黄某某,男,53 岁。2015 年 1 月 21 日初诊。

主诉　头晕目眩 3 年余,加重 1 周。

病史　有高血压、高尿酸血症史,饮酒史。

刻下　头晕目眩,起于暴怒之后,头胀头痛,心烦易怒,口干口苦,手足麻木,便干溲赤,夜寐欠安。

查体　面红目赤,呈火形体质。苔黄,质红,脉弦数。

辅检　血压 168/100 mmHg。

中医诊断　眩晕。

辨证立法　此乃内风化火之证。治以熄肝风、平肝阳、泻肝火为法。

处方　风引汤(《金匮要略·中风历节病》)加减。

用药　大黄 6 g(后下),桂枝 6 g,干姜 3 g,生石膏 30 g(先煎),

滑石粉10g(包煎)，紫石英(先煎)、生龙骨(先煎)、生牡蛎(先煎)各30g，寒水石15g(先煎)，赤石脂15g(先煎)，生甘草5g，龙胆草10g。水煎服，7剂。

二诊 2015年1月28日。服药7天后，头晕目眩、头胀头痛、心烦易怒、口干口苦显减，大便稍畅，但觉手足麻木依然。药证合拍，守方继服7剂。

三诊 2015年2月4日。迭进上方2周后，诸症渐安，血压下降至140/95mmHg，但觉神疲腰酸、头重脚轻，此乃风火渐熄，肝阳化风之本显露，改用天麻钩藤饮(《杂病证治新义》)加减善后。

处方 天麻9g，钩藤20g，石决明30g(先煎)，山栀子、黄芩、川牛膝、杜仲、益母草、桑寄生、夜交藤各15g，朱茯神10g，夏枯草20g，继服月余。

随访半年，诸症皆瘥，偶有反复，继服上方，其效显著。另嘱家中每日监测血压，以防中风之变。

按 本案患者为火形体质，心直性燥，内炽于心，子病及母，循经灼肝，素体肝阳偏亢，时值天命之年，肾精渐亏，无以制阳，肝阳化风，上扰清窍，此为基本病机，症见头晕时作、头胀头痛、心烦易怒、神疲腰酸、头重脚轻。1周前因暴怒而致内风化火，风火相煽，症见头晕、头胀头痛加剧，新添口干口苦、手足麻木、便干溲赤、夜寐欠安，此为阶段病机，目前趋于主位。故首诊以熄肝风、平肝阳、泻肝火为法，方选风引汤(《金匮要略·中风历节病》)出入，加龙胆草助泄肝胆实火。二诊喜闻头晕头胀、口干口苦、心烦易怒显减，药证合拍，守方继进。三诊时阶段病机缓解，基本病机显露，目前趋于主位，遂改方天麻钩藤饮(《杂病证治新义》)善后，徐图缓求，以治其本。

10. 血虚肝旺、风阳上越作眩案

陈某某，女，61岁。2017年6月14日初诊。

主诉 头晕头胀1年余。

病史 有糖尿病、甲状腺结节史。

刻下 头晕头胀,甚则昏仆,神疲肢软,目干涩糊,耳鸣嗡响,心烦易怒,烘热寐差。

查体 两颧潮红,体形瘦长,呈木形体质。苔薄白,质稍红,脉弦细。

中医诊断 眩晕。

辨证立法 此乃血虚肝旺、风阳上越之证。治以养血平肝为法。

处方 王晖自拟养血平肝汤加减。

用药 枸杞子20g,菊花、白芍各15g,钩藤20g,丹参20g,葛根30g,川芎12g,黄芪20g,当归12g,珍珠母30g(先煎),天麻9g,女贞子30g,旱莲草15g。水煎服,14剂。

二诊 2017年6月28日。迭进上方2周,阵发性烘热、腰酸肢软罢,头晕头胀、神疲耳鸣、心烦寐差减,新添夜寐吊筋。苔薄白,质稍红,脉弦细。上方重用芍药20g,加木瓜25g,甘草10g,达养血柔肝、舒筋止痛之效。继服月余。

随访三月,诸症次第渐安,纳可神清,夜能安眠。

按 患者体形瘦长,头小面长,长身而立,曲直如木,呈木形体质。年余耳顺,天癸衰竭,熬伤阴血,血虚肝木失养,风阳上升,而致血虚肝旺、风阳上越之证,症见头晕头胀、神疲肢软,目干涩糊、心烦易怒、烘热寐差、耳鸣嗡响、颧面潮红。故首诊以养血平肝为法,方选养血平肝汤出入。二诊喜见诸症皆瘥,唯新添夜寐吊筋。血为阴属,所以营养百脉也。营血亏虚,不能荣养筋络。遂原方中,重用白芍,加木瓜、甘草,取养血柔肝、舒筋止痛之效,继进月余,以固其效。

火门

（一）历代医家对因火致眩的认识

刘完素《素问玄机原病式》开篇有云："诸风掉眩，皆属肝木。掉，摇也。眩，昏乱旋运也。风主动故也。所谓风气甚，而头目眩运者，由风木旺，必是金衰不能制木，而木复生火，风火皆属阳，多为兼化，阳主乎动，两动相搏，则为之旋转。故火本动也，焰得风则自然旋转。"提出眩晕"风火皆属阳，多为兼化"的理论。他在《素问病机气宜保命集·病机论第七》中再次提到："凡病肝木风疾者，以热为本，以风为标，故火本不燔，遇风冽乃焰，肝本不甚热，因金衰而旺，肺金不胜心火，木来侮于金，故诸病作矣。其为治也，燥胜风。"论述了在中风病机中风与火的关系。后人研究眩晕与中风相关联的病因病机时，逐渐脱离外风的理念，形成"火证眩晕"的理论。清代岭南名医何梦瑶在《医碥》中提出："此风火上冲使然。经以掉眩属风木，风即火气之飘忽者，风从火生，火藉风煽，观焰得风而旋转，可见矣。外风内风，热风冷风，皆能煽火。"正是对刘完素风火致眩学说的发挥。清代沈金鳌《杂病源流犀烛·卷二十五身形门》中有云："故《内经》又曰，诸风眩掉，皆属於肝。夫肝为风，风，阳邪也，主动，凡人金衰不能制木，则风因木旺而扇动，且木又生火，火亦属阳而主动，风火相搏，风为火逼则风烈，火为风扇则火逸，头目因为旋转而眩晕，此则眩晕之本也。"唐宗海《血证论·卷一》记载胆火与胆寒之论述："胆与肝连，司相火，胆汁味苦，即火味也,相火之宣布在三焦,而寄居则在胆腑。胆火不旺,则虚怯惊悸。胆火太亢,则口苦呕逆,目眩耳聋,其经绕耳故也。"纵观历史,火证眩晕,百家争鸣,百花齐放。

(二) 病因病机

火为离,朱熹《周易本义》曰:"'离',丽也。阴丽于阳,其象为火,体阴而用阳也。物之所丽,贵乎得正。"火门眩晕,从火的角度去研究探讨眩晕的病因病机,火可外受,亦可内生,既可单病为患,亦可与风痰虚瘀相兼为患。外感之火由直接感受温热邪气所致,火邪甚于温热,故有"温为热之渐,火乃热之极"的说法。火为阳邪,发病急骤,变化多端,病势较重,表现为热证、实证。火性阳热,易生风动血,耗伤阴液,肝经风阳上逆,则形成热极生风之眩晕;《素问·至真要大论篇》有云:"诸躁狂越,皆属于火。"火性躁动,可扰神明,若火毒炽盛,充斥三焦,上扰清窍,则形成三焦火毒之眩晕。故外感之火,病位涉及肺、心、肝、心包等多脏腑。内火多由情志抑郁、劳欲过度、饮食偏嗜等,导致脏腑阴阳失调,称为"五志之火。"内火由虚实之分。实火多属肝胆实火引起眩晕,抑或胃热火盛引起眩晕,抑或胆火郁热引起眩晕等;虚火多为肝肾阴虚火旺、火不归元等引起眩晕。辨证应以虚实为纲,结合脏腑病位,采取相应的治法。

(三) 辨证论治

1. 外火致眩

(1) 热极生风

症状 头晕头胀,高热不退,耳鸣心悸,面红如醉,手足躁扰,甚则神昏。舌绛而干,或舌焦起刺,脉弦数。

治则 凉肝熄风,增液舒筋。

处方 羚角钩藤汤（《通俗伤寒论》）加减。

用药 羚羊角粉、钩藤、桑叶、菊花、生地、生白芍、川贝母、淡竹茹、茯神木、生甘草等。

加减 若头晕目胀、血压升高者，加石决明、天麻、牛膝等平肝潜阳、引火下行之品；若痰鸣神昏者，加石菖蒲、郁金、胆南星等豁痰开窍之品；若头痛日久者，加全蝎、僵蚕、蜈蚣等通络止痛之品；若失眠甚者，加夜交藤、远志等养心安神之品；若腰酸乏力者，加桑寄生、杜仲等补肝肾、强筋骨之品。

（2）三焦火毒

症状 头晕高热，烦躁气粗，面红目赤，口渴喜冷，口臭溲赤，甚则突然昏倒、牙关紧闭，或斑疹吐衄，或言謇语强，或神昏谵语。苔黄腻，或燥黄起刺，舌尖红绛，脉滑数或滑实。

治则 清热泻火，凉血解毒。

处方 黄连解毒汤（《肘后备急方》）加减。

用药 黄连、黄芩、黄柏、山栀子等。

加减 若热甚动风者，加羚羊角粉、钩藤等清热息风之品；热甚动血者，加白茅根、茜草、紫草等凉血止血之品；若火热内闭而致腑实便秘者，可加大黄，是为栀子金花汤《医宗金鉴》，以增泻火解毒之功，抑或送服牛黄清心丸配合调胃承气汤，以达清心开窍、通腑泄热之效。

2. 内火致眩

（1）实火作眩

1）肝胆实火、湿热下注

症状 头晕头痛，面红目赤，耳鸣轰响，口苦胁痛，心烦易怒，阴痒阴肿，赤白带下，小便淋浊。苔黄腻，舌红，脉弦数有力。

治则 清泻肝胆实火，清利肝经湿热。

处方 龙胆泻肝汤（《医方集解》）加减。

用药 龙胆草、黄芩、山栀子、泽泻、木通、车前子、当归、生地、柴胡、甘草等。

加减　若大便秘结者,加生大黄,助泻火通便之效;若眩晕头痛甚者,加羚羊角粉、石决明、珍珠母等平肝潜阳之品;若血压升高者,加钩藤、夏枯草、天麻等平肝降压之品;若口干者,加石斛、天花粉、玄参等滋阴泄热之品;若失眠心烦者,加夜交藤、合欢皮等安神助眠之品;若带下赤白、瘙痒难忍者,加土茯苓、苦参等清热燥湿之品。

2）胃热火盛

症状　头晕面赤,甚则吐血、衄血,神昏发狂,目赤肿痛,口舌生疮,胸痞烦热,小便赤涩,大便干结。苔黄腻,质红,脉数有力。

治则　泻火燥湿,降逆止眩。

处方　泻心汤(《金匮要略》)加减。

用药　大黄、黄连、黄芩等。

加减　若肝阳上亢者,加羚羊角粉、石决明、珍珠母、钩藤等平肝潜阳之品;若火甚伤阴者,加生地、芍药、丹皮等养阴制热之品;若有吐血衄血者,可合十灰散(《十药神书》)出入,增凉血止血之功;若口舌生疮、小便赤涩者,加淡竹叶、连翘、焦栀子、蒲公英等泻火除热、清热解毒之品;若大便通畅、热症较轻者,可改方黄连解毒汤(《肘后备急方》),达清热泻火、凉血解毒之效。

3）胆火郁热

症状　头晕,出血(衄血、吐血、便血、尿血等),口苦心烦,腹热能食,关节肌肉作痛,腹泻便黏,肛门灼热。苔薄黄,质红,脉滑数。

治则　清热止利,和中平眩。

处方　黄芩汤(《伤寒论》)加减。

用药　黄芩、芍药、甘草、大枣。

加减　若腹痛便黏、异臭难行者,加木香、黄连等,取香连丸(《中国药典》)之意,增清热燥湿、行气止痛之效;若大便秘结,可重用生白芍;若见干呕下利者,加半夏、生姜,合成黄芩加半夏生姜汤(《金匮要略》),增化痰散饮、降逆和胃之效;若热邪胁迫而致血不归经者,加牡丹皮、生地等清热凉血之品;若心烦口疮者,加栀子、连翘等泻火除烦之品;若皮肤风团者,加荆芥、防风等疏风解表之品。

（2）虚火作眩

1）血虚肝旺，虚火上炎

症状 头晕头痛，目干目赤，阵发性烘热汗出，颧面潮红，乳胀胁痛，心烦易怒。苔薄黄，质红，脉弦细数。

治则 养血健脾，疏肝清热。

处方 加味逍遥散（《内科摘要》）加减。

用药 当归、芍药、茯苓、炒白术、柴胡、牡丹皮、焦栀子、炙甘草等。

加减 若头晕头胀、血压偏高者，加天麻、钩藤、夏枯草等平肝降压之品；若潮热难解者，加生地、鳖甲等滋阴潜阳、退热除蒸之品；若五心烦热、腰酸肢软者，可合二至丸（《医便》卷一）出入，以达滋肝补肾之效；若乳胀胁痛甚者，加橘叶、小青皮、蒲公英等疏肝通络之品；若失眠心烦者，加酸枣仁、淮小麦等养心安神之品；若心烦尿涩者，加淡竹叶、通草、生地等，合成加味逍遥散（《内科摘要》）合导赤散（《小儿药证直诀》），增清心养阴、利水通淋之功。

2）肾阴亏虚，相火偏亢

症状 头晕眼花，耳鸣如蝉，昼轻暮重，面色潮红，腰膝酸痛，骨蒸潮热，遗精纳差，失眠盗汗。苔光，质红，脉沉细数。

治则 滋阴降火。

处方 知柏地黄汤（《医宗金鉴》）加减。

用药 知母、黄柏、熟地、山茱萸、山药、牡丹皮、茯苓、泽泻等。

加减 若阴虚火旺、肾精空虚甚者，加鳖甲、龟甲、生牡蛎，取三甲复脉汤（《温病条辨》）之意，达滋阴潜阳、填精生髓之效；若肾失封藏固摄、遗精滑泄者，加桑螵蛸、芡实等补肾固精之品；若失眠多梦者，加酸枣仁、淮小麦等养血宁心之品；若目干涩糊、腰膝酸痛者，加枸杞子、菊花等平肝益肾之品；若耳鸣甚者，加石菖蒲、远志、五味子、灵磁石等补肾开窍、聪耳益智之品；若肾阴不足、心火亢盛而致心肾不交者，加黄连阿胶汤（《伤寒论》）出入，达交通心肾、扶阴散热之效。

3）火不归元

症状　头晕仆地，日久不愈，神疲乏力，面色浮赤，口舌生疮，牙痛齿浮，咽痛口干，下半身欠温，阳痿早泄，小便清长或尿少水肿，便秘而质软，或下利清谷。舌淡，苔白，脉洪大而重按无力，或两尺沉细虚。

治则　引火归元。

处方　金匮肾气丸（《金匮要略》）。

用药　生地、山药、山茱萸、泽泻、茯苓、丹皮、桂枝、附子等。

加减　若寐差、心肾不交者，加黄连、肉桂等交通心肾、引火归元之品；若动则短气者，加人参补益元气；若便溏腹泻者，加炒白术、炮姜等温运中焦；若夜尿频多、遗精滑精者，加益智仁、桑螵蛸等补肾助阳、固精缩尿之品；若肾阳不足，水湿内停而致下肢水肿、小便不利、痰饮咳喘者，加牛膝、车前子，合成济生肾气丸（《张氏医通》），达温肾化气、利水消肿之效。

3. 兼证眩晕

风火皆为阳，多为兼化。火门眩晕的病因有内外之别、虚实两端，在此讨论以火为中心的兼证眩晕。

痰火内盛，灼伤神明

症状　头晕狂躁，逾垣上屋，骂詈叫号，甚则毁物伤人，气力逾常，不食不眠，或头痛哭嚷，两目怒视，痰火内盛，面红目赤，不避水火。苔黄腻，舌红，脉弦滑，或弦数大滑。

治则　涤痰清火，镇心安神。

处方　生铁落饮（《医学心悟》）加减。

用药　生铁落、天冬、麦冬、贝母、胆南星、橘红、远志、石菖蒲、连翘、茯苓、茯神、玄参、钩藤、丹参、辰砂等。

加减　若头晕甚者，加天麻增平肝止眩之效；若大便秘结，先用滚痰丸（《泰定养生主论》）下之；若口苦口干、烦躁易怒、脉弦实者，加龙胆草、栀子等清肝泄胆之品；若口渴引饮、舌苔黄燥者，加石膏、知母、天花粉等清胃泻火、滋阴润燥之品；若喉中梗阻者，加半夏、厚朴等散结降逆之品；若面色暗滞、舌质紫暗、舌下静脉蓝紫曲瘀者，加桃仁、红花、赤芍、川芎、丹参等活血化瘀、清热凉血之品。

（四）医案举隅

1. 热极生风作眩案

王某某，男，49 岁。2019 年 6 月 26 日初诊。

主诉 头晕头胀 1 年，加重 5 天。

病史 有高血压、糖尿病史。

刻下 头晕头胀，高热不退，最高体温 39.5℃，至宁波市中医院脑病科住院治疗，经腰穿诊断为病毒性脑炎，予以西药抗病毒、补液治疗，高热反复未退，另见耳鸣心悸，手足躁扰，颈项强直。遂请王晖会诊。

查体 面红。苔焦，舌干绛，脉弦数。

中医诊断 眩晕。

辨证立法 此为热极生风之证。治以凉肝熄风、增液舒筋为法。

处方 羚角钩藤汤（《通俗伤寒论》）加减。

用药 羚羊角粉 0.6 g（吞服），钩藤 9 g（后入），桑叶 6 g，菊花 9 g，生地 15 g，生白芍 9 g，川贝粉 3 g（吞服），淡竹茹 10 g，茯神 9 g，生甘草 3 g。水煎服，3 剂。

二诊 2019 年 6 月 29 日。服上方 3 剂后，热度稍退，颈项强直减，手足躁扰依然，脉弦细数。药证合拍，守方继服 3 剂。

三诊 2019 年 7 月 2 日。服上方 3 剂后，颈项强直显减，体温 37.5℃左右，手足躁扰未罢，新添口干，大便欠畅。舌绛少苔，脉细虚。温病后期，热势未清，阴液大亏，遂改大定风珠《温病条辨》加减，达滋阴养液、柔肝熄风之效。

处方 生白芍 18 g，阿胶 9 g（烊化），生龟甲 12 g（先煎），生鳖甲 12 g(先煎),生牡蛎 15 g(先煎),生地 18 g,麦冬 18 g,麻仁 6 g,五味子 6 g,炙甘草 12 g。水煎服,3 剂。

四诊 2019 年 7 月 5 日。药后,喜见体温正常,诸症消失。观察 2 天,未有反复,复查指标无明显异常,病愈出院,出院带加减复脉汤(《温病条辨》)继进半月,以治其本。

处方 炙甘草 15 g,生地、生白芍各 18 g,麦冬 15 g,阿胶 9 g(烊化),火麻仁 9 g。水煎服,14 剂。

按 中医古籍中无病毒性脑炎这一病名。依据其临床表现和发病特点,目前多数学者认为应属于"温病"范畴。《温病条辨》所记载的"小儿暑温,身热,卒然痉厥"被认为是关于本病最早的记载。本案患者素体肝肾阴虚,外感温邪后,邪热内陷,热邪猖獗,热极生风,风煽热炽,上扰神明,症见头晕头胀、高热不退、耳鸣心悸、手足躁扰、颈项强直。故首诊以凉肝熄风、增液舒筋为法,方选羚角钩藤汤(《通俗伤寒论》)出入。二诊喜见热度有下降之势,颈项强直减,然手足躁扰依然。药证合拍,继服 3 剂。三诊虽体温大幅下降,然手足躁扰未罢,新添口干、大便欠畅,此因温病后期,热势未清,灼伤真阴,重伤阴液,水不涵木,虚风内动之故,改方大定风珠《温病条辨》出入,达滋阴养液、柔肝熄风之效。四诊诸症皆瘥,然患者肝肾阴虚日久,遂继用加减复脉汤(《温病条辨》)半月,以期滋养真阴、恢复生机之功。

2. 三焦火毒作眩案

朱某,女,35 岁。2013 年 6 月 12 日初诊。

主诉 头晕发热 5 天。

病史 有颈椎病、高血压史。

刻下 头晕高热,体温 39.3 ℃,烦躁口渴,饮冷则舒,咽干咽痛,口臭溲赤。

查体 面红目赤。苔黄燥起刺,舌尖红绛,脉滑数。

辅检 血压 160/100 mmHg。

中医诊断 眩晕。

辨证立法 此乃火热炽盛之证。治以清热泻火、凉血解毒为法。

处方 黄连解毒汤(《肘后备急方》)加减。

用药 黄连9g,黄芩6g,黄柏6g,焦山栀9g,羚羊角粉0.6g(吞服),钩藤15g(后入)。水煎服,3剂,每8小时服用1次。

二诊 2013年6月14日,服用上方2天后。喜见高热退却,头晕烦躁、咽痛溲赤显减,唯觉口干依然。血压150/90 mmHg。苔黄,质红,脉滑数。上方去羚羊角粉,加生地10g、炒白芍12g、夏枯草3g,继进5剂。

三诊 2013年6月19日。服用上方3天后,诸症渐安。嘱其清淡饮食,不用药饵。

按 本案患者素喜牛羊发物,脾胃积热日久。详问病史,5天前患者与友郊游,烈日当空,适逢芒种已过,暑为夏令主气,系火热所化,内外相合,火性上炎,火能生风,症见头晕目赤;火毒壅盛,充斥三焦,耗津伤液,症见高热面红、烦躁口渴、饮冷则舒、咽干咽痛、口臭溲赤。故首诊以清热泻火、凉血解毒为法,方选黄连解毒汤(《肘后备急方》)出入。汪昂《医方集解·泻火之剂》有云:"三焦积热,邪火妄行,故用黄芩泻肺火于上焦,黄连泻脾火于中焦,黄柏泻肾火于下焦,栀子通泻三焦之火,从膀胱除。盖阳盛则阴衰,火盛则水衰,故用大苦大寒之药,抑阳而扶阴,泻其亢盛之火而救其欲绝之水也。然非实热,不可轻投。"另加羚羊角粉、钩藤,增清热息风之效。二诊高热已退,诸症皆减,唯有口干依然。正是火清则阳潜,阳潜则风自止。然火甚能劫阴,故加生地、芍药养阴制热,加夏枯草配钩藤,达平肝降压之效。三诊喜见诸症皆安,当中病即止,顾护胃气。

3. 肝胆实火、湿热下注作眩案

朱某某,女,45岁。2015年6月3日初诊。

主诉 头晕头痛1年,加重2周。

病史 有高血压史。

刻下 头晕如旋,头痛如劈,耳鸣轰响,起于2周前暴怒之后,口苦胁痛,心烦易怒,大便秘结,小便涩赤。平素亦有头晕头痛,其势不剧,目干涩糊,神疲腰酸,烘热寐差。

查体 面红目赤。苔黄腻,舌红,脉弦数有力。

辅检 血压180/95mmHg。

中医诊断 眩晕。

辨证立法 患者血虚肝旺、风阳上越为基本病机,肝胆实火、湿热下注为即时病机,目前趋于主位。治以清泻肝胆实火、清利肝经湿热为先,待即时病机缓解,以养血平肝之法善后。

处方 龙胆泻肝汤(《医方集解》)加减。

用药 龙胆草10g,黄芩、焦山栀、泽泻各15g,通草6g,车前子30g(包煎),当归12g,生地15g,柴胡10g,甘草5g,大黄6g(后入),夏枯草20g,钩藤20g,天麻9g。7剂,水煎服。

二诊 2015年6月10日。服药1周后,耳鸣已止,头晕头痛、口苦胁痛减,大便通畅,日解数次,有如释重负之感。然心烦易怒、小便涩赤依然,偶觉带下臭秽。苔薄黄腻,质红,脉弦数。上方去大黄,加土茯苓20g,继服7剂。

三诊 2015年6月17日。投前法,喜见患者面红消失,颧面潮红微露,头晕头痛、心烦易怒显减,二便清利,黄带已止。但觉神疲腰酸、烘热寐差依然。苔薄黄,质稍红,脉弦细。此即时病机已解,基本病机显露,遂改养血平肝汤加减善后。

处方 枸杞子20g,菊花、白芍各15g,钩藤、丹参各20g,葛根30g,川芎12g,黄芪20g,当归12g,珍珠母30g(先煎),天麻9g,女贞子30g,旱莲草、杜仲各15g。水煎服,月余。

随访半年,诸症次第见安,偶见反复,继服养血平肝汤,药证合拍,其效显著。嘱咐作息有常,修身养性,境随心转则悦,心随境转则烦。

按 本案患者本虚标实。素体烦劳易怒,为血虚肝旺之体。《素问·至真要大论篇》有云:"诸风掉眩,皆属于肝,诸逆冲上,皆属于火。"又逢大怒伤肝,足厥阴肝经布胁肋,与督脉会于巅,肝火炽盛，气血上攻，清窍失利，症见头晕、头痛、胁痛、血压上升；目为肝之窍，肝火上炎，症见目赤面红；足少阳之脉入耳中，络肝属胆，肝胆实火循经上犯，症见耳鸣；肝胆互为表里，肝火炽盛则胆气上溢，症见口苦；内热炽盛，燥热内结，症见便秘；足厥阴肝经过阴器，肝经湿热下注，症见小便涩赤、带下臭秽。故首诊以清泻肝胆实火为先，缓解即时病机，方选龙胆泻肝汤（《医方集解》）出入，加大黄通泻实火；加夏枯草、钩藤、天麻，增平肝降压之效。二诊即时病机缓而未清，因大便通畅、带下臭秽，遂去大黄，加土茯苓，增清热解毒、利湿止带之效。三诊喜见即时病机已罢，基本病机显露，遂改以养血平肝为法，方选王晖自拟养血平肝汤出入，细水长流，缓收其功。

4. 胃热火盛作眩案

黄某，男，34岁。2015年4月23日初诊。

主诉 头晕胸痞1月。

病史 有反流性食管炎史，高血压史。

刻下 头晕胸痞，目赤口臭，烦躁不安，本周衄血2次，口舌生疮，小便短赤，大便干结，5日未行。前医有投平肝潜阳法、镇肝熄风法等，上症未有明显缓解，更觉惶惶，胃纳不进，急来求医。

查体 面红。苔黄腻，质红，脉数有力。

中医诊断 眩晕，痞证。

辅检 血压180/100 mmHg。

辨证立法 此乃胃热火盛之证。治以泻火燥湿、降逆止眩为法。

处方 泻心汤（《金匮要略》）加减。

用药 大黄8g（后入），黄连7g，黄芩15g，羚羊角粉0.6g（吞服）。5剂，水煎服。

二诊 2015年4月29日。服药5天后，患者面红缓解，自嘲大便日解数次，先干后溏，臭秽喷人，泄后神清痞消，头晕尿赤皆有缓解，鼻衄未作，血压下降，唯觉心烦时作。苔由黄腻转为薄黄腻，质红,脉弦数。此乃通腑泄热,火热随消之佳象。因热毒得缓,大便通畅,遂改方黄连解毒汤(《肘后备急方》)加减,再进清热泻火,凉血解毒之效。

处方 黄连 7 g,黄芩 15 g,黄柏 10 g,山栀子 15 g,羚羊角粉 0.6 g。水煎服,5 剂。

三诊 2015 年 5 月 6 日,服药 5 天后,喜见面红消失,心烦顿释,二便通利,头晕已止,血压下降,饮食如故。嘱其减少应酬,多食蔬果,保持大便通畅,不复药饵矣。

按 清代唐荣川有云:"人身惟肝火最横,每挟诸经之火相持为害。"患者正值壮年,素体阳盛,详问病史,得知嗜酒喜肉,大便时有秘结,导致胃肠积热,症见胸痞、鼻衄口臭、口舌生疮,小便短赤,大便干结;胃热火盛,闭塞中焦,引动肝火,触发肝风,症见头晕目赤。故首诊以泻火燥湿、降逆平眩为法,方选泻心汤(《金匮要略》)加减,性味单纯,药少力专,直折火热,清降火邪,有釜底抽薪之妙,再加羚羊角粉,以增平肝熄风、清热解毒之效。二诊患者虽诸症皆瘥,然大便黏腻依然,心烦时作,头晕尿赤未罢,此乃热毒未清之象,遂改方黄连解毒汤(《肘后备急方》)加减,再进清热泻火、凉血解毒之效。三诊喜见患者神清气爽,诸症已罢,当中病即止,以防苦寒伤脾胃。

5. 胆火郁热作眩案

谭某某,女,35 岁。2016 年 6 月 22 日初诊。

主诉 头晕腹泻 1 月。

病史 有慢性浅表性胃炎。

刻下 头晕头痛,肛门灼热,大便溏薄,黏腻欠畅,日行 2~3 次,起于感冒之后。并见口苦咽干,偶有鼻衄,胸胁苦满,心烦心悸,关节作痛。

查体 形体消瘦,呈木形体质。腹温偏高。苔薄黄,质红,脉弦滑数。

中医诊断 眩晕。

辨证立法 此乃少阳郁火之证。治以清热泄胆、调畅气机、和中平眩为法。

处方 黄芩汤(《伤寒论》)合小柴胡汤(《伤寒论》)加减。

用药 黄芩、炒白芍各 12g,甘草 5g,柴胡 12g,半夏 9g,党参 15g,生姜 3 片,红枣 6 枚。水煎服,7 剂。

二诊 2016 年 6 月 29 日。服药 1 周后,口苦便溏、咽干心烦、胸胁苦满稍减,头晕发作 1 次,偶有恶心脘痞。苔脉同前。遂在上方基础上,加炒白术 15g,天麻 9g。水煎服,7 剂。

三诊 2016 年 7 月 6 日。投前法,喜闻鼻衄未作,恶心已罢,头晕胁满、关节作痛、心烦心悸显减,大便稍有成形,然腹温仍有增高。苔薄黄,质稍红,脉弦滑略数。此乃药证合拍,守方继服 7 剂。

随访 3 月,诸症未有反复。嘱其切忌嗔怒烦劳,徒增药饵。

按 《注解伤寒论》有云:"太阳阳明合病,自下利为在表,当与葛根汤发汗。阳明少阳合病,自下利,为在里,可与承气汤下之。此太阳少阳合病,自下利,为在半表半里,非汗下所宜,故予黄芩汤以和解半表半里之邪。"黄芩汤虽见太阳病,却不用汗法,乃少阳里热迫津,枢机失利,上冲为逆,下迫为利,故黄芩汤用黄芩清少阳里热,芍药养阴生津,太阳病方有可解之机。因此,黄芩汤虽是太阳少阳合病,然治从少阳,故将其归至少阳病中。黄芩汤药虽少,却被汪昂称为万世治痢之祖方,温病学派称其为温病第一方,随着历代医家对黄芩汤研究的逐步加深,大大扩展了黄芩汤的应用范围。

本案患者形体消瘦,呈木形体质,素体血虚肝郁。详问病史,初夏迎风贪凉,病头痛发热、恶风有汗,误服清热解表药后,加之工作繁忙,连日加班,熬伤阴液,虽表证已解,却出现头晕下利之症,为太阳未清、病邪入里之象。少阳胆与厥阴肝互为表里,足少阳胆经主枢机而寓相火,胆火郁热,一方面风火上眩,肆逆上行,干扰清窍;一方面热移于脾,下迫阳明,症见头晕头痛、鼻衄、心烦口苦、关节作痛、腹温增高、肛门灼热、腹泻便黏、脉滑数;同时胆失疏泄、气机失调,症见口苦咽干、胸胁苦满、脉弦。因此,首诊以清热泄胆、调畅气机、和中平眩为法,方选黄芩汤(《伤寒论》)合小柴胡汤(《伤寒论》）出入。二诊虽口苦咽干、胸胁苦满、心烦便黏稍减，然头晕仍有发作，且新添恶心脘痞。此乃胆热痰湿之证，遂原方加白术、天麻，取半夏白术天麻汤（《医学心悟》）之意，增化痰熄风之效。三诊喜见诸症渐安，药已中的，守方再进，以固其效。

6. 血虚肝旺、虚火上炎作眩案

周某某，女，20 岁。2015 年 1 月 15 日初诊。

主诉　头晕头痛半年余。

病史　血压不稳定，偶见 150/120 mmHg，每于寐差疲劳加剧。

刻下　头晕头痛，每于经前或发怒后加剧，目干目涩，乳胀胁痛，心烦易怒，失眠多梦，大便偏干，尿黄，平素多思善虑，末次月经2014 年 12 月 22 日，经来腹痛，量少夹块。

查体　苔薄黄，质红，脉弦细数。

辅检　130/90 mmHg。

中医诊断　眩晕。

辨证立法　心肝血虚、肝火偏旺为基本病机，血虚肝旺、虚火上炎为阶段病机，目前趋于主位。治先以养血健脾、疏肝清热为法，待上症缓解，继以养血宁心、清肝健脾为法，以治其本。

处方　加味逍遥散（《内科摘要》）加减。

用药　当归、赤芍、茯苓各 12 g，生白术 15 g，柴胡、牡丹皮、焦栀子各 12 g，薄荷（后入）、生甘草各 5 g，钩藤 20 g（后入），天麻 9 g，夏枯草 15 g，茶树根 20 g。水煎服，7 剂。

二诊　2015 年 1 月 22 日。服用上方 1 周后，头晕头痛、乳胀胁痛稍减，大便通畅，血压 120/80 mmHg。考虑本次月经将潮，遂去茶树根、夏枯草，加香附 10 g、川芎 10 g、益母草 20 g，再进 7 剂，以期活血调经、引火下行之效。

三诊　2015 年 1 月 29 日。投前法，本次月经适来 5 天，将净。喜闻经来通畅，经量增多，头晕头痛显减，夜能小眠，易醒依然。苔薄黄，质稍红，脉弦细数。遂改方加味逍遥散（《内科摘要》）

合王晖自拟酸甘宁心汤善后,遇经前则转用二诊之方,经后继进加味逍遥散(《内科摘要》)合酸甘宁心汤。

处方 当归、赤芍、茯苓各 12 g,生白术 15 g,柴胡、牡丹皮、焦栀子各 12 g,薄荷(后入)、生甘草各 5 g,酸枣仁 15 g,淮小麦 30 g,百合、麦冬各 15 g,龙骨 30 g(先煎)。水煎服。

如此反复两月,喜见诸症次第见安,头晕头痛未有发作,血压控制良好。

按 本案患者学业繁忙,压力过大,而致心肝血虚,气机郁结。叶天士《临证指南医案》提到"情志不适,郁则少火变壮火。"郁久化火,形成血虚肝旺之体,症见心烦失眠、目干目涩、月经量少、质稠夹块、乳胀胁痛、便干尿黄;肝郁化火,损伤肝阴,木燥生风,而致虚火上炎,干扰清窍,症见头晕头痛、血压增高。故首诊以养血健脾、疏肝清热为法,方选加味逍遥散(《内科摘要》)出入,加钩藤、天麻、夏枯草、茶树根,以增平肝降压之效。二诊考虑血压已降至正常,且月经将潮,当因势利导、推陈出新,故去茶树根、夏枯草,加香附、川芎、益母草,以增活血调经、引火下行之效。三诊喜见阶段病机缓解,基本病机显露,遂改投加味逍遥散(《内科摘要》)合王晖自拟酸甘宁心汤善后。

《本草纲目·妇人月水》有云:"女子,阴类也,以血为主,其血上应太阴,下应海潮。月有盈亏,潮有朝夕,月事一月一行,与之相符,故谓之月水,月信,月经。"月经周期是女性生殖生理过程中阴阳消长、气血盈亏规律性变化的体现。经前期阴阳俱盛,阴血已充,阳气内动,更加剧了肝旺之证。因此,每遇经期来潮前,改用加味逍遥散,因势利导,助推陈出新。待月经结束,继投原方,谨守基本病机,从本论治。王晖常言:我们当透过繁杂的临床表现,审明主症,批隙导窾,从病机论治,方随机转,顺应掌握月经周期规律,才能气血、冲任调和,诸症若失。

7. 肾阴亏虚、相火偏亢作眩案

余某某,女,57 岁。2014 年 11 月 20 日初诊。

主诉　头晕耳鸣 4 年。

病史　有高血压、高胆固醇血症、肛周湿疹史。

刻下　头晕眼花,耳鸣如蝉,昼轻暮重,腰膝酸痛,骨蒸潮热,失眠盗汗,肛门疹痒,大便黏腻。

查体　面色潮红。苔根薄黄腻,舌红,脉沉细数。

中医诊断　眩晕。

辨证立法　此乃肾阴亏虚、相火偏亢、下焦湿热之证。治以滋阴降火、清热利湿为法。

处方　知柏地黄汤(《医宗金鉴》)加减。

用药　知母、黄柏各 12 g,熟地 20 g,山茱萸 15 g,山药 30 g,丹皮、茯苓、泽泻各 15 g,苦参 10 g,土茯苓 20 g。水煎服,7 剂。

二诊　2014 年 11 月 27 日。服用上方 1 周后,肛门疹痒、大便黏腻已罢,骨蒸潮热稍有缓解,头晕耳鸣、腰膝酸软、失眠盗汗依然。苔薄,质红,脉沉细数。此乃下焦湿热缓解,肝阴不足、相火偏亢依然。故上方去苦参、土茯苓,加鳖甲 15 g(先煎)、龟甲 15 g(先煎)、生牡蛎 30 g(先煎),继服月余。

三诊　2015 年 1 月 1 日。迭进上方月余,面色潮红已罢,神增目明,潮热盗汗皆罢,头晕腰酸大减,夜能安睡。考虑病程日久,非短时能愈,原方去知母、黄柏,再进月余,以固其效。

按　《灵枢·海论》有云:"髓海不足,则脑转耳鸣,胫酸眩冒,目无所见,懈怠安卧。"坎之为象,一阳居二阴中。本案患者年近耳顺,肾精渐亏。肝肾乙癸同源,母子相依,且少阴内寄相火,阴虚火旺,激动肝风,阴亏于下,阳亢于上,症见头晕眼花、耳鸣如蝉、腰膝酸痛、骨蒸潮热、失眠盗汗。加之喜食肥甘厚腻,湿热内结,迫于下焦,症见肛门疹痒、大便黏腻。故首诊以滋阴降火、清热利湿为法,方选知柏地黄汤(《医宗金鉴》)出入,加苦参、土茯苓,增清热燥湿止痒之效。二诊见下焦湿热缓解,肝阴不足、相火偏亢依然,遂去苦参、土茯苓,加三甲,即鳖甲、龟甲、生牡蛎,增填精生髓、潜阳息风之效。三诊喜见诸症皆瘥,然肾精不足日久,填精生髓之品非一朝能进,故改用六味地黄丸(《小儿药证直诀》)合三甲,徐徐图之,滋苗灌根,其焰自消。

8. 火不归元作眩案

王某某,男,80 岁。2014 年 11 月 6 日初诊。

主诉 头晕 10 余年。

病史 有高血压、糖尿病、脑梗后遗症、腰椎间盘突出症、陈旧性心梗、前列腺增生史。

刻下 10 余年前突发头晕,辗转求医,前医见口舌生疮、咽干面红、手心发热,皆谓火热为害,或投"知柏地黄汤"滋阴降火,或投"镇肝熄风汤"滋阴潜阳等,其效乏乏。详问病史,得知平素虽咽干却不欲饮,下半身欠温,腰膝关节冷痛,胃纳一般,大便偏软,夜尿频多,尿有余沥。

查体 面色浮赤。苔薄白,质淡红,脉轻取洪大,重按细虚、无力。

中医诊断 眩晕。

辨证立法 此乃火不归元之证。治以引火归元为法。

处方 金匮肾气丸(《金匮要略》)加减。

用药 生地、山药各 30 g,山茱萸、牡丹皮、茯苓、泽泻各 15 g,桂枝 3 g,淡附片 3 g(先煎),天麻 9 g,益智仁 20 g,桑螵蛸 10 g。水煎服,7 剂。

二诊 2014 年 11 月 13 日。服上方 1 周后,头晕口疮、下半身欠温、腰膝关节冷痛皆减,但觉咽干面红、夜尿频多依然。药证合拍,继服 7 剂。

三诊 2014 年 11 月 20 日。连进上方 2 周,诸症皆瘥,但觉失眠频作。上方去天麻,加肉桂 3 g、黄连 3 g,继进 14 剂。

此后随访,诸症若失,痼疾顿消。

按 《景岳全书·火证》有云:"寒从中生,则阳气无所依附而泄散于外,即是虚火,假热之谓也。"引火归元又名导龙入海,是治疗元阳上浮,肾火上升的方法。该患者年至耄耋,肾精不足,肾阳虚衰,症见下半身欠温、腰膝关节冷痛、大便偏软、夜尿频多、尿有余沥;水寒不藏龙,逼真火不能潜藏于坎宫,浮游于上,症见头晕、口舌生疮、咽干面红、手心发热、面色浮赤。此乃火不归元之证,故首诊以引火归元为法,方选金匮肾气丸(《金匮要略》)出入。《医方集解》曰:"熟地滋阴补肾、生血生精,山茱温肝逐风、涩精秘气,牡丹泻君相之伏火,凉血退蒸。山药清虚热于肺脾,补脾固肾;茯苓渗脾中湿热,而通肾交心,泽泻泻膀胱水邪,而聪耳明目……惟附子肉桂,能入肾命之间而补之,故加入六味丸中,为补火之剂。"本方另加益智仁、桑螵蛸增暖肾缩尿之功。二诊诸症减而未罢,此乃顽疾日久之故,非短期能愈,遂原法再进。三诊新添失眠,乃心肾不交、火不归元之证,故上方加肉桂、黄连,以增交通心肾、引火归元之效,使火在釜底,水火既济,而获全效。

9. 痰火内盛、灼伤神明作眩案

王某,男,25 岁。2017 年 3 月 15 日初诊。

主诉 头晕狂躁 10 年余。

病史 有狂躁症史、高脂血症史。

刻下 10 年前,因琐事暴怒后,始见举止失常,狂躁不安,骂人毁物,不避亲疏,辗转多地求医,或曰因木生风、风木易升而投以龙胆泻肝汤,或曰因风生火、风火交煽而投以风引汤,或曰因木生火、木火炽烈而投以当归龙荟丸,诸方种种,服药虽可缓一时之急,然多有反复,迁延不愈。去冬头晕头痛更甚,寝不安寐,怒则高呼,毁人伤物,终日奔走。

查体 形体肥胖,面红,面肤垢亮,言辞狂悖。舌质红,苔黄腻、中剥裂,脉弦细滑。

中医诊断 眩晕、癫狂。

辨证立法 脾气不足、痰浊湿阻为基本病机,痰火内盛、灼伤神明为阶段病机,目前趋于主位。治以涤痰清火,镇心安神为先。

处方 生铁落饮(《医学心悟》)加减。

用药 生铁落 30 g(先煎),玄参、麦冬、贝母、胆南星各 10 g,橘红 6 g,远志 7 g,石菖蒲、连翘、茯苓、茯神各 10 g,钩藤 15 g,丹参

20g,龙胆草6g。水煎服,7剂。

二诊 2017年3月22日。服药1周后,头晕头痛减,喜怒稍定,失眠依然。病已多载,不可一药而愈,故当遵守原法,徐图缓求,上方继进7剂。

三诊 2017年3月29日。连服上方2周后,面红显减,神渐清明,头晕头痛皆减,能得片刻安睡。上方去龙胆草,加龙齿30g(先煎)。继进14剂。

四诊 2017年4月12日。迭进上方2周,神清语正,夜卧稍安,偶有心烦头晕,休息即止,然动则神疲、大便黏腻、面肤垢亮依然。此乃痰火渐清,气虚痰湿趋于主位之理。改王晖自拟降浊合剂善后,继服月余。

处方 黄芪、山药、丹参各30g,苍术20g,生山楂、生麦芽、葛根、生扁豆各30g,生内金20g,绞股蓝30g,决明子20g。水煎服,月余。

随访半年,诸症皆瘥,嘱以北秫米、粳米、山药、茯苓、莲子、芡实各15g,煮粥代餐调养,不劳药饵。

按 本案患者病已10年,迭服龙胆泻肝、风引汤、当归龙荟丸之辈,未有小效,乃方不中机也。其素禀薄弱,饮食肥腻,脾气虚弱、脾虚痰湿为基本病机。受情志波动刺激,引动肝胆木火,郁火、痰湿搏结形成痰火,冲心犯脑,灼伤神明,症见头晕头痛、狂躁不安、骂人毁物,怒则奔走。故首诊以涤痰清火、镇心安神为法,方选生铁落饮(《医学心悟》)出入,加龙胆草,以增泻肝胆火之力。三诊时因热症稍缓,恐龙胆草苦寒久用复伤脾气,遂去龙胆草,加青龙齿,增镇惊安神之效。四诊喜见阶段病机缓解,基本病机显露,遂改降浊合剂,达益气健脾、化瘀泄浊之功。待湿浊渐祛,追健脾化湿药膳善后,徐图缓求,以治其本。

（一）历代医家对因痰湿致眩的认识

《金匮要略·痰饮咳嗽病脉证并治》有云："心下有痰饮,胸胁支满,目眩,苓桂术甘汤主之。"又云："心下有支饮,其人苦冒眩,泽泻汤主之。"此为痰饮致眩最早的记载。其后,历代医家对此稍有发挥。如隋代巢元方在《诸病源候论》中提出痰水互结致眩,其云："此由痰水积聚,在于胸腑,遇冷热之气相搏,结实不消,故令人心腹痞满,气息不安,头眩目暗,常欲呕逆,故言痰结实。"金代张子和在《儒门事亲·卷五》中提出宿痰致眩之说,其谓："夫妇人头风眩运,登车乘船亦眩运,眼涩、手麻、发退、健忘、喜怒,皆胸中有宿痰使然也。"元代朱丹溪把痰饮致眩发展到极致,为后人所铭记。其在《丹溪心法·卷四》中说道："头眩,痰挟气虚并火。治痰为主,挟补气药及降火药。无痰则不作眩,痰因火动。又有湿痰者,有火痰者。湿痰者多宜二陈汤,火者加酒芩,挟气虚者相火也,治痰为先,挟气药降火,如东垣半夏白术天麻汤之类。"明代虞抟在《医学正传》中认为痰挟虚火亦可致眩,其谓"其为气虚肥白之人,湿痰滞于上,阴火起于下,是以痰挟虚火,上冲头目,正气不能胜敌,故忽然眼黑生花,若坐舟车而旋运也,甚而至于卒倒无所知者有之,丹溪所谓无痰不能作眩者,正谓此也。"并提出了相应的治法："大抵人肥白而作眩者,治宜清痰降火为先,而兼补气之药。"总之,痰饮致眩,既可单独为因,亦可夹杂他因为患,百家争鸣,各具特色。

（二）病因病机

水为坎。象曰："一轮明月照水中，只见影儿不见踪，愚夫当财下去取，摸来摸去一场空。"痰饮门眩晕，从痰饮的角度去研究探讨眩晕的病因病机，痰饮可外受，亦可内生，既可单病为患，亦可与风火虚瘀相兼为患。外感痰饮多由直接感受水湿之邪所致，或冒雨步行、或蹚水过河、或长居低洼之地、海滩旁边，渐而起病，伤于肌肉，内及脾胃，故外感痰饮多与脾胃关系密切。内生痰饮多由脏腑功能失调引起，明代张景岳在《景岳全书》中对于水肿之成因有谓道："凡水肿等证，乃肺脾肾三脏相干之病，盖水为至阴，故其本在肾，水化于气，故其标在肺，水惟畏土，故其制在脾。"因痰饮、水湿均由水气生化失调而成，故痰饮成因与水肿相同，因此，肺、脾、肾气化失调，均可造成痰饮为患。巅顶位居阳位，手足三阳经脉通及于此，如因痰饮阻遏，清阳之气不得上达清空，甚或痰饮内扰清窍，都可产生眩晕之疾，同时，痰饮为患，同样可以引起脾胃生化乏源，以致髓窍失养而成眩晕之候。总之，王晖认为，痰饮眩晕首辨表里，再论虚实，表者，透之、散之为先，里者，实证化之、泻之为主，虚证，补之、温之为优。

（三）辨证论治

1. 外感痰饮眩晕

（1）外感寒湿

症状 头晕头昏，如物包裹，伴紧束感。恶寒发热，胸膈痞闷，或脘腹疼痛，或呕吐便泻。舌苔白腻，质淡红，脉濡。

治则 解表化湿，理气和中。

处方 藿香正气散（《太平惠民和剂局方》）加减。

用药 藿香、紫苏、白芷、半夏、陈皮、白术、茯苓、厚朴、大腹皮、桔梗、生姜、大枣、甘草等。

加减　若头痛兼恶寒重者，仿羌活胜湿汤（《脾胃论》）意加羌活、防风、藁本、蔓荆子等祛风胜湿；若胸闷甚者，加杏仁以开达肺气；若呕吐剧者，重用半夏、生姜；若大便溏稀者，加干姜以温运脾阳。

（2）外感湿热

症状　头晕头昏，如物困束，伴胀闷感。恶寒身重，胸闷不饥，午后身热，小溲黄浊。舌苔黄腻，质偏红，脉濡数。

治则　芳化、淡渗、甘寒、苦泄并举。

处方　王晖自拟暑湿气化汤加减。

用药　藿香、厚朴、半夏、茯苓、淡竹叶、焦山栀、芦根、滑石、甘草、杏仁。

加减　若身寒发热者，仿银翘散（《温病条辨》）意加银花、连翘等疏风解表、清热解毒；若身寒恶风者，加玉屏风散（《世医得效方》）益气固表；若腹痛偏溏、得寒加重者，仿理中汤（《伤寒论》）意加干姜、白术等温运脾阳；若大便黏滞、臭秽难闻者，加木香、黄芩、黄连等清热燥湿、行气助运；若神疲乏力、口干舌嫩者，加太子参以益气生津。

（3）外感风湿

症状　头晕如蒙，项痹酸痛，身体疼烦，呈游走性，上肢无力，肢末不温。舌苔薄腻，质淡红，脉浮弦。

治则　祛风胜湿，活血通络。

处方　蠲痹汤（《杨氏家藏方》）加减。

用药　羌活、防风、姜黄、赤芍、酒当归、黄芪、甘草等。

加减　若上肢酸痛者，加桂枝、桑枝等温经化湿；若肌肤麻木不仁者，合黄芪桂枝五物汤（《金匮要略》）益气温经，和血通痹；若自汗恶风，体虚易感，合王晖自拟方三和汤（小柴胡汤、桂枝汤、玉屏风散三方合方）调和营卫；若颈痛明显，舌下经脉蓝紫者，加延胡索、徐长卿等活血止痛；若头晕明显者，加丹参、葛根、川芎等和营通络；若脉见上盛下虚者，加珍珠母、明天麻平肝潜阳。

2. 内伤痰饮眩晕

（1）湿阻清阳

症状 头晕如蒙，大便溏薄，舌苔白腻，质淡红，脉或弦或濡。

治则 健脾燥湿，升举清阳。

处方 清震汤（《素问病机气宜保命集》）加减。

用药 苍术、荷叶、升麻等。

加减 若"心下逆满，气上冲胸，起则头眩"者，合茯苓桂枝白术甘草汤（《伤寒论》）温阳化饮；若脘腹喜温者，合理中汤（《伤寒论》）温中散寒，补气健脾；若神疲乏力者，合参苓白术散（《太平惠民和剂局方》）益气健脾，渗湿止泻；若耳中鸣响者，加石菖蒲、远志、郁金、灵磁石、五味子等宣通耳窍。

（2）水饮内停

症状 头晕困重，小便不利，或渴欲饮水，水入则吐，或呕吐便泻，或遍体水肿，或脐下悸动，口吐涎沫。舌苔水滑，质淡红，脉弦涩。

治则 温阳化气，利水渗湿。

处方 五苓散（《伤寒论》）加减。

用药 泽泻、桂枝、白术、猪苓、茯苓等。

加减 若恶心呕吐者，仿二陈汤（《太平惠民和剂局方》）意加陈皮、半夏以降逆止呕；若腹冷便如清水者，合理中汤（《伤寒论》）温中散寒，补气健脾；若一身悉肿，肢体沉重，胸腹胀满，动则气急者，合五皮散（《华氏中藏经》）利水消肿，理气健脾。

（3）痰浊困阻

症状 头晕昏蒙，胸闷呕恶。舌苔厚腻，质淡胖，脉弦滑。

治则 燥湿化痰，平肝息风。

处方 半夏白术天麻汤（《医学心悟》）加减。

用药 半夏、天麻、茯苓、陈皮、白术、甘草、生姜、大枣等。

加减 若胃痛反酸者，合黄连温胆汤（《六因条辨》）泄胆和胃；若心悸失眠者，加龙骨、牡蛎等重镇安神；若头痛面红者，加杞子、菊花等养血平肝;若血压升高者,加王晖自拟降压四味(茶树根、明天麻、石决明、夏枯草)平肝息风;若两侧头部痉挛样痛者,加白芍、钩藤、全蝎、僵蚕等息风通络。

(4)湿热内蕴

症状 头晕如蒙,身体困重,胸闷不饥,午后低热,口不甚渴。面色淡黄,舌苔白腻,质偏红,脉弦细而濡。

治则 宣畅气机,清利湿热。

处方 三仁汤(《温病条辨》)加减。

用药 杏仁、滑石、通草、白蔻仁、淡竹叶、厚朴、薏苡仁、制半夏等。

加减 若口鼻生疮者,仿导赤散(《小儿药证直诀》)意,加通草以清热导赤;若咽痛红肿者,仿甘露消毒丹(《温热经纬》)意,加黄芩、连翘、象贝、射干、薄荷等清热凉血;若头痛明显者,仿龙胆泻肝汤(《医方集解》)意,加龙胆草、黄芩等清热泻火;若夜寐盗汗者,仿当归六黄汤(《兰室秘藏》)意加黄芩、黄连、黄柏等清热燥湿;若下肢瘙痒者,合四妙丸(《成方便读》)清利湿热。

(5)痰热互滞

症状 头晕昏重,心胸烦闷,时时干呕,汗出,身不大热。舌苔黄腻,质偏红,脉滑数。

治则 清热化痰,降逆止呕。

处方 黄连温胆汤(《六因条辨》)加减。

用药 黄连、竹茹、陈皮、半夏、茯苓、枳实、生姜、甘草等。

加减 若胸闷而痛,按之不减者,仿小陷胸汤(《伤寒论》)意,加瓜蒌皮以宽胸散结;若夜寐鼾鸣者,仿导痰汤(《校注妇人良方》)意,加胆南星以豁痰开郁;若胃脘痞满、嘈杂反酸者,仿左金丸(《丹溪心法》)意,加吴茱萸以清肝泄火;若心烦易怒、饮食不消者,合越鞠丸(《丹溪心法》)行气解郁;若臂痛难举,四肢不利者,仿指迷茯苓丸(《证治准绳》)意,加风化硝以通经活络。

(6)水热蕴结

症状 头项不利,头晕或昏,胸膈时痛,按之加剧,胸满喘促,大便不畅。舌苔黄腻,质偏红,脉弦滑。

治则 清热泻火,利水散结。

处方 大陷胸丸(《伤寒论》)加减。

用药 大黄、葶苈子、芒硝、杏仁等。

(7) 寒饮内闭

症状 头昏不利,头晕或昏,胸膈牵及心下剧痛,时欲叹气,大便不畅。舌苔白滑,质淡红,舌体胖大,脉沉紧。

治则 辛热祛寒,峻逐水饮。

处方 白散(《伤寒论》)加减。

用药 桔梗、巴豆、贝母。

3. 兼证眩晕

眩晕病因不定,病机复杂,简而言之,或为外感,或为内伤,且不离风、火、痰、虚、瘀五端。在此讨论以痰饮类为中心,兼有风、火、虚、瘀的分型论治。

(1) 痰风扰动

症状 突然晕仆,喉中痰鸣,甚则目斜抽搐。舌苔白腻,质正,脉浮弦滑。

治则 豁痰开窍,息风镇惊。

处方 定痫丸(《医学心悟》)加减。

用药 天麻、川贝、胆南星、姜半夏、陈皮、茯苓、茯神、丹参、麦冬、石菖蒲、远志、全蝎、僵蚕、琥珀、辰砂等。

(2) 痰阻肺虚

症状 头晕昏重,心胸满闷,不欲饮食,时喜吐水。舌苔白腻,质淡红,脉弦濡。

治则 理气化痰,益气补肺。

处方 茯苓饮(《外台秘要》)。

用药 茯苓、党参、白术、生姜、枳实、陈皮等。

加减 若咳嗽痰白者,仿六君子汤(《世医得效方》)意,加半夏以燥湿化痰;若鼻塞不通者,仿苍耳子散(《济生方》)意,加苍耳子、辛夷以宣通鼻窍;若咳唾胸痛者,仿瓜蒌薤白半夏汤(《伤寒论》)意,加薤白、半夏以开胸散结;若眼睑浮肿者,仿防己黄芪汤(《金匮要略》)意,加防己、黄芪以益气利水;若咳嗽气喘者,仿苏子降气汤(《太平惠民和剂局方》)意,加苏子、前胡以降气化痰。

（3）湿困脾虚

症状　头晕昏糊,神疲嗜卧,身体沉重,四肢酸软,畏寒怕冷,胃纳不馨,大便溏薄,小溲不畅。舌苔薄白腻,质淡红,脉濡,重按不足。

治则　益气升阳,清热除湿。

处方　升阳益胃汤(《内外伤辨惑论》)。

用药　黄芪、半夏、人参、甘草、独活、防风、白芍、羌活、陈皮、茯苓、柴胡、泽泻、白术、黄连等。

加减　若肢体浮肿者,仿防己茯苓汤(《金匮要略》)意,加防己、茯苓、黄芪以温阳利水;若口中溃烂者,加黄芩、黄连等平息阴火;若肚腹胀大者,仿实脾饮(《重订严氏济生方》)意,加附子、干姜、草果仁、大腹皮以温运水气。

（4）水停肾虚

症状　头晕面浮,下肢水肿,腰膝酸痛,小便不利。苔白水滑,质淡,脉虚无力。

治则　温肾化气,利水消肿。

处方　济生肾气丸(《济生方》)。

用药　熟地、萸肉、牡丹皮、山药、茯苓、泽泻、肉桂、附子、牛膝、车前子等。

加减　若浮肿较著,脉反沉紧者,仿真武汤(《伤寒论》)意,加芍药以缓急利水;若胸闷气喘者,加黑锡丹(《太平惠民和剂局方》)以温壮下元,镇纳浮阳;若面白神萎者,仿参附汤(《重订严氏济生方》)意,加人参以回阳固脱。

（四）医案举隅

1. 外感寒湿作眩案

张某某,女,33岁。2018年6月3日初诊。

主诉 头晕昏重3天。

病史 有颈椎病及乳腺小叶增生史。

刻下 头晕头昏,颈部紧束,鼻中黏涕,脘痞嗳气,大便偏软,腹中鸣响,夜寐梦扰,多思善虑,经行量多,淋漓难净,末次月经5月26日。

查体 苔白腻,质淡红,脉濡。

中医诊断 眩晕。

辨证立法 此乃寒湿外袭,困阻中州之证。治以散寒化湿,理气和中为法。

处方 藿香正气散(《太平惠民和剂局方》)加减。

用药 藿香、白芷各10g,姜半夏12g,陈皮10g,苍术、茯苓各15g,厚朴12g,大腹皮15g,防风10g,干姜6g。水煎服,7剂。

二诊 2018年6月10日。服药一周,头晕、黏涕消失,脘痞、便软减而未净,多思、梦扰依然。舌苔由白腻转薄,脉力渐起。此表湿已失,里湿渐化之佳象,当原法继进,务以净其湿浊为要。上方去白芷,加炒白术15克,7剂。

按 本案患者禀体脾胃虚弱,故易染于湿邪而成内外合病。寒湿犯于肌表,困于清窍,则头昏头晕,阻于筋脉,则颈部紧束,郁于肺窍,则鼻中黏涕,犯于中宫,胃气上逆,则脘痞嗳气,脾气下泄,则大便溏薄,湿浊化风,则腹中鸣响。因此,当需表里同治,外用芳香之味,内用苦燥之品。服药一周,表证虽除,里证未净,遂去白芷,改用白术,以强健运之功。药证合拍,服药二周,诸症皆失。

2. 外感湿热作眩案

朱某某,男,28 岁。2015 年 5 月 13 日初诊。

主诉 头晕头胀 1 年半。

病史 有颈椎病史。每于入梅后反复疰夏。

刻下 头晕头胀,如有物裹,前额为甚,时有视物旋转,起于某次饮冷作泄之后。平日神疲乏力,语音不扬,食后脘痞,口中秽味,大便溏薄,心烦易怒。前医曾投附子理中汤数十剂而无寸效。

查体 苔白腻,质暗红,脉细滑。

中医诊断 眩晕、泄泻。

辨证立法 此乃脾阳不振,肝胃郁热,湿热外袭之证。治以芳化、淡渗、苦泄、甘温并用。

处方 王晖自拟暑湿气化汤合理中汤(《伤寒论》)加减。

用药 藿香 10 g,厚朴、制半夏、茯苓、淡竹叶各 15 g,滑石粉 10 g(包煎),生甘草 6 g,焦栀子 12 g,干姜 10 g,炒白术、党参各 20 g。水煎服,7 剂。

二诊 2015 年 5 月 20 日。服药 3 剂,自觉头晕如物囊裹即有缓解,再服 4 剂,其症大少。目前神疲缓,心烦减,脘痞不著,甚至多年便溏亦有改善。舌苔转薄,舌色、脉象未有进退。当守原方继进,巩固疗效。上方 7 剂。

三诊 2015 年 7 月 8 日。迭进暑湿气化汤合理中汤 21 剂,诸症皆有改善,遂自行停药。然近日台风出现,风雨交加,头晕之疾复作,伴见大便溏薄,颈部僵硬、不温。苔薄白腻,质淡红,脉细弦。此乃脾阳不振,内外交湿之候,当以温运、疏散为法。

用药 藿香 12 g,厚朴、制半夏、茯苓各 15 g,干姜 10 g,炒白术 20 g,炒扁豆 30 g,党参 20 g,蔓荆子 15 g,羌活、防风各 10 g,荷叶 20 g,水煎服,7 剂。

此后,上方加减连服月余,诸恙次第缓解。

按 本案病机较为复杂,既见脾阳不振,神疲乏力,大便溏薄,语音不扬之症;又见肝胃郁热,心烦易怒,食后脘痞,口中秽味之象;还见湿热外袭,头晕头胀,如有物裹,视物旋转之恙,诸证相互胶结,狼狈为奸,因此,前医仅以脾肾阳虚立论,虽投药数十剂,然无寸效。王晖结合季节变化,予以芳化、淡渗、苦泄、甘温之法,清利为主,温补为辅,切合病机,故有良效。患者一月以后便溏、头晕复作,兼症转为颈部僵硬、不温,外有寒湿闭阻之象,遂易法为温脾化湿,祛风散寒为主,亦有佳效。说明感邪不同,病机有别,即便为同一患者,亦需不同对待。

3. 外感风湿作眩案

崔某某,女,60 岁,2015 年 6 月 10 日初诊。

主诉 反复头晕目糊伴四肢酸麻 2 月余。

病史 有高脂血症、乳腺结节史。

刻下 时现头晕目糊、四肢酸麻之象,前者多于体位改变之时发作明显,并感头重脚轻、步履不稳,且于卧床休息之后缓解。平素常觉颈项板滞,肢末不温,纳便无殊,夜寐安宁。育有两胎。

查体 苔薄白腻,质淡红,舌下经脉蓝紫,脉浮弦,兼上盛下虚。

中医诊断 眩晕。

辨证立法 此乃风湿痹阻,经脉不利,兼有肝阳上扰之证。治以祛风胜湿,活血通脉,平肝潜阳。

处方 蠲痹汤(《杨氏家藏方》)加减。

用药 羌活、片姜黄各 12 g,全当归 15 g,北防风 12 g,柳桂枝 8 g,生白芍、生黄芪各 20 g,北细辛 5 g,徐长卿 30 g(后下),紫丹参 30 g,珍珠母 30 g(先煎),明天麻 9 g。水煎服,7 剂。

二诊 2015 年 6 月 17 日。药后,头晕目糊、四肢酸麻发作次数减少,头重脚轻、步履不稳未作,夜寐安宁,但觉胃脘偶有不适。遂予上方加苏梗 15 克以达化湿和胃之效。

此后,连晋蠲痹汤加减月余后,前症次第消失。

按 《素问·太阴阳明论篇》云:“故犯贼风虚邪者,阳受之。”“故伤于风者,上先受之。”说明风性为病,易袭阳位,身之上者更易得之。本案患者感于风湿之邪,犯于头项、四肢、经脉,缠绵不愈,营阴不利,故见头晕肢麻,颈项板滞,肢末不温。苔薄腻,脉浮弦为其佐证。同时兼有肝阳上扰之象,故又视物模糊,头重脚轻,步履不稳,且脉上盛下虚。因此,王晖予蠲痹汤祛风胜湿,活血通络,以治主位病机,珍珠母、明天麻平肝潜阳,辅治兼夹病机,药证合拍,主次分明,是故服药月余,诸症次第消失。

4. 湿阻清阳作眩案

张某某,男,73 岁,2019 年 4 月 24 日初诊。

主诉 头晕 1 年,加重半月。

病史 冠状动脉支架植入术后 2 年。

刻下 头晕如压,每于体位改变发作,少顷可止,经由头颅 MRI 检查,未见明显异常改变。其人平日食后易饱,大便偏软,余无明显不适。近半月来,头晕发病次数明显增多,昼日且伴心下辘辘有声,时而干呕,时而便泄清稀,入夜其症反平。

查体 苔薄白滑腻,质暗红,脉弦涩。

中医诊断 眩晕。

辨证立法 此乃水湿困阻中州,清阳不升,浊阴不降之证。治以燥湿利水,升清降浊。

处方 清震汤(《素问病机气宜保命集》)合茯苓桂枝白术甘草汤(《伤寒论》)加味。

用药 茅苍术、炒白术各 20 g,干荷叶 30 g,升麻 10 g,白茯苓 15 g,柳桂枝 10 g,生甘草 6 g,薏苡仁 30 g,制半夏 15 g,生牡蛎 30 g(先煎)。水煎服,7 剂。

二诊 2019 年 5 月 1 日。服药 2 剂,干呕平,便泄止,再服 2 剂,心下鸣响少,饮水脘痞减,此乃中州水湿渐化,脾胃升降复趋平衡之佳兆矣,当守原法击鼓再进,务净其邪。上方 7 剂。

三诊 2019 年 5 月 8 日。迭晋燥湿利水,升清降浊诸药,头晕次数显著减少,余症几已平复。舌苔滑腻之象已除,脉涩亦失。今拟原方间日一服,巩固疗效。

按 患者禀体脾虚湿盛，运化失职，清阳不升，故见食后易饱、大便偏软，头晕时作。近日由于水饮停蓄中州而见心下辘辘有声，并因水饮流动而致头晕时而加剧，时而减轻。同时，水饮上逆，可见干呕；水饮下迫大肠，则又便泄清稀。由于夜间阴寒为甚，两阴相合，其症反平。王晖认为，患者脾虚湿困为基本病机，水饮内蓄为阶段病机，此时基本病机、阶段病机共同趋于主位，因此，治当两者兼顾，清震汤合茯苓桂枝白术甘草汤最为合拍。同时予薏苡仁以强利水之功，制半夏以达降逆之效，生牡蛎以散水结之法，药证合拍，故能二剂知、四剂轻、三周诸症皆除。

5. 水饮内停作眩案

孙某某，男，43岁，2015年6月17日初诊。

主诉 反复头晕、困倦1年。

病史 有慢性前列腺炎史。

刻下 时感头晕、困乏，视物昏眩，症著之时伴见恶心呕吐、耳中蝉鸣，以及血压下降。一月以前市某三甲医院住院各项检查未见明显异常。发病以来，颧面易红，情绪激动，小便短少。

查体 苔薄白滑，质淡胖，边齿印，脉弦涩。

中医诊断 眩晕。

辨证立法 气虚水停，清阳不升为基本病机；肝阳上扰，营血不畅为兼夹病机。治以益气通阳、化气利水、平抑亢阳、和营通脑，基本病机、兼夹病机标本兼顾。

处方 五苓散（《伤寒论》）加味。

用药 白茯苓20g，建泽泻、炒白术各15g，柳桂枝8g，猪苓15g，生黄芪30g，大川芎12g，生葛根30g，明天麻15g，石决明30g（先煎），制半夏15g。水煎服，7剂。

二诊 2015年6月24日。药后，自觉头晕、困倦发作次数减少，耳鸣亦轻，恶心未作，偶见眼睑如压之状。当守原法，击鼓再进，上方7剂。

三诊 2016年6月8日。患者诉去年症状改善后，又自行以原方连晋月余,诸症渐趋平稳,故而未再就诊。近日因长途驾驶后,头晕、耳鸣似有复作之势,因而再来复诊。验之于舌仍淡胖而滑,测之于脉则弦涩带濡,而其面色淡红少华。遂以原法之中去平抑之品,却增升浮之味,以达充耳益脑之效。上方去白术、天麻、石决明,加茅苍术 15 g,干荷叶半张,7 剂。

按　脾主运,胃主纳;脾主升,胃主降。本案患者长期从事驾驶工作,运动较少,渐伤脾胃而成运纳失常,升降失职之证,继而食饮寒化而有水蓄中下二焦之候,故见身体困乏,小便短少,舌苔薄白滑,质淡胖,边齿印,脉弦涩诸症。此外,其人肝阳易动,水饮随之上冲,脑络因之不畅,故又颧面易红,情绪激动,时感头晕,视物昏眩,甚至恶心呕吐,耳中蝉鸣。其中,气虚水停,清阳不升为基本病机,肝阳上扰,营血不畅为兼夹病机,两者同时趋于主位,故予五苓散合黄芪益气通阳,化气利水,明天麻、石决明、半夏平肝降逆,葛根、川芎和营通脑。一年以后,患者再诊之时,肝阳上扰不著,反以清阳不升为显,面色、舌脉为证,故去天麻、石决明,白术改苍术,并增荷叶以达升阳聪耳之功。

6. 痰浊困阻作眩案

徐某某,女,59 岁,2018 年 12 月 5 日初诊。

主诉　头晕乏力半年余。

病史　有颈椎病史。

刻下　头晕乏力,甚则恶心呕吐、视物旋转,病症时发时止,发无定时,止亦无声。近三月来,时发颧红潮热,夜间入睡困难,多思善虑,颈项僵硬。胃纳可,二便调。

查体　苔白腻,质淡红,舌下经脉蓝紫,脉弦细滑。

中医诊断　眩晕。

辨证立法　此乃痰浊困阻、血虚肝旺之证。治以化痰泄浊、养血平肝为法。

处方　半夏白术天麻汤(《医学心悟》)合自拟养血平肝汤加减。

用药 姜半夏12g,生白术15g,明天麻10g,石决明30g(先煎),枸杞子30g,白菊花12g,炒白芍20g,双钩藤30g(后入),生黄芪30g,全当归20g,女贞子30g,旱莲草15g,桑寄生15g,怀牛膝15g。水煎服,7剂。

二诊 2018年12月12日。服药一周,自觉头晕缓解,余症改善不著。"冰冻三尺非一日之寒",主症既已缓解,遂当守愿意继进,以强其效。上方去女贞子、旱莲草,加片姜黄20g,紫丹参20g,生葛根30g,7剂。

三诊 2019年1月2日。上方连进近月,头晕大少,呕恶消失,面红潮热、入夜难眠诸症相继缓解。药证合拍,继守原方巩固疗效。上方7剂。

按 本案患者发病经历两个阶段,病出之时,头晕且伴恶心呕吐,舌苔白腻,脉滑,皆为痰浊中阻,兼夹肝风之候;近来复增颧红潮热,夜寐困难,脉见弦细,其为肝血不足,虚阳上扰之证。此时,痰阻生风、血虚肝旺相互胶结为患,共为主位病机,因此,当需化痰泄浊、养血平肝同进,选用半夏白术天麻汤合王晖养血平肝汤加减。二诊时,患者头晕虽有缓解,然其余症却无进退,王晖仔细分析,发现初诊时忽略了舌下经脉蓝紫一症,遂添姜黄、丹参、葛根之属和营通络,服药月余而达显效。

7. 湿热内蕴作眩案

张某某,男,38岁,2016年2月22日初诊。

主诉 头晕困倦伴神疲身重1年余。

病史 有高脂血症及吸烟史。

刻下 头晕困倦,神疲身重,胸脘痞闷,叹气、嗳气则舒。近几年来,每于梅雨季节午后常感烦热,平素怕冷,大便黏滞不爽,常见面肤疹痒,口中溃烂。

查体 苔薄白腻、微黄,质暗红,脉弦细。

中医诊断 眩晕。

辨证立法 此乃湿热困阻三焦,清阳无以升腾濡养清窍之证。

当以宣畅气机，清利湿热为法。

处方　三仁汤（《温病条辨》）加减。

用药　苦杏仁10g，白豆蔻6g（后入），生米仁30g，川厚朴、姜半夏各12g，白通草6g，滑石粉10g（包煎），淡竹叶、焦栀子各12g，荷叶半张。水煎服，7剂。

二诊　2016年3月7日。服药一周，神振，头困身重减少，遂予上方自行再服一周，头晕、胸闷改善，为求愈病再来求诊。查体：面肤痘疹大少，口中疮疡未见，舌苔黄色未见，脉弦转软。药证相合，当需击鼓再进，以达愈病之效。上方再进7剂。

三诊　2016年3月28日。上方再服半月，头晕频率、发作时间继续减少，大便较前通畅，舌苔转薄。王晖考虑患者属于湿热体质，嘱其原方继进2周停药，待梅雨起，仍需服药以消其湿。

按　本案患者属于湿热体质，湿随邪热上攻则面肤疹痒，口中溃烂；热随湿邪下迫则大便黏滞不爽；湿热内蕴，阳气不达于表，则又畏寒怕冷；梅雨季节表湿引动里湿，午后湿从热化明显，则见烦热。湿热日久，伤于脾气，清阳不升反致下陷，故头晕困倦，神疲身重；阻于气机流通，则胸脘痞闷，叹气、嗳气则舒。患者舌脉亦能反映湿热为患。《温病条辨》云："头痛恶寒、身体疼痛，舌白不渴，脉弦细而濡，面色淡黄，胸闷不饥，午后身热，状若阴虚，病难速已，名曰湿温……长夏深秋冬日同法，三仁汤主之。"王晖认为，三仁汤虽主治湿温，但又"长夏深秋冬日同法"，因此，凡湿热遍及三焦者，不问季节，皆可服用本方，如湿从上、下、表、里分消走泄后，诸症方罢。

8. 痰热互滞作眩案

翁某某，女，51岁，2019年3月31日初诊。

主诉　头部昏重而痛2年。

病史　有颈椎病史。

刻下　头部昏重，时而觉痛，呈压榨样发作，发病部位不定。平日夜难入眠，常觉胸闷心烦欲呕，肢体酸痛，多思善虑，口中苦涩,大便干稀不调,2～3日一行。

查体 苔黄腻,质暗红胖、中裂,舌下经脉蓝紫,脉弦滑数。

中医诊断 眩晕。

辨证立法 痰热互滞为基本病机,外感风湿为兼夹病机,基本病机、兼夹病机共趋主位。治以清热化痰,祛风胜湿。

处方 黄连温胆汤(《六因条辨》)合羌活胜湿汤(《脾胃论》)加减。

用药 小川连7g,姜半夏9g,炒枳壳、广陈皮、白茯苓各12g,生甘草5g,淡竹茹、羌活、独活各10g,蔓荆子15g,藁本10g,北防风6g,大川芎10g,北细辛3g。水煎服,7剂。

二诊 2019年4月14日。药后,喜闻头昏大少,头痛未作,胸闷改善,肢酸消失,口中苦涩、大便不调依然。此乃痰热少,风湿去之佳兆,当继守原法,上方续进。

三诊 2019年4月21日。服药半月,头昏头痛偶作,胸闷欲呕1次,大便通畅,然夜寐不佳无进退。目前兼夹病机消失,基本病机仍趋主位,遂予清热化痰之法为主,少佐宁心安神。

用药 小川连7g,姜半夏9g,炒枳壳、广陈皮、白茯苓各12g,生甘草5g,淡竹茹、胆南星各10g,生龙骨(先煎)、生牡蛎(先煎)、淮小麦、紫丹参各30g。水煎服,7剂。

按 本案患者西医诊断较为明确,但从中医辨证施治入手,认为引起眩晕当由内外交病所致。首先,痰热互滞于内,郁阻胸阳,则胸闷心烦,甚至欲呕,扰乱心神,则夜难入眠;痰热循经上冲,困遏清窍,则头部昏重,陷于脾络,则口中苦涩;痰热下迫大肠,传导失司,则大便干稀不调,2～3日一行。其次,风湿外痹经络,营卫不畅,则肢体酸痛,清阳不升,则头部昏重。风善行而数变,易袭阳位,故头痛时作时休,呈游走性发作。痰热、风湿久滞不消,心营闭阻不畅,遂致舌苔黄腻,舌质暗红,舌下经脉蓝紫,脉弦滑数。治当表里兼顾,以黄连温胆汤去内滞之痰热,羌活胜湿汤消外痹之风湿,里证难平,表证易解,遂服药1周后,肢酸消失,余症减而未罢,经二诊巩固药效后,三诊独治里证,清热化痰为主,宁心安神为辅,又服中药 1 月,2 年顽疾渐而消退。

9. 痰阻肺虚作眩案

蒋某某,女,69 岁,2017 年 5 月 18 日初诊。

主诉 反复头晕昏重 1 年。

病史 有慢性支气管炎史。

刻下 头晕昏重,时作时休,发前胸闷,痰出则少。平素动则气急,时有咳嗽,痰出白浊,黏腻不爽,胃纳不馨,大便正常。

查体 苔薄白腻,质淡红,脉虚滑。

中医诊断 眩晕、喘病。

辨证立法 此乃痰浊内阻,肺气不足之证。治拟化痰泄浊,健脾益肺之法。

处方 茯苓饮(《外台秘要》)合苏子降气汤(《太平惠民和剂局方》)加减。

用药 白茯苓、西党参、炒白术各 20 g,淡干姜 5 g,炒枳壳、广陈皮各 10 g,姜半夏 12 g,苏子 15 g,前胡、当归各 12 g,五味子 10 g。水煎服,7 剂。

二诊 2017 年 5 月 25 日。药后,喜闻头晕昏重略减,胸闷咳喘亦有改善,苔脉同前。此痰浊略化,肺气微通之候,当固守原法,击鼓再进。上方 7 剂。

三诊 2017 年 6 月 8 日。迭进茯苓饮合苏子降气汤出入中药 3 周,头晕频次少,发作时间短,动则气急明显改善,偶有痰出,较前畅利。近日阴雨绵绵,四肢酸楚、沉重,头重如压。舌苔薄白、略腻,质淡,脉濡。目前痰浊未平,新添风湿外袭之候,当拟原法增损。

用药 白茯苓 20 g,西党参 15 g,炒白术 20 g,淡干姜 5 g,炒枳壳、广陈皮各 10 g,姜半夏 12 g,苏子 15 g,前胡 12 g,羌活、防风各 9 g。水煎服,7 剂。

按 本案患者头晕、咳喘看似两病,实则病机同出一辙,其治当分两个阶段。初诊、二诊皆因痰浊内阻,肺气不足基本病机、阶段病机同居主位,故见头晕昏重、痰出则少、动则气急、咳嗽不利诸症,遂以化痰泄浊、健脾益肺之法,祛邪为主,补益为辅,化痰泄浊为优,调气健运为辅,主次分明,故而取效明显。三诊患者痰浊未平,肺气未复,却又感染风湿之邪,症见四肢酸楚、沉重,头重如压,此时基本病机、阶段病机、即时病机均趋主位,遂以治内为主,治外为辅,内外同治,病证相合,亦又取得满意疗效。

10. 湿困脾虚作眩案

刘某某,女,37 岁,2018 年 8 月 22 日初诊。

主诉 头晕困重 1 年余。

病史 有颈椎病史。

刻下 头晕困重,每于体位改变后发作,2～3 秒后缓解,发时闭目脑眩,睁眼加剧,或伴恶心干呕,胸闷,饮食不下。病发无定,与月经、情绪、天气等无关。平日神倦喜卧,身体沉重,四肢酸软,畏寒怕冷,大便溏薄,小便难净,偶觉肚腹鸣响。末次月经 8 月12 日。

查体 苔薄白,质淡、尖红,脉弦涩。

辅助检查 2018 年 7 月 22 日宁波市第三医院颈椎 MRI 检查示:C3/4. C4/5. C5/6 椎间盘变性伴轻度突出。颈椎退行性改变伴 C6－7 椎间结构轻度不稳考虑。

中医诊断 眩晕。

辨证立法 此乃气血两虚,湿阻清阳,脑络失养之证。治拟益气升阳,祛风除湿之法。

处方 升阳益胃汤(《内外伤辨惑论》)加减。

用药 生黄芪 30 g,制半夏 12 g,西党参 20 g,生甘草 5 g,北防风 12 g,炒白芍 15 g,广陈皮 10 g,白茯苓 15 g,软柴胡 10 g,建泽泻、炒白术各 15 g,小川连 3 g。水煎服,7 剂。

二诊 2018 年 9 月 12 日。药后,神振,身重少,肢软减,腹鸣失,畏寒轻,大便软,小溲清,头晕未平,但无呕返,舌尖不红,脉仍弦涩。此湿浊退,清阳升之佳兆。当守原法继进,上方去小川连,

7剂。

三诊　2018年9月26日。连服中药半月余,头晕等症本已渐去之,但因近日阴雨绵绵而致诸症似有复增之势,且见四肢酸痛,敲之尚舒。苔薄白、略腻,质淡红,脉濡。此乃外湿引动内湿之故,当拟上方加羌活10 g以散卫表之寒湿。

按　本案患者曾做颈椎MRI检查,诊断较明确,然其辨析关键在于兼夹症状。由于患者幼时常居低洼之地,年长喜好生冷瓜果,久而伤及脾胃,湿遏中焦,水饮内蓄,则肚腹鸣响;脾胃升降失常,清阳不升反下陷,则头晕困重,大便溏薄;肌肉失养反湿困,则神倦喜卧,身重肢酸;湿滞膀胱,则小便难净;脾阳不展,则畏寒怕冷。其病位在中焦,犯及上下内外,湿为本,虚为标,治当标本兼顾,遂取升阳益胃汤以益气升阳,祛风除湿。初诊时,舌尖偏红,兼夹阴火,故取小量黄连平之;二诊时,舌尖不红,阴火已退,黄连不可久服;三诊时,感于外湿,四肢酸痛,又予羌活散之,此皆随证治之之法,药证相宜,故而取效。

11. 水停肾虚作眩案

应某某,女,55岁,2021年1月21日初诊。

主诉　头晕腰酸1年余。

病史　有慢性肾炎史。

刻下　头晕昏重,面部虚浮,腰部紧束,遍体酸楚,四肢无力,动则气短,胸闷悸动,畏寒怕冷,手指不温,大便黏滞,尿中泡沫。

查体　苔白腻,质暗淡胖,边齿印,脉细虚。

辅助检查:2020年12月30日鄞州二院生化检查示:肌酐184.5 μmol/L,尿酸394.3 μmol/L,总胆固醇5.59 mmol/L;尿蛋白＋;尿微量白蛋白395 mg/L,尿微量白蛋白/尿肌酐65.91 mg/mmol。

中医诊断　眩晕、水肿。

辨证立法　此乃肾气不足,水饮瘀阻之证。治以益气补肾,温阳化饮,散瘀通络为法。

处方 济生肾气丸(《济生方》)合黑锡丹(《太平惠民和剂局方》)加味。

用药 生黄芪 30 g,全当归 12 g,大生地、山茱萸各 15 g,淮山药 30 g,白茯苓 20 g,建泽泻、粉丹皮各 15 g,萹蓄草 20 g,蝉衣 10 g,车前草 30 g,川牛膝、桑寄生各 15 g,柳桂枝 8 g,葫芦巴 15 g,宣木瓜 20 g。水煎服,7 剂。

二诊 2021 年 1 月 28 日。药后,腰部紧束少,尿中泡沫减,大便稍畅,偶觉胸闷气急,头晕畏寒依然。药证合拍,原法再进,徐图缓求,欲速不达。上方去宣木瓜,加补骨脂 30 g、沉香粉 3 g(吞服),7 剂。

三诊 2021 年 2 月 4 日。服药 2 周,头晕亦少。2021 年 2 月 1 日鄞州二院复查生化示:肌酐 196.5 μmol/L,尿酸 272 μmol/L,总胆固醇 4.19 mmol/L;尿蛋白＋;尿微量白蛋白 360.8 mg/L,尿微量白蛋白/尿肌酐 43.39 mg/mmol;血钾 5.96 mmol/L。苔脉同前。继服上方。

此后济生肾气丸合黑锡丹加减连服 3 月,头晕昏重消失,面部虚浮亦减,尿中泡沫少见,胸闷心慌偶作,畏寒怕冷、手指不温未净,基本取得满意疗效。

按 本案患者虽以头晕作为主诉症状,实乃水肿继发征象。《景岳全书·肿胀》篇云:"凡水肿等证,乃脾肺肾三脏相干之病。盖水为至阴,故其本在肾;水化于气,故其标在肺;水惟畏土,故其制在脾。今肺虚则气不化精而化水,脾虚则土不制水而反克,肾虚则水无所主而妄行,水不归经则逆而上泛,故传入于脾而肌肉浮肿,传入于肺则气息喘急。"本案患者久病及肾,肾气不足,气化无权,水湿泛滥,上攻头面则头晕昏重,面部虚浮;外犯肌表,则腰部紧束,遍体酸楚,四肢无力;下迫大肠,则大便黏滞;逆于心肺,且致水停血滞,则动则气短,胸闷悸动。肾气损及肾阳,则畏寒怕冷,手指不温;固摄失权,则尿中泡沫。故取益气补肾,温阳化饮,散瘀通络之法,从本论治,而非只治头晕之标,因药证合拍,故服药 3 月渐收良效。

（一）历代医家对因瘀致眩的认识

眩晕病因多端，但因瘀致眩者，古代医家论述较少，最早谈论者当属宋代杨士瀛，其《仁斋直指方论·卷之十一》有云："以致新产之后，血海虚损，或瘀滞不行，皆能眩运，是可不推寻致病之因乎？"认为血海瘀滞不行可致眩晕。此后朱丹溪亦有相关文献，其《丹溪心法·卷四》虽重点探讨痰眩因机，但亦有诸如"左手脉数热多，脉涩有死血"之类描述。明·虞抟《医学正传·卷之四》："外因呕血而眩冒者，胸中有死血迷闭心窍而然，是宜行血清心自安。"认为胸中死血可以导致眩晕，对于发病部位认识有所创新。清代医家对于瘀血理论认识不断清晰，然著名的《医林改错》却未有因瘀致眩之类描述。潘楫《医灯续焰·卷八》谓之："诸阳上行于头，诸脉上注于目。血死，则脉凝泣。脉凝泣，则上注之力薄矣。薄则上虚而眩晕生焉。"此为当时少有关于眩、瘀相互关系的文献。总之，古代医家关于因瘀致眩没有形成独立体系。

（二）病因病机

瘀，积血也，从疒於声。瘀门眩晕，从瘀血的角度去研究探讨眩晕的病因病机，瘀可外受，亦可内生，既可单病为患，亦可与风火痰虚相兼为患。外因致瘀多为跌仆损伤，刀刃创伤之类，此与眩晕

115

关系较少,在此不表。内因成瘀多为脏腑功能失调引起。由于瘀的物质基础为血,所以其产生与血的营运功能有关。因心主血(脉),肝藏血,脾统血,故瘀病病位多见心、肝、脾。王晖认为,瘀病眩晕首辨虚实,再论病因,虚者,补之,益之,实者,损之,攻之,此为大法,不可不详。

(三) 辨证论治

1. 因虚致瘀眩晕

(1) 气虚血瘀

症状 头晕且痛,步履不稳,神疲欲寐,语言不顺,肢体活动欠利,大便干燥。面色晦暗,舌苔薄白,质暗淡,脉虚涩。

治则 补气活血,祛瘀通络。

处方 补阳还五汤(《医林改错》)加减。

用药 黄芪、当归、赤芍、地龙、川芎、桃仁、红花等。

加减 如颧面潮红者,仿杞菊地黄汤(《医级》)意,加杞子、菊花以平肝潜阳;若心中悸动者,加龙骨、牡蛎以重镇安神;若四肢水肿者,加水蛭以破血通经;若肢端发麻者,仿当归四逆汤(《伤寒论》)意,加桂枝以和营通络;若夜寐鼾鸣者,加石菖蒲、郁金以宣窍通络;若夜寐不佳者,加夜交藤以和血安神。

(2) 血虚血瘀

症状 头晕昏重,经行腹痛挟块,或兼头痛。舌苔薄白,色暗淡,舌下经脉淡紫,脉细涩。

治则 养血活血,和营通络。

处方 桃红四物汤(《医垒元戎》)加减。

用药 桃仁、红花、川芎、当归、熟地、赤芍等。

加减 若经行腹冷者,仿少腹逐瘀汤(《医林改错》)意,加桂枝、小茴香、蒲黄、五灵脂以温经化瘀;若胸胁胀痛者,仿柴胡疏肝散(《景岳全书》)意,加香附、川芎以疏肝理气;若神疲乏力者,仿圣愈汤(《医宗金鉴》)意,加黄芪以益气摄血。

(3)阳虚血瘀

症状　头晕或痛,腰膝酸软,尿频而多,耳中鸣响,颧面虚浮。前额晦暗,舌苔薄白,质暗红,脉涩无力。

治则　补肾温阳,活血通络。

处方　补肾活血汤(《伤科大成》)加减。

用药　熟地、杜仲、杞子、补骨脂、菟丝子、当归、没药、黄肉、红花、独活、肉苁蓉等。

加减　若神疲乏力者,仿当归补血汤(《内外伤辨惑论》)意,加黄芪以益气和血;若肢麻麻差者,加延胡索、夜交藤以活血安神;若两侧头痛者,仿芍药甘草汤(《伤寒论》)意,加生白芍、生甘草以缓急止痛。

(4)阴虚血瘀

症状　头晕头痛,耳中鸣响,腰膝酸软,小溲频急。颧面红赤,舌苔薄腻,质偏红,脉细数,或兼涩象。

治则　滋肝益肾,养阴活血。

处方　滋阴地黄丸(《增补万病回春》)加减。

用药　淮山药、山萸肉、当归、白芍、川芎、丹皮、远志、茯苓、黄柏、石菖蒲、知母、泽泻、熟地等。

加减　若两侧头痛者,仿芍药甘草汤(《伤寒论》)意,加甘草以缓急止痛;若心烦易怒者,仿龙胆泻肝汤(《医方集解》)意,加龙胆草、黄芩、焦山栀以清肝泻火。

2. 因实致瘀眩晕

(1)气滞血瘀

症状　头晕且痛,胸闷呃逆,心悸怔忡,夜难入眠,或兼发热,或伴肌肤甲错。两目暗黑,唇色不泽,舌苔或白或黄,或薄或厚,舌质暗红,边有瘀点、瘀斑,舌下经脉蓝紫,脉弦细涩。

治则　活血祛瘀,行气止痛。

处方　血府逐瘀汤(《医林改错》)加减。

用药　当归、生地、桃仁、红花、枳壳、赤芍、柴胡、甘草、桔梗、川芎、牛膝。

加减　若心烦易怒者，加越鞠丸（《丹溪心法》）行气解郁；若肢体麻木者，加延胡索、徐长卿以祛风通络；若夜寐不佳者，加半夏、夏枯草以交通阴阳；若胸痛明显者，加丹参、瓜蒌皮、降香以化痰散瘀。

（2）痰瘀搏结

症状　头晕而痛，哭笑不休，詈骂歌唱，不避亲疏。舌苔白腻，质暗红、散在瘀斑，舌下经脉蓝紫、结节，脉涩。

治则　解郁化痰，理气活血。

处方　癫狂梦醒汤（《医林改错》）加减。

用药　桃仁、柴胡、香附、木通、赤芍、半夏、大腹皮、青皮、陈皮、桑白皮、苏子、甘草等。

加减　若躁动不安者，仿调胃承气汤（《伤寒论》）意，加生军、元明粉以泻热通腑；若心悸寐差者，加龙骨、牡蛎等重镇安神；若胸痛咳嗽者，仿血府逐瘀汤（《医林改错》）意，加红花、枳壳以宽胸化瘀。

（3）寒瘀内停

症状　头晕且痛，得寒加重，手足厥冷，四肢麻痛。舌苔薄白，质淡红，脉沉细。

治则　温经散寒，养血通脉，和营止痛。

处方　当归四逆汤（《伤寒论》）加减。

用药　当归、桂枝、赤芍、细辛、甘草、通草、大枣等。

加减　若腹痛剧烈者，仿当归四逆加吴茱萸生姜汤（《伤寒论》）意，加吴茱萸、生姜以温经散寒；若肌肤麻木者，仿黄芪桂枝五物汤（《金匮要略》）意，加黄芪以益气和血；若夜寐不佳者，仿桂枝加龙骨牡蛎汤（《金匮要略》）意，加龙骨牡蛎以调和阴阳。

（4）瘀火搏结

症状　头晕头痛，善忘如狂，胸痛腹满。颧面红赤，苔薄白，质绛红，舌体散在瘀斑，脉滑数。

治则　清热凉血、活血散瘀、化痰通络。

处方　犀地清络饮《重订通俗伤寒论》加减。

用药　水牛角、丹皮、连翘、淡竹沥、生地、赤芍、桃仁、白茅根、灯芯、石菖蒲、生姜汁等。

加减　若皮肤红疹者,仿清营汤意《温病条辨》,加银花、连翘以清热透疹;若少腹急结者,仿桃核承气汤意《伤寒论》,加大黄、芒硝、桂枝以荡涤瘀结。

(四)医案举隅

1. 气虚血瘀眩晕

丁某某,女,54 岁。2012 年 6 月 13 日初诊。

主诉　头晕、步履不稳 1 月。

病史　素有颈椎病、高脂血症、肾结石及血白细胞减少史。平素血压偏低。

刻下　近月以来,头晕而重,步履不稳,每于体位改变或作或剧。平素神疲乏力,哈欠懒言,夜寐浅短易醒,全身关节酸痛,性格外向,但易郁烦。育有 1 胎。年近更年,月经 3 月未潮。

查体　面肤暗淡,眼圈色黑,口唇暗紫。苔薄白,质暗红,边齿痕,脉沉细虚。

中医诊断　眩晕。

辨证立法　此乃气虚血瘀,心脑失养之证。治以补气活血,化瘀通络为主。

处方　补阳还五汤《医林改错》加减。

用药　生黄芪 45 g,大川芎 12 g,炒赤芍 15 g,全当归 20 g,大生地 30 g,桃仁泥 12 g,杜红花 10 g,广地龙 12 g,紫丹参 30 g,明天麻 9 g,生牡蛎 30 g(先煎)。水煎服,7 剂。

二诊　2012 年 6 月 20 日。药后,神振,体位改变时头晕减,步履较前平稳,夜寐不佳,全身关节酸痛依然。目前药效初现,当守原法继进,徐图缓求,欲速不达。上方加夜交藤 20 g,鸡血藤 20 g,7 剂。

三诊 2012 年 6 月 27 日。迭进中药半月,每于体位改变头晕显减,夜寐亦有改善。颧面及舌体诸黑紫色泽转淡,脉沉渐起。药证合拍,原法再进。上方 7 剂。

按 本案患者西医诊断明确,然其症状复杂多变,因此,不可见晕治晕,当须抽丝剥茧,详细分析。患者年过半百,正气见虚,瘀象渐露。其中,气血不足,精气不达,故见舌边齿痕,脉沉细虚;瘀血内阻,心脉不畅,则见面肤黯淡,眼圈色黑,口唇暗紫,舌质暗红;气虚血瘀,清窍失养,又见头晕而重,步履不稳,神疲乏力,哈欠懒言。因此,气虚血瘀为其基本病机、阶段病机。另外,患者心神失养,见夜寐浅短易醒,经络不通,见全身关节酸痛,肝气不舒,见时时郁烦,阴阳失调,见月经紊乱,均为兼夹病机。患者前后三诊,基本病机、阶段病机均趋主位,故以补阳还五汤为靶方,气足、血畅,脑得所充,肉得所养,因此,服药之后诸症皆得改善。

2. 血虚血瘀眩晕

谢某某,女,46 岁。2020 年 11 月 26 日初诊。

主诉 头晕伴月经紊乱 3 月余。

病史 有双侧乳腺小叶增生及甲状腺结节史。

刻下 近 3 月来,时觉头晕,发无定时,止无规律,并感健忘,月经后期、量少,每服黄体酮后方至,经行腹中不温、头痛,末次月经 11 月 4 日,淋漓 10 天方止,经中挟有暗色血块。平素夜寐欠佳,大便偏干。

查体 苔薄白,质暗红,脉细涩。

中医诊断 眩晕、月经后期。

辨证立法 此乃心肝血虚,心脉不畅,冲任失调之证。治以养血活血,和营通络,调理冲任之法。

处方 桃红四物汤(《医垒元戎》)加减。

用药 桃仁泥 10 g,杜红花 7 g,大川芎 10 g,全当归 12 g,大生地 15g,生白芍 12g,制香附 10g,荆三棱 10g,逢莪术 10g,生蒲黄 10g(包煎),五灵脂 10g(包煎),川桂枝 6g,生黄芪 20g。水煎服,7 剂。

二诊 2020 年 12 月 3 日。药后,头晕稍减,大便渐通,本次月经将至。2020 年 12 月 3 日宁波市中医院彩超示:双侧乳腺小叶增生伴囊肿,甲状腺光点不均。患者药用已有小效,为心藏神主血脉、肝藏血主疏泄之功渐复之佳兆,当守原方继进。

三诊 2020 年 12 月 17 日。迭服中药,头晕大少,夜寐稍安。末次月经 12 月 7 日来潮,目前下血已止,经行期间未觉明显不适。药证合拍,当守原法,上方 7 剂。

按 本案以头晕、月经紊乱为主症,二症相互联系。患者平素生活无序,调摄失宜,渐见瘀血内阻,周身失养之证。其中,瘀滞胞宫,故见月经后期、量少,经中腹中不温,挟有暗色血块;瘀滞脑窍,则见头晕、头痛、健忘;瘀停心胸,则又夜寐欠佳,瘀阻大肠,可见大便偏干。均以瘀滞为主,因瘀致虚为辅。遂以桃红四物汤为靶方,并予三棱、莪术、蒲黄、五灵脂等以强化瘀破滞之功。此外,气为血之母,气行则血行,故加黄芪以益气养血,加香附以理气化瘀;另外,血得寒则滞,得温则行,又予桂枝以温经通脉。诸药相伍,其效显著矣。

3. 阳虚血瘀眩晕

张某某,女,64 岁。2016 年 2 月 4 日初诊。

主诉 头晕 2 月。

病史 有耳源性眩晕及高脂血症史。

刻下 近 2 月来,时而头晕,时而头痛,发时多见耳中鸣响。平素腰酸尿频,畏寒怕冷,胃纳可,大便调,夜寐尚安。

查体 苔薄白,质暗红,舌下经脉偏紫,脉虚偏涩。

中医诊断 眩晕。

辨证立法 此乃肾阳不足,脑络不畅之证。治以补肾温阳,活血通络之法。

处方 补肾活血汤(《伤科大成》)加减。

用药 大熟地、厚杜仲、甘杞子、补骨脂、菟丝子、全当归各20g,没药10g,山萸肉12g,杜红花6g,独活12g,肉苁蓉20g,紫丹参30g。水煎服,7剂。

二诊 2016年10月27日。药后,头晕、耳鸣稍减,遂自行予原方继服1周,其症又减。后因返回老家而未继续服药。近1周来,自觉上症又有继增之势,故来复诊。苔薄白,质暗红,脉偏虚。前方既已见效,此为药证相符之意,故当守法继进,以强药效。上方7剂。

三诊 2016年11月17日。迭进中药,头晕、头痛、耳鸣大少。立冬以来,御寒能力较往年有增强,夜尿仍多。苔脉同前。当予原方继服。

按 本案患者亦属虚实夹杂之证,辨证关键在于脉证结合。虚者,责之于肾,"肾开窍于耳",肾气不足,耳窍失聪,则耳中鸣响;"腰为肾之外府",肾气不足,腰失濡养,则腰膝酸楚;肾主封藏,肾气不足,固摄失权,则尿频而多。《灵枢·营卫生会》云:"营出于中焦,卫出于下焦。"卫气需要肾气蒸化,今肾气已虚,卫气失于卫外之职,故见畏寒怕冷。肾为水火之宅,内寓真阴真阳,《血证论》云:"夫肾中之阳,达于肝,则木温而血和。"肾气既伐,则木寒而血凝,脑失所养,故见头晕头痛,责之舌脉又为舌暗,舌下经脉蓝紫,脉见虚涩。由此,治当补肾温阳,活血通络,选补肾活血汤加减,治本虚为主,治标瘀为辅,药证合拍,故能服药即见显效。

4. 阴虚血瘀眩晕

贺某某,男,70岁。2016年2月4日初诊。

主诉 头晕1月。

病史 平素喜好饮酒,另有肾结石及骨质疏松史。查血压、血糖、血脂均正常。

刻下 1月以来,常感头晕,发时面红、耳鸣。平素神疲乏力,腰膝酸软,夜寐口苦,尿频偏黄,大便无殊。

查体 面色晦暗,苔薄黄,质暗红、尖边偏赤,舌下经脉淡紫,脉细偏数。

中医诊断 眩晕。

辨证立法 此肝肾阴虚,营血瘀滞,脑络失养之证。治以滋肝益肾,养阴活血之法。

处方 滋阴地黄丸(《增补万病回春》)加减。

用药 淮山药 30 g,山萸肉、全当归、炒白芍各 12 g,大川芎、粉丹皮各 10 g,炙远志 6 g,白茯苓 15 g,川黄柏 10 g,石菖蒲 12 g,肥知母 10 g,建泽泻、大生地各 15 g。水煎服,7 剂。

二诊 2016 年 6 月 16 日。服药 1 周,自觉诸症改善,遂未再服药物。近半月来,头晕、耳鸣、腰酸、尿黄等症复见。舌脉同前。当守原法继进,待阴虚复,营血畅,脑络自得充养也。上方 7 剂。

三诊 2016 年 10 月 27 日。迭进滋阴地黄丸后,头晕 3 月未作,近日气候干燥,口渴喜饮,上症又见复发之势,遂来续诊。查之面色晦暗,舌质暗红,脉细略涩。因机同前,遂当投以原方以达强阴通脑之功。

按 本案患者血压、血糖、血脂均属正常,西医无病可诊,遂以中医辨证论治之法治之。从舌脉症分析,此人亦为虚实夹杂之候,肝肾阴虚为先,营络瘀滞为后。肝肾阴虚,虚火上炎,则面红、头晕、耳鸣、口苦;外府失养,则腰膝酸软;湿热内侵,则尿频色黄;血络不畅,则面色晦暗,舌质暗红,舌下经脉淡紫。遂选滋阴地黄丸为靶方。本方以六味地黄丸滋养肝肾,四物汤养血化瘀,知母、黄柏清泻相火,石菖蒲宣畅清窍,药证合拍,故能短期取效。由于患者不喜连进中药,遂药后皆未予继服,以致疗效不够稳当。

5. 气滞血瘀眩晕

陈某某,男,65 岁。2013 年 12 月 25 日初诊。

主诉 头晕昏重伴夜寐不佳 5 年余。

病史 素有原发性高血压、高脂血症及抑郁症史。目前服用盐酸洛西汀肠溶胶囊、氯硝西泮片抗抑郁治疗。另行冠状动脉支架植入术 4 年。

刻下 头晕昏重,时作时休,发无规律,止无定时。平素夜寐不佳,胸闷,时欲叹息,健忘,脊中酸胀,眼前蚊虫飞舞,大便干燥。前医迭进酸枣仁、夜交藤、合欢皮类中药,夜寐更差,烦躁难平。

查体 口唇暗红,苔黄腻,质暗红,舌下经脉蓝紫,脉弦细。

中医诊断 眩晕、郁证。

辨证立法 此乃肝气郁结,心脉不畅之证。治以疏肝理气,活血化瘀为主。

处方 血府逐瘀汤(《医林改错》)加减。

用药 桃仁泥 15 g,杜红华 8 g,全当归 20 g,炒赤芍 15 g,大川芎 12 g,大生地 30 g,川牛膝 15 g,苦桔梗 5 g,北柴胡 12 g,炒枳壳 12 g,生甘草 5 g,焦栀子 12 g,六神曲 10 g,茅苍术 15 g,制香附 10 g。水煎服,7 剂。

二诊 2014 年 1 月 15 日。药后,头晕频次减少,病程缩短,大便通畅,心烦不著,夜寐不佳依然,另见肢体麻木。苔腻转淡,舌下经脉色紫变浅。药初中机,当守原意击鼓再进。

用药 桃仁泥 15 g,杜红华 8 g,全当归 20 g,炒赤芍 15 g,大川芎 12 g,大生地 30 g,川牛膝 15 g,苦桔梗 5 g,北柴胡 12 g,炒枳壳 12 g,延胡索 30 g,徐长卿 20 g(后入),制半夏 12 g,夏枯草 18 g。7 剂,水煎服。

三诊 2014 年 3 月 26 日。迭进血府逐瘀法 3 月余,喜闻诸症大有改善,胃纳佳,大便畅。今当仍予原法,巩固疗效。上方再进 7 剂。

四诊 2014 年 7 月 2 日。迭服中药,药效明显。近日夜寐复又不佳,心悸,偶见头晕,动则汗出。苔薄白,质暗红,脉细涩数。此乃肝肾阴虚,心肾不交,脑络不畅之证。改以滋肝益肾,交通心肾之法。

用药 大生地 30 g,全当归 20 g,天门冬、麦门冬各 18 g,炙远志 7 g,白茯苓 12 g,五味子 7 g,北沙参 15 g,紫丹参 30 g,桃仁泥 15 g,杜红花 10 g,小川连 7 g,肉桂粉 3 g(后入),水蛭 5 g。7 剂。

此后又以天王补心丹加减再服月余,诸症又渐已平复。

按　本案患者年轻之时苦心经营,操持过度,以致肝气郁结,心脉不畅,前医不懂因机缘由,只懂安神之法,遂选服酸枣仁、夜交藤、合欢皮之属反致病重,今来我处求治,故当详细辨析。其人肝气郁结,气机不畅,故见胸闷,叹息则舒,脉见弦意。气滞日久,内涉血脉,清窍瘀滞,则头晕昏重,健忘,眼前蚊虫飞舞;心神失养,则夜寐不佳,经脉不利,则脊中酸胀;腑气不畅,则大便干燥;并见口唇、舌质暗红,舌下经脉蓝紫。病以气分为主,血分为辅,遂投血府逐瘀汤为靶方。初诊时,兼六郁化火,见心烦易怒,故合越鞠丸;二诊时,兼阳不入阴,见夜寐不佳,故合夏枯草、半夏调和阴阳,兼经脉不畅,见肢体麻木,又伍延胡索、徐长卿通利经脉。四诊时,病机已转,舌脉亦有变化,遂改以天王补心丹、桃红、交泰及水蛭之辈调治。

6. 寒瘀内停眩晕

林某某,女,66岁。2015年11月11日初诊。

主诉　头晕且胀,目干涩糊3年余。

病史　罹患原发性高血压、高脂血症。

刻下　近3年来,时觉头晕且胀,目干涩糊。平素神疲乏力,夜寐早醒,得冷便泄,四肢末端厥冷。

查体　苔薄白,质淡红,脉弦细涩。

中医诊断　眩晕。

辨证立法　此乃心肝血虚,筋脉寒滞,脑络失养之证。治以养血散寒,和营通脑。

处方　当归四逆汤(《伤寒论》)合桂枝加龙骨牡蛎汤(《金匮要略》)加减。

用药　全当归20g,川桂枝8g,生白芍30g,北细辛3g,白通草6g,生龙骨(先煎)、生牡蛎(先煎)各30g,大红枣15g,延胡索、鸡血藤各30g,夜交藤15g,生甘草10g。水煎服,7剂。

二诊　2015年11月18日。药后,头晕而胀稍减,双手转温,双足欠温,夜寐仍差。此乃肝血稍充,筋脉略通之意。当拟原法再进,以强其效,加生葛根30g、紫丹参30g、生黄芪20g,7剂。

三诊 2015年11月25日。药后,诸症继减。苔薄白,质淡红,脉偏弦。此肝血复,筋脉畅,营气和,脑络充之佳兆。复以原法继进,而强药效。

用药 全当归20g,柳桂枝10g,生白芍30g,北细辛5g,白通草6g,生龙骨(先煎)、生牡蛎(先煎)各30g,大红枣15g,生甘草10g,延胡索、鸡血藤各30g,生黄芪20g,佛手片12g,北防风10g。7剂。

一月以后,患者又以颈肩背强,肌肉酸胀而痛,头皮胀痛,额角皮肤红赤,时而瘙痒肿胀前来就诊,改投杞菊地黄汤加味而再见佳效。

按 原发性高血压多为本虚标实之证,本虚者,或为阳虚,或为阴虚,或为血虚,标实者,或为火旺,或为阳亢,或为血滞,而本案非上述诸法所能概之,患者四肢末端厥冷为其辨证关键。《伤寒论》第三百五十一条云:"手足厥寒,脉细欲绝者,当归四逆汤主之。"此"手足厥寒"乃血中寒滞,血脉不畅之象。由此如致清窍失养,则兼头晕而胀;致肝络失充,则兼目干涩糊;致筋脉失濡,则兼神疲乏力;致心神不安,则兼夜寐早醒。其舌脉亦与之相关。故投以当归四逆法治之。初诊时,入龙骨、牡蛎以强宁心安神之功,入延胡索、鸡血藤、夜交藤以增和营通络之效;二诊时,入黄芪以达益气和络之功,入葛根、丹参以获凉营解肌之效,皆为随证治之之法,药证合拍,症状缓解显矣。

五 虚门

（一）历代医家对因虚致眩的认识

《灵枢·口问》云："上气不足，脑为之不满……目为之眩。"《素问·五藏生成篇》又云："徇蒙招尤，目暝耳聋，下实上虚，过在足少阳、厥阴、甚则入肝。"《灵枢·海论》谓："髓海不足，则脑转耳鸣，胫酸眩冒。"《素问·腹中论篇》又谓："有病……目眩，时时前后血……病名血枯。此得少年之时，有所大脱血，若醉入房中，气竭肝伤。"《灵枢·经脉》还谓："五阴气俱绝则目系转，转则目运。"以上分别从上气不足、下实上虚、髓海不足、肝血不足、阴气竭绝等角度探讨了因虚致眩的病因病机，此为虚证头晕最早记载。其后，张仲景在其《伤寒杂病论》中亦有相关的描述。如《金匮要略·血痹虚劳病脉证并治第六》云："夫失精家，少腹弦急，阴头寒，目眩，发落，脉极虚芤迟，为清谷，亡血失精。脉得诸芤动微紧，男子失精，女子梦交，桂枝加龙骨牡蛎汤主之。"认为长期失精，精亏血少，清窍失去濡养可以导致眩晕。同时期的《难经》同样有类似的记述。如《难经·二十四难》有谓："三阴气俱绝者，则目眩转。"随后，魏晋、隋唐、两宋时期对于因虚致眩发挥较少。金元时期，该理论又有了发展。《伤寒明理论》认为"少阳之为病口苦咽干目眩……表中阳虚故时时目眩也。二阳并病，头项强痛，或眩运眩冒者，以少阳与太阳并病，故眩者责其虚也。伤寒有起则头眩与眩冒者，皆发汗吐下后所致，是知其阳虚也。故针经有曰上虚则眩，下虚则厥"，明确提出了阳虚致眩的观点。此外，《丹溪心法·头眩六十七》还有"淫欲过度，肾家不能纳气归原，使诸气逆奔而上，此气虚眩运也；吐衄漏崩，七情所伤，肝家不能收摄荣气，使诸血失道妄行，此血虚眩运也"之类描述。明代对于因虚致眩病机发挥到了极致，周慎斋、徐春甫、张景岳等医家先后提出了自己的观点。其中《景岳全书·杂证谟·眩运》谓之"眩运一证，虚者居其八九，而兼火兼痰者，不过十中一二耳"，此为后世"无虚不作眩"理论的肇始。

（二）病因病机

虚实乃八纲治病的法门。虚，从虍（音 hū）从丘（音 qiū）。"虚"本谓大丘，大则空旷，故引申为空虚。"虚"是"墟"的古字，形声。"丘"的小篆是从北从一，后"虚"讹变为从虍从业（北），大丘也。昆仑丘谓之昆仑虚。古者九夫为井，四井为邑，四邑为丘，丘谓之虚。虚门眩晕，从虚的角度去研究探讨眩晕的病因病机，虚可阳气虚，亦可阴血虚，甚则阴阳气血俱虚，既可单病为患，亦可与风、火、痰、瘀相兼为病。阳气虚者多为气化功能失调导致，阴血虚者多为营养物质缺乏所致，总之，王晖认为，虚证眩晕首辨气血，再论阴阳，病在气血，证势较浅，病及阴阳，证势较重，论阴阳者亦需调和气血，因气血为阴阳浅表者也。病伤阳气者，位在肺、脾、肾为主，病伤阴血者，位在心、肝、肾为多。眩晕之病，一般而言，阴血虚者多于阳气不足，此为常理。

（三）辨证论治

1. 中气不足

症状 头晕困倦，神疲乏力，身体重坠，便次增多，甚至脱肛，内脏下垂。舌苔薄白，质淡红，边齿痕，脉细虚。

治则 补中益气，升阳举陷。

处方　补中益气汤(《脾胃论》)加减。

用药　黄芪、甘草、党参、当归、陈皮、升麻、柴胡、白术等。

加减　体虚易感者,合玉屏风散(《世医得效方》)益气固表;纳差便溏者,仿参苓白术散(《太平惠民和剂局方》)意,加米仁、扁豆以健脾化湿;腹痛畏寒者,加桂枝、干姜以温中助阳;舌苔厚腻者,合平胃散(《太平惠民和剂局方》)以燥湿和胃。

2. 心脾两虚

症状　头晕目糊,动则加剧,劳则即发,四肢乏力,气短懒言,心悸心慌,食欲减退。面色萎黄,唇甲色淡,发色不泽,舌苔薄白,质淡红,脉细虚。

治则　益气补血,健脾养心。

处方　归脾汤(《济生方》)加减。

用药　白术、茯苓、黄芪、龙眼肉、枣仁、党参、木香、甘草、当归、远志等。

加减　夜寐不佳者,加柏子仁、淮小麦以宁心安神;经行血少者,合四物汤(《太平惠民和剂局方》)养血补肝;脉律不齐者,合炙甘草汤(《伤寒论》)以补养心气。

3. 心肝血虚

症状　头晕神疲,夜寐不佳,心胸不畅,时欲叹气。苔薄白,质淡红,舌体不大,脉沉细虚。

治则　养血宁心,疏肝达郁。

处方　酸甘宁心汤(自拟方)加减。

用药　枣仁、淮小麦、青龙齿、麦冬、茯苓、百合等。

加减　心烦易怒者,合越鞠丸(《丹溪心法》)清解六郁;神呆苔腻者,合生铁落饮(《医学心悟》)以清热涤痰;脘痞反酸者,合黄连温胆汤(《六因条辨》)以清胆和胃;经行头痛者,合丹栀逍遥散(《内科摘要》)以泻肝凉血;咳嗽咽痛者,合麦门冬汤(《金匮要略》)滋阴清肺。

4. 肝肾阴虚

症状 头晕耳鸣,腰膝酸软,或伴夜寐汗出,或伴手足心热,或伴口干欲饮,或伴牙周隐痛,诸症均较轻浅。舌苔薄白,质稍红,脉细数。

治则 补肝益肾,滋水涵木。

处方 六味地黄丸(《小儿药证直诀》)加减。

用药 生地、萸肉、山药、泽泻、茯苓、丹皮等。

加减 以上伴随症状症势较重者,直取知柏地黄汤(《医宗金鉴》)以滋阴清火;目糊流泪者,直取杞菊地黄汤(《医级》)以滋阴平肝;咽喉肿痛者,加元参、麦冬、桔梗、甘草以凉血利咽。

5. 肾阴不足

症状 头晕日久不愈,精神委顿,腰膝酸软,夜寐梦扰,目干健忘,耳鸣齿摇,五心烦热。两颧潮红,舌苔光净,质偏红,脉细数。

治则 滋养肝肾,益精填髓。

处方 左归丸(《景岳全书》)加减。

用药 熟地、山药、杞子、萸肉、川牛膝、菟丝子、鹿角胶、龟甲胶等。

加减 夜寐汗出者,加知母、黄柏、鳖甲、功劳叶等以滋阴降火;彻夜不眠者,加龙骨、牡蛎以镇心安神;两侧头痛者,合芍药甘草汤(《伤寒论》)以缓急止痛;早年白发者,和二至丸(《医方集解》)补肾养肝。

6. 肾阳不足

症状 头晕日久,遍体畏寒,四肢不温,腰膝酸软。面色㿠白,舌苔薄白,质淡嫩,脉弱,尺部尤甚。

治则 温补肾阳,填精补髓。

处方 右归丸(《景岳全书》)加减。

用药 熟地、山药、萸肉、杞子、鹿角胶、菟丝子、杜仲、当归、肉桂、附子等。

加减　阳事不举者,加巴戟天、淫羊藿以温肾助阳;下肢浮肿者,仿五苓散(《伤寒论》)意,加桂枝、茯苓、泽泻以温肾利水;腹胀便溏者,加白术、茯苓以健脾止泻;耳鸣耳聋者,加石菖蒲、远志以聪耳开窍;气血阴阳俱虚者,合龟鹿二仙胶(《医方考》)填阴补精,益气壮阳。

7. 阴阳两虚

症状　头晕困顿,神疲乏力,畏寒怕冷,入夜盗汗。面色不泽,苔薄白,质淡红,脉细,尺部无力。

治则　补益肾精,调和阴阳。

处方　复方二仙汤(自拟方)加减。

用药　生地、甘草、仙茅、淫羊藿、黄芪、当归、知母、黄柏等。

加减　经行腹痛者,加荔枝核、肉苁蓉、胡芦巴等以温肾散寒;肢废无力者,加地鳖虫、三七粉以活血化瘀。

(四) 医案举隅

1. 中气不足

桑某某,男,28岁。2015年10月1日初诊。

主诉　头晕昏重3月。

病史　无。

刻下　近3月来,时觉头晕昏重,神疲乏力,夜寐不实,肛门重坠,大便难出,5~6日一行。

查体　苔薄白,质淡红,脉细虚。

中医诊断　眩晕。

辨证立法　此乃中气不足,心神失养之证。治以补益中气,宁心安神为主。

处方　补中益气汤加减。

用药 党参、黄芪各 30g,炒白术 15g,升麻 10g,生甘草 6g,柴胡 12g,当归 20g,陈皮 10g,炒枳壳 30g,枣仁 15g,淮小麦 30g。水煎服,7 剂。

二诊 2015 年 10 月 8 日。药后,症状未见明显改善,近日晨起腰痛明显。苔脉同前。考虑中气不足,心神失养之中兼有肾气不足之候,遂予原方加桑寄生 15g,续断 15g,桑椹 30g 以达滋养肝肾之功。

三诊 2015 年 10 月 22 日。送服中药 3 周,神振,头晕减,夜寐转,大便 3 日一行。药证合拍,原法追踪,巩固疗效。上方 7 剂。

四诊 2016 年 9 月 29 日。患者近 1 年未再服中药,目前头晕似有复发趋势,并见阳痿早泄,射精无力,下肢怕冷,夜寐梦扰。苔脉同前。仍以中气不足,心神失养为主,兼有阴阳两虚之候。当以补益中气,宁心安神之中参以调和阴阳之品。

用药 黄芪 20g,茯苓 15g,当归 12g,远志 10g,枣仁 15g,党参 20g,木香 10g,生甘草 5g,炒白术、仙茅各 15g,淫羊藿 30g,知母 10g,黄柏 12g,生地 20g,黄连 5g,7 剂。

按 《素问·经脉别论篇》云:"饮入于胃,游溢精气,上输于脾,脾气散精,上归于肺,通调水道,下输膀胱。"此为人体正常津液代谢途径。本案患者由于平素操持过度,脾胃渐损,升降失常,继而津液代谢产生异常现象。由于脾气不足,运化无力,清气不得上荣则见头晕昏重,肌肉不得濡养则又神疲乏力,中气下陷故见肛门重坠,津液失布故又大便难出。脾气不足,气不生血,心神失去濡养,更见夜寐不实。舌苔薄白,质淡红,脉细虚皆为以上证候综合概括。因此,初诊以补中益气汤加炒枳壳补气升清,枣仁、小麦宁心安神。二诊、三诊时患者兼肾气不足之象,故见晨起腰痛,遂予原方又入桑寄生、续断、桑椹之辈。由于药证合拍,故而药后症状明显缓解。1 年以后患者脾虚气陷复作,且又兼有阴阳两虚,故有阳痿早泄,射精无力,下肢怕冷等症,遂仍守原法,并入仙茅、淫羊藿、知母、黄柏、生地等调和阴阳,药后,诸症渐入坦途。

2. 心脾两虚

应某,男,33 岁。2016 年 1 月 28 日初诊。

主诉　头晕神疲 5 年。

病史　有脂肪肝史。

刻下　头晕神疲,工作效率不佳,起于长期熬夜之后。平素胃纳不馨,大便偏干,夜寐多梦。从事脑力劳动,性格内向,结婚 3 年,未育,自诉精子活力欠佳。

查体　苔薄白,质淡红,脉细缓。

中医诊断　眩晕。

辨证立法　此乃心脾两虚,脑络失养之证。治以补益心脾,充养脑络之法。

处方　归脾汤加减。

用药　当归 12 g,炒白术、茯苓各 15 g,黄芪 30 g,远志 7 g,木香 10 g,生甘草 6 g,党参 20 g,枣仁 20 g,绞股蓝 30 g,制黄精、制玉竹各 15 g。水煎服,7 剂。

二诊　2016 年 3 月 5 日。服药 1 周,症状似有改善,自行再服 1 周,头晕减,夜寐转。此后由于种种原因停药半月,现为求进一步治疗再来就诊。苔薄白,质淡红,脉细。药证合拍,原法再进,上方加仙茅 15 克,淫羊藿 15 克,7 剂。

三诊　2016 年 3 月 19 日。上方再进 2 周,目前头晕大少,夜寐亦好,工作效率提高。中药处方同前,并嘱加强运动,调整作息时间。

按　"气为血之帅""血为气之母",气血互根互用。本案患者长期熬夜,兼之从事脑力劳动,渐而暗耗营血,继则由血及气,而致气血两虚。其中气虚责之于脾,以运化失职,化源不足为主,故见头晕乏力,胃纳不馨,大便偏干;血虚责之于心,以血脉不和,心神失养为主,故又夜寐多梦。舌苔薄白,质淡红,脉细缓为以上诸证舌脉的表现。此外,患者精子活力低下,且罹患脂肪肝多年,均为兼症。因此,初诊时以归脾汤合玉竹、黄精补益心脾,绞股蓝清热解毒，共奏扶正祛邪之功用。二诊时为求改善精子活力故予仙茅、淫羊藿激发肾气。药证合拍，加之合理运动，调摄作息，故而服药数周诸症大为改善。

3. 肝肾阴虚

李某某，男，44岁。2015年3月5日初诊。

主诉 头晕耳鸣2年。

病史 有高血压病史，长期服用苯磺酸氨氯地平片，血压控制不佳。

刻下 近2年来，操劳过度，时感头晕、眼花，偶觉步履不稳，但未跌仆，同时耳鸣如蝉，昼夜俱作。平素小便偏多，大便如常。发病以来，心烦易怒，咽干口苦，夜寐多梦。

查体 苔薄白腻，质暗红，脉弦细滑。

中医诊断 眩晕。

辨证立法 此乃肝肾阴虚，肝阳上扰为基本病机，痰浊内蕴，上蒙清窍为兼夹病机，目前基本病机、兼夹病机均趋主位。治以滋肝益肾，平肝潜阳，化痰宣窍之法。

处方 杞菊地黄汤合耳聋左慈丸（《小儿药证直诀》）加减。

用药 杞子30g，菊花12g，生地20g，山药30g，芋肉12g，牡丹皮10g，茯苓12g，泽泻10g，石菖蒲10g，远志10g，五味子7g，煅磁石30g，天麻9g，石决明30g。水煎服，7剂。

二诊 2015年3月11日。药后，头晕稍减，耳鸣依然，面部潮热，时有心慌。血压148/94mmHg；B超：右侧椎动脉流速偏低；生化：尿酸466μmol/L，甘油三酯5.99mmol/L，低密度脂蛋白3.48mmol/L。根据检查，考虑患者兼夹气虚血瘀之候，遂改平肝潜阳，益气和血之法继进。

用药 杞子30g，菊花12g，石菖蒲10g，远志10g，五味子7g，煅磁石30g（先煎），天麻9g，炒白芍20g，钩藤20g（后入），丹参、葛根各30g，川芎12g，生黄芪30g，当归15g，上方7剂。

三诊 2015年3月18日。自觉服用初诊药后，头晕减轻明显,改服二诊中药,症状反难改善,头晕尤以颞部为甚,夜寐多梦。血压 148/98 mmHg。苔脉同前。故改服初诊之法,以滋阴潜阳,化痰宣窍之法继服。

用药 杞子 30 g,菊花 12 g,生地 20 g,山药 30 g,芋肉 12 g,牡丹皮 10 g,茯苓 12 g,泽泻、石菖蒲、远志各 10 g,五味子 7 g,煅磁石 30 g,天麻 9 g,石决明 30 g,7 剂。

四诊 2015 年 4 月 1 日。几经中药调治,头晕缓解,耳鸣未平,近日工作不顺,情绪激动,心烦易怒,头晕复增,脉象弦劲有力。血压 144/94 mmHg。考虑肝胆火旺,即时病机趋于主位。故予清肝泻火之法,急者治标,龙胆泻肝汤(《太平惠民和剂局方》)加味。

用药 龙胆草、通草各 10 g,泽泻 15 g,柴胡 12 g,生甘草 5 g,黄芩 15 g,焦栀子 10 g,当归、生地各 20 g,车前子 30 g(包煎),知母 12 g,煅磁石 30 g(先煎),天麻 9 g,石决明 30 g(先煎),5 剂。

五诊 2015 年 4 月 8 日。药后,心烦少,头晕减。近日饮食不节,时觉呕返,晨起喉中痰出,夜寐不宁,时觉心慌。血压 142/92 mmHg。舌苔略腻,脉象细滑。此乃胆胃不和,痰气互阻,心肝阴虚,心神失养之证,亦为即时病机。当拟泻胆和胃,降气化痰,滋阴清火,宁心安神之法,黄连温胆汤合酸枣仁汤(《金匮要略》)加味。

用药 黄连 7 g,制半夏 15 g,淡竹茹 10 g,枳壳、陈皮、茯苓各 12 g,生甘草 5 g,胆南星 10 g,夏枯草 18 g,枣仁 20 g,知母、川芎各 12 g,青龙齿(先煎)、百合各 30 g,7 剂。

上方迭服 2 周,胆胃和,心神宁,复予杞菊地黄汤合耳聋左慈丸加减月余,头晕基本消失,耳鸣减少,血压基本控制(136~142/86~92 mmHg)。

1 年以后夏令,患者头晕又作,血压 146/94 mmHg,当时基本病机、阶段病机基本同前,遂仍予滋肝益肾、平肝潜阳、化痰宣窍法继服。

按 本案患者先天不足,加之操劳过度,肾阴渐伐,水不涵木,故见头晕眼花,步履不稳,耳鸣如蝉,夜寐梦扰;阴虚生火,木火相煽，故又心烦易怒，咽干口苦；肾失固涩，则见小溲频多，肾气不化，兼见苔腻脉滑。系肝肾阴虚，肝阳上扰为基本病机，痰浊内蕴，上蒙清窍为兼夹病机，初诊时基本病机、兼夹病机均趋主位，遂以靶方杞菊地黄汤合耳聋左慈丸加减。二诊时由于过于注重彩超、生化结果，适当增加治标之药，遂反见疗效不佳，故三诊仍以初诊之法继进而又取效。四诊、五诊分别因情绪波动、饮食不节而见肝胆火旺、胆胃不和等即时病机，且为主位病机，故先后予龙胆泻肝、黄连温胆等法而取良效，此为仲圣"观其脉证，知犯何逆，随证治之"之意。

4. 心肝血虚

柴某某，女，56 岁。2019 年 4 月 24 日初诊。

主诉 头晕，夜寐不佳 5 年。

病史 有慢性浅表性胃炎史。

刻下 近 5 年来，时感头晕，神疲乏力，夜寐不佳，或难入眠，或寐而浅短、易醒，醒后则难着，以致长期服用安眠药物助眠。平日多思善虑，心烦易怒，目痒、干、热，嗳气频作，大便尚调。

查体 苔薄白，质暗红、中裂，脉弦细。

中医诊断 眩晕。

辨证立法 此乃心肝血虚，气郁化火之证。治以养血宁心，泻肝解郁之法。

处方 酸甘宁心汤合越鞠丸加减。

用药 枣仁 20 g，淮小麦 30 g，茯苓、麦冬各 15 g，百合 30 g，川芎 12 g，香附 10 g，焦栀子 15 g，生龙骨（先煎）、丹参、枸杞子各 30 g，桑椹 15 g，炒白芍 20 g，夏枯草 15 g。水煎服，7 剂。

二诊 2019 年 5 月 8 日。服药 1 周，神振，情绪改善，余症依然，遂以上方自行再进 1 周。目前夜寐略有改善，头晕未平。苔脉同前。药证合拍，当守原法，上方 7 剂。

三诊 2019 年 5 月 22 日。药后，喜见夜寐转，头晕少，多思善虑未平，近日大便不畅，3 日一行，出则形如板栗。考虑心肝血虚日久，阴精亦有损伤，遂予上方加生地 15 g 继进。

四诊　2019 年 6 月 5 日。迭进中药,诸症大少,已停安眠药物。病已渐入坦途,仍守原法,嘱其间日服药,巩固疗效。

按　肝藏血,主疏泄;心藏神,主血脉。本案患者长期忧心忡忡,多思善虑,伤于肝木,损于藏血、疏泄之职,继而累及心火,以致诸症遍出。心肝血虚,脑窍失养,则见时时头晕,心神失濡,则又夜寐不佳,肌肉失充,更见神疲乏力。血虚及阴,肝阴不足,故见目痒、干、热。肝郁化火,犯及于胃,更又心烦易怒,嗳气频作。总以心肝血虚,气郁化火为其病理基础,遂以酸甘宁心汤合越鞠丸养血宁心,泻肝解郁之法为主。初诊、二诊时,患者血虚之象突出,夜寐甚差,故辅以杞子、白芍、桑椹、丹参之辈;三诊、四诊时,阴虚之象亦多,大便偏干,又随证添入生地一味以达滋阴通便之效,药后,诸症渐趋改善。

5. 阴阳两虚

何某,女,50 岁。2015 年 4 月 23 日初诊。

主诉　反复头晕 30 年余,加重 2 年。

病史　有先天性血管狭窄史。

刻下　30 年前,因反复头晕欲眠、神疲乏力而发现先天性血管狭窄,然恐惧手术之害,故始终未予进一步治疗。近 2 年来,头晕时作时止,夜间烘热汗出,及昼恶风畏寒、神疲欲眠,丑寅之交胃脘胀痛。年至更年,经断 1 年。

查体　舌质暗红,苔薄白,脉细滑。

中医诊断　眩晕。

辨证立法　此乃阴阳两虚,脑络不畅之证。治以调和阴阳,和营通脑为法。

处方　复方二仙汤加减。

用药　仙茅 15 g,淫羊藿 20 g,黄柏、知母各 12 g,黄芪 30 g,当归 20 g,生地 30 g,生甘草 6 g,女贞子、桑椹、绞股蓝各 30 g。水煎服,7 剂。

二诊　2016 年 5 月 7 日。前投滋阴和阳之法,面肤烘热大减，头晕欲寐亦缓，然血脉之患非一朝一夕即有改善，故仍以原法再进，并入地鳖虫7g，三七粉（吞服）3g以达和营通络之效。

三诊 2016年5月21日。上方再进2周，头痛显减，烘热畏寒已罢。药证合拍，原法再进，徐图缓求，欲速不达。上方继进14剂。

按 《素问·上古天真论篇》云："（女子）七七，任脉虚，太冲脉衰少，天癸竭，地道不通，故形坏而无子也。"此时，肾气由盛渐衰，天癸由少渐竭，冲任二脉衰少，故诸症迭起。肾者，阴阳之本，水火之宅。肾精匮乏，阴阳失济，水火不交，阴虚于内，阳弱于外，故夜热汗出，昼恶风寒。心藏神，主血脉，肾精不足，阴阳失调，阴血不得上济，阳气不得内发，神明失濡，血脉失养，故头晕欲眠，劳后加剧。《灵枢·营卫生会》云："夜半为阴陇，夜半后而为阴衰，平旦阴尽，而阳受气矣……平旦阴尽而阳受气，如是无已，与天地同纪。"阴阳失调，交通不利，丑寅之时阴阳之气不相顺接，内而犯胃，胃失和降，故每于此则胃脘胀痛。综上所述，患者当属阴阳两虚、脑络不畅之证，故以调和阴阳、和营通脑之复方二仙汤治之。初诊时，证偏阴虚，故入女贞子、桑椹以增滋养肝阴之效；二诊、三诊以脑络不畅为多，又入地鳖虫、三七粉以强活血通络之功。

第四章 体质与眩晕

一 体质的概念

　　体质是指人体禀赋于先天,受后天多种因素影响,在其生长发育和衰老过程中,由遗传性和获得性因素所决定的表现在形体结构、生理功能和心理状态等方面的相对稳定的特征。含义有二:一是强调身心结合,人体是现代医学中形态、生理与心理,或中医学中形、气、神相结合的有机综合体;二是重视生命过程,即活体生命按"生、长、壮、老、已"时间持续展开的生命过程。中医体质学说,从人类赖以生存发展的宇宙大时空来观察、认识人体,揭示了人体生命活动形体、现象、精神意识三个层次,自然、生物、性情、社会四个特性,实际上包含了"自然-生物-心理-社会"四维医学模式,同时强调稳定性和变异性的辩证统一,即先天遗传的重要基础作用,后天怡养的发展转化功能,人体体质动态变化时刻不息,充分体现了中医学以人为本、整体恒动的重要思想和特色优势。

体质的临床意义

  首先,体质是疾病的决定因素。疾病发生,是正气与邪气二者斗争的结果,邪气包括各种致病因素,如六淫、疠气、七情、饮食、劳倦、创伤等,是引起疾病的重要因素;正气指人体脏腑经络、气血津液功能活动所产生的自稳调控和抗病能力,是疾病发生的根本原因。脏腑经络、气血津液等盛衰所导致的体质偏颇是疾病发生的内在依据。体质体现了正气的盛衰、邪气的强弱以及邪正斗争的状态,影响到人体对病邪的易感性和病机转化,最终决定了疾病发生的倾向性和转归的趋势性。其次,体质为辨证的基础。辨证论治是中医学的特色之一。疾病的发生、发展过程中,不同的体质特点决定了人体阴阳动态演变所产生的寒热虚实、阴阳表里,所以,体质是辨证的重要依据。王晖强调,中医最难之处,是分析云谲波诡的气化产生的盘根错节的病机。中医治疗疾病,应按病机分层理论,牢牢把握基本病机,动态掌握阶段病机,精心梳理兼夹病机,细心挖掘潜伏病机,果断处理即时病机,综合分析总病机,找出主位病机。临证之际,一般通过观察患者面色、形态、神气,医者先对其体质特点心中有数,从而把握其基本病机,再结合舌脉、症状具体分析,病机层层展开,既能高屋建瓴、提纲挈领,在疾病发生、发展动态变化的复杂过程中牢牢把握主线,又能具体完善、细致入微,随时分析、掌握疾病发生、发展连续、动态过程中的矛盾主次演变,具体问题具体分析,大含细入,有的放矢。再次,体质是调治疾病的重要依据。医学模式从生物模式向生物-心理-社会模式转变,人对疾病的认识由单纯重视生物因素转变为包括疾病的生理和人的心理、社会等，提出、重视"以人为本"是医学的一大进步。中医学强调"因人制宜"，始于《黄帝内经》，《灵枢·通天》有言："此所以调阴阳，别五态之人者也。"意思是调理阴阳偏颇，要区分五种不同体质。重视个体体质差异，个体之间体质强弱、年龄性别、地理环境、生活习惯诸多不同，宜采取不同的调治方法，即同病异治、异病同治，对疾病的预防、治疗具有决定性的重要指导意义。

眩晕是临床常见证候，包含一系列疾病，其病因多端、病机复杂，治疗调护方法多样，若能着重辨体，易于提纲挈领，抓住主线，提高临床诊治水平，以下对常见体质类型与眩晕的关系略作说明。

常见体质类型与眩晕

（一）普通类型体质

普通类型体质是从临床角度出发,以身形脉证为主要指标,对阴阳气血偏盛偏衰及津液代谢盈亏进行分析分类,是临床上最常用的体质分类方法,对眩晕病的辨识、诊治、预防、调摄等具有重要指导意义。

1. 气虚质

证候 《灵枢·口问》:"上气不足,脑为之不满,耳为之苦鸣,头为之苦倾,目为之眩。"气虚推动无力,清阳不升,气化失司,生化乏源,脑失所养。症见:眩晕,动则加剧,劳累即作,神疲乏力,懒言纳少,面萎便溏,舌质淡,苔薄白,脉细弱。

治则 健脾补气为主,兼以补肺、益肾、养心。

方剂 四君子汤(《太平惠民和剂局方》)、补中益气汤(《脾胃论》)。

用药 党参、炒白术、茯苓各 15 g,炙甘草 6 g,黄芪 15 g,当归 10 g,升麻、柴胡、陈皮各 6 g。

加减 若短气自汗,声低易感,肺气不足,合参苓白术散(《太平惠民和剂局方》)、玉屏风(《世医得效方》),培土生金、益卫固表;若腰膝酸软,小便清长,肾气虚损,合五子衍宗丸(《丹溪心法》)、金锁固精丸(《医方集解》),益气固肾;若胸闷心悸,脉象细涩,心气亏虚,益气养心;若呕恶不舒,痰多胸闷,痰湿内盛,仿六君子汤(《医学正传》)意,加姜半夏9g,和胃化痰。

发展、转归 眩晕病因病机复杂,主要包括风、火、痰、瘀、虚,以虚者居多,正如《景岳全书·眩运》所说:"眩运一证,虚者居其八九,而兼火、兼痰不过十中一二耳。"气为阳,以动为用,以升为健,主化生、气化、温煦、推动、统摄。王履《医经溯洄集》:"凡人年逾四旬,气衰之际,或因忧思忿怒,伤其气者,多有此疾。"气虚无以化生则血少;化生不利则聚痰成饮;不能推动、温煦则血行瘀滞,从而形成气血两虚、气虚痰湿、气虚血瘀等复杂体质,虚实相兼、本虚标实。李士材说:"肥人多有中病,以其气盛于外,而歉于内也。"叶天士《临证指南医案》说:"本体先虚,风阳夹火夹痰壅塞。"若不加重视、调摄,气虚不运,气机郁结,久则化火;气虚不升反陷,挤占相火,离位上乘;血少动风,或风火相煽,风痰阻络,蒙蔽清窍;或气虚血瘀,脉络痹阻,而致卒然昏仆、口眼㖞斜、半身不遂、语言不利之中风。气化不利,痰浊湿热瘀阻,久则脉络受损,而致消渴、肥胖、痹证等疾病。

预防、调摄 朱丹溪指出:"眩晕者,中风之渐也。"李用粹在《证治汇补·预防中风》中提到:"平人手指麻木,不时眩晕,乃中风先兆,须预防之,宜慎起居,节饮食,远房帏,调情志。"饮食有节,避免损伤脾胃;劳逸结合,保护脾肾元气;有病早治,以免耗伤精气,注意日常调摄,可以有效预防眩晕发生,或发展为中风。

2. 血虚质

证候 《证治汇补·眩晕》载:"血为气配,气之所丽,以血为荣,凡吐衄崩漏,产后亡阴,肝家不能收摄荣气,使诸血失道妄行,此眩晕生于血虚也。"心主血,肝藏血,脾为后天之本,气血生化之源;心与肝,肝与肾,母子相关;气为阳,血属阴,阳生阴长,有形之血生于无形之气。血虚不能上养头目,症见:头晕目眩,心悸怔忡,失眠多梦,健忘肢麻,面色无华,舌质淡,苔薄白,脉细涩。

治则 养心、补肝、健脾,兼以滋肾、调气。

方剂 四物汤（《太平惠民和剂局方》）、归脾汤（《济生方》）。

用药 当归10g,炒白芍、生地各12g,川芎9g,党参、黄芪各15g,炒白术12g,炙甘草6g,酸枣仁10g,远志6g,木香10g。

加减 若眩晕肢麻,养血不应,肾阴亏虚,仿左归丸意,加熟地、山萸肉、枸杞滋肾养肝;甚则仿胶艾汤（《金匮要略》）、河车大造丸（《扶寿精方》）意,加血肉有情之阿胶、紫河车补益精血。

发展、转归 张景岳说:"气虚则麻,血虚则木,麻木不已,则偏枯痿废。"叶天士说:"肝为风脏,因精血衰耗,水不涵木,木少滋荣,故肝阳偏亢,内风时起。"气血相关,气血不足,筋脉失荣,可见肢体痿弱偏枯;精血互生,精血亏虚,阳亢风动,气血并逆,脑络痹阻破溢,可见中风诸证。张景岳又说:"血本阴精,不宜动也,而动则为病;血主营气,不宜损也,而损则为病。"血虚之体,加之情志失调、劳倦过度、饮食不节,则血动而为血证,血损而为虚劳。

预防、调摄 唐容川在《血证论》中说:"存得一分血,便保得一分命。"说明血对于人体之重要。心主血藏神;脾为后天之本,气血生化之源;肾主藏精,为生命之根;肝主藏血,为风木之脏。血虚调摄多从心、脾、肾、肝着手,除药物调理之外,可以常用枸杞、大枣、龙眼等药食两用、滋补养血之品,并戒思虑、节饮食、防房劳、远嗔怒等。血为阴,"有形之血不能速生",补血当徐图缓求,细水长流,欲速而不达。

3. 阴虚质

证候 《素问·至真要大论篇》记载:"诸风掉眩,皆属于肝。"《灵枢·海论》载:"髓海不足。"先天不足,后天失养,久病积劳,肝肾阴虚,精血亏损,头目失养;阴不涵养,肝阳亢盛,上扰清空。症见:眩晕耳鸣,头脑胀痛,劳累后加重,目糊畏光,肢体麻木,腰膝酸软,舌质红,苔少,脉沉弦细数。

治则 滋肝益肾,平肝潜阳。

方剂 杞菊地黄丸（《医级》）、左归丸（《景岳全书》）。

用药 枸杞子20g,菊花12g,熟地黄20g,山药30g,山萸肉、牡丹皮、茯苓、泽泻各 12 g,桑寄生、怀牛膝各 15 g。

加减 若眩晕较重,阴虚阳浮,仿天麻钩藤饮(《杂病诊治新义》)意,加天麻、钩藤、石决明平肝潜阳;若风阳升动,亢盛无制,仿镇肝熄风汤(《医学衷中参西录》)、大定风珠(《温病条辨》)意,加生白芍、龙骨、牡蛎、龟甲息风止痉;若四肢不温,畏寒怕冷,小便清长,脉沉细无力,阴虚及阳,仿右归丸(《景岳全书》)意,加菟丝子、巴戟天温润助阳。

发展、转归 阴阳相互依存,阴气不足,累及阳气,久则阴阳两虚;阴虚失于润养,燥热内生,易合并消渴、瘿病、痿证、肺痨、内伤咳嗽诸疾,如糖尿病、甲状腺功能亢进、运动神经元疾病、重症肌无力、肺结核、过敏性咳嗽等,张景岳说:"阴亏则形坏,故肢体为之废弛";阳热无制,虚火上炎,易合并口糜、不寐等病;阴气本是难成,不知节制保养,更易亏损,阳亢化风,易转为中风之疾,《丁甘仁医案》记载:"年逾古稀,气阴早衰于未病之先,旧有头痛目疾,今日陡然跌扑成中,舌强不语……良由水亏不能涵木,内风上旋,挟素蕴之痰热,蒙蔽清窍,堵塞神明出入之路,致不省人事。"

预防、调摄 张景岳说:"年四十而阴气自半,起居衰矣,故多犯之(指中风),岂非阴虚之病乎?"人到中年,肝肾阴亏,及早预防眩晕发生,适宜选择滋阴降火之品,如杞菊地黄丸、知柏地黄丸、百合固金丸、天王补心丸、蜂蜜、百合、芝麻等,慎食辛香温燥之品,如鹿茸、冬虫夏草、淫羊藿、羊肉、狗肉等。朱丹溪提出"阳有余阴不足",认为保存阴精要"动而中节""主之以静",所以,阴虚之人要清心寡欲、茹淡节食、避免熬夜劳累、剧烈运动大量出汗。

4. 阳虚质

证候 《张氏医通》眩晕篇载:"因虚致眩,虽定后,而常欲向火,欲得暖手按者,阳气不足故也。"先天不足,后天失调,劳倦内伤,房事不节,阳气虚衰,无以鼓动清气上升,脑失所养。症见:眩晕,劳累则作,形寒怕冷,四肢不温,精神萎靡,腰背酸冷,大便溏稀,小便清长,舌质淡胖,苔白滑,脉沉迟细。

治则 温补脾肾，升举阳气。

方剂 金匮肾气丸(《金匮要略》)、右归丸(《景岳全书》)。

用药 熟地、山药各 30 g，山萸肉、牡丹皮各 12 g，茯苓 15 g，泽泻 12 g，菟丝子、杜仲、枸杞子、巴戟天、补骨脂各 15 g。

加减 若面色萎黄，唇甲不华，气血不足，合当归补血汤(《内外伤辨惑论》)补益气血；若肠鸣腹痛，下利清谷，五更泄泻，命门火衰，火不生土，无以蒸化腐熟水谷者，去黏腻之熟地，合四神丸(《证治准绳》)温脾暖肾；若头晕昏沉，浮肿尿少，阳虚不化，阴水上泛，仿济生肾气丸(《济生方》)意，加车前子、桂枝利水消肿。

发展、转归 阴阳互根，无阳则阴无以生，阳损及阴，而致阴阳两虚；阳气不足，以脾肾阳虚为主，运化不利，蒸腾失职，痰浊水饮内停，因虚致实，虚实夹杂，易合并肥胖、痰饮等疾；阳气虚衰，鼓动无力，血行迟缓，脑络瘀阻，则有中风之虞，清代何书田一医案记载："中年下元虚损，浮阳上扰，不时足软支麻，肩背憎寒，头眩多汗，六脉沉微不振，防有猝中之患，亟须温补肝肾，兼养脉为治。"阳虚者功能减退，易合并虚劳、瘿病诸疾，如血压偏低、甲状腺功能减退、免疫功能低下等。

预防、调摄 温补派代表张景岳说："天之大宝只此一丸红日，人之大宝只此一息真阳。"阳气于人非常重要，但会随着年龄增长而虚衰，中老年人，尤其是老年人，可以适当进食荔枝、龙眼、板栗、核桃、牛羊肉、海参等温热之性的食物，选用理中丸、金匮肾气丸等中成药温补阳气，减缓阳气衰减。平时应减少凉茶、冷饮、寒性食物摄入，避免耗伤阳气。

5. 痰湿质

证候 朱丹溪说："无痰则不作眩。"过食肥甘厚味，饮酒无度，损伤脾胃，运化失司，水谷不化精微，聚湿生痰，痰湿中阻，清阳不升。症见：眩晕昏重，面肤垢腻，腹壁肥厚，胸闷纳呆，肢体困重，苔白腻，脉滑。

治则 健脾化湿，升清降浊。

方剂　半夏白术天麻汤(《医学心悟》)、降浊和剂(自拟经验方)。

用药　生黄芪、怀山药各 30 g,苍术 15 g,葛根、丹参各 30 g,姜半夏 9 g,天麻 12 g,茯苓 15 g,陈皮 10 g。

加减　若口苦口干,舌苔黄腻,脉滑数,痰湿化热,合黄连温胆汤(《千金方》)清热化痰;若头重如压,耳鸣闷塞,痰湿较重,合清震汤(《素问病机气宜保命集》)、菖蒲郁金汤(《温病全书》)化湿豁痰,开蔽升清;若胃脘痞闷,纳呆呕恶,湿困脾胃,合香砂六君子汤(《时方歌括》)化湿和胃。

发展、转归　脏腑功能减退,尤其是肺不布津、脾失运化、肾不蒸腾为生痰之源,故痰湿与肺脾肾关系最为密切,除此之外,情志不遂,肝郁化火,炼津为痰,或湿性重浊黏滞,痰质阻碍不顺,病情迁延难却,且易阻滞气机,郁久化热,故痰湿转化痰热并不少见;张景岳说:"痰涎之作,必由元气之病。"故痰湿为本虚标实之证,形丰气弱之体,痰湿内留、随气流行、无处不到,若逢恼怒惊骇,气机逆乱,痰随气升,上闭清窍,或劳累过度,气虚下陷,清阳不升,脑失所养,而致厥证、闭证或脱证;《丹溪心法·中风》载:"东南之人多是湿土生痰,痰生热,热生风也。"痰湿化热,痰热闭阻,热极生风,而致中风。

预防、调摄　适当服用香砂六君子丸、金匮肾气丸等,以健脾助运、温肾益气,减少内源痰湿产生。忌食肥甘厚味、生冷酒醴,适宜食用具有健脾益气、化痰利湿功效的食物,如萝卜、薏苡仁、芡实、红小豆、山药等,或者药膳,如山药芡实薏苡仁汤、薏苡仁粥、山药莲子粥、茯苓饼等。坚持有氧运动,如散步、慢跑等。

6. 湿热质

证候　嗜食肥甘、烟酒,工作学习紧张,脾胃不运酿湿,肝胆气郁化热,湿热熏蒸,氤氲不畅,清阳不得发越,加之湿热痹阻,经脉不畅,脑络失养。症见:眩晕,身体沉重,乏力倦怠,脘腹胀闷,呕恶食少,便粘溲黄,苔黄腻,舌质红,脉弦细数。

治则 滋阴清热，升阳利湿。

方剂 甘露消毒丹（《温热经纬》）、三仁汤（《温病条辨》）、茵陈五苓散（《金匮要略》）。

用药 白豆蔻 3g（后下），藿香 12g，滑石粉 10g（包煎），黄芩 12g，茵陈 15g，薏苡仁 30g，淡竹叶 10g，荷叶、泽泻、茯苓各 15g，桂枝 6g。

加减 若口苦口干，热重于湿，合葛根芩连汤（《伤寒论》）、栀子柏皮汤（《伤寒论》）增强清热利湿；若颈项不舒，湿热痹阻，加木瓜、葛根、伸筋草舒筋活络；若耗伤肝阴，仿一贯煎（《柳州医话》）意，加枸杞子、桑椹滋肝养阴；湿胜阳微，若腹部畏寒，大便溏稀，肠鸣腹痛，脾阳不振，合附子理中汤（《太平惠民和剂局方》）温中健脾。

发展、转归 湿为阴邪，其性黏滞，湿热相和，蕴蒸不化，胶着难解，缠绵迁延。湿热为病，治疗不当，不知调摄，有虚实之变。虚者，因湿热偏盛，热盛化燥则归入阴虚之途，湿盛伤阳则划入阳虚之流，终致阴阳两虚，正如叶天士所说："如面色白者，须要顾其阳气……面色苍者，须要顾其津液。"其中以湿热兼夹阴虚为最多。热为阳邪，易伤阴液；情志过极，化火伤阴；长期熬夜，房劳过度，耗伤阴精；过用风药、淡渗、苦燥治湿伤阴；"暑湿之炎暄，感于冥冥之中"，感受湿热，化燥伤阴。如此种种，最终导致阴虚湿热之证。湿为阴邪，湿胜则阳微，易伤阳气，归于寒化，兼见小便清长，大便溏泄，畏寒怕冷，为湿热兼夹脾肾阳虚；《张氏医通》载："复有阴阳两虚，真元下衰，湿热上盛者，若乘于内，则不时喘满眩晕，溢外，则肢体疼重麻瞀。"阴阳两虚，湿热内盛，"下真寒，上假热"，治疗不当或不及时，有类中之忧。实者，可蕴毒、酿痰。痰湿热毒，上蒙清窍可致神志不清、舌强语涩、喉间痰鸣；由气入血，损伤血络而致出血诸证。

预防、调摄 张石顽说："尝见苍黑肥盛之人，及酒客辈，皆素多湿热，其在无病之时，即宜常服调气利湿之剂，如六君子加黄连、沉香、泽泻之类，夏秋则清燥汤，春夏则春泽汤加姜汁、竹沥，使之日渐消弭,此谓不治已病治未病也。"可见适当药物调体,服用资生丸等健脾理气、清热利湿,可以预防或减轻湿热产生。平素要戒除烟酒,慎食辛辣燥烈、温热腻补之品,如辣椒、牛羊肉;宜食清热利湿的食物,如薏苡仁、莲子、茯苓、红小豆、冬瓜、丝瓜、白菜、莲藕等,或药膳,如土茯苓薏苡仁粥、绿豆薏苡仁粥、荠菜车前汤、红小豆汤等;加强运动,如中长跑、游泳等。

7. 气郁质

证候　学习、工作紧张,思虑郁闷,长期难以放松疏泄,导致气不能流通畅达而结聚壅滞,气为血之帅,气机郁滞则血行不畅;肝气郁结,乘脾克胃,生化乏源,或气郁化火,暗耗营血,损及真阴。症见:形体消瘦或偏胖,性格内向烦闷,眩晕头痛,胸胁胀满,走窜疼痛,喉间痰凝,心悸健忘,失眠多梦,嗳气呃逆,肠鸣便溏,苔薄白,舌质红,脉弦细。

治则　疏肝解郁,理气和血。

方剂　柴胡疏肝散(《景岳全书》)、越鞠丸(《丹溪心法》)、逍遥散(《太平惠民和剂局方》)。

用药　柴胡10 g,枳壳、炒白芍各12 g,甘草6 g,制香附、川芎各10 g,当归、炒白术各12 g,茯苓15 g,焦山栀、六神曲各10 g。

加减　若烦躁易怒,口干而苦,头痛目赤,气郁化火,仿丹栀逍遥丸(《内科摘要》)意,加丹皮清肝泄热;若头晕心悸,失眠多梦,心神不宁,神疲乏力,舌淡脉细,心脾两虚,仿归脾丸(《济生方》)、甘麦大枣汤(《金匮要略》)意,加党参、黄芪、淮小麦、酸枣仁健脾养心;若眩晕耳鸣,心悸健忘,五心烦热,盗汗失眠,舌红脉细数,心肾阴虚,仿一贯煎(《柳州医话》)、滋水清肝饮(《医宗己任编》)意,加北沙参、生地黄、麦冬、枸杞子、酸枣仁、山萸肉滋养心肾。

发展、转归　气郁之体,由情志不舒,失其常度而起。肝气郁滞,久则化火;气为血帅,气行则血行,气滞则血瘀;肝郁及脾,脾运失司,酿湿生痰、饮食积滞,气郁之初多挟热郁、湿阻、痰凝、血瘀、食积，即朱丹溪之"六郁"，实证为主。病情迁延，五脏失调，由实转虚，肝郁脾虚则饮食减少，生化乏源，气血亏虚；肝火内炽，灼伤肺阴，耗伤肝血，损及肾阴，而致心神失养、魂魄失藏、意志消沉。病情再进，下虚上实，肝肾阴亏于下，肝阳亢盛于上，血气并逆，风火相煽，横窜经脉，上蒙清窍，而致中风失语、肢体不遂。

预防、调摄　叶天士强调要"移情易性"，多外出郊游、参加娱乐活动、欣赏赏心悦目的节目、结交知心朋友，怡情畅怀，疏通气机；可以少量饮酒，多食柑橘、橙子、萝卜等，还可适当服用中成药（如逍遥丸等）、药膳（如陈皮佛手鸡、玫瑰花酒、佛手山楂膏、金橘粥等），以理气化痰、活血通络；少食肥甘厚味、滋腻填补之品，以防气机阻滞。

8. 血瘀质

证候　情志久郁不畅，长处寒冷环境，脏腑功能失调，跌仆坠损创伤，而致血行不畅或瘀滞，气血不能上荣，脑络失养。症见：眩晕头痛，失眠健忘，面色晦暗，白睛红丝，口唇暗紫，舌质暗有瘀斑，舌下静脉曲张，脉细涩或结代。

治则　祛瘀生新，活血通窍。

方剂　通窍活血汤（《医林改错》）。

用药　桃仁 10 g，红花 9 g，川芎 10 g，赤芍、当归各 12 g，地龙 10 g，丹参、葛根各 30 g。

加减　若神疲乏力，胸闷气短，气虚络瘀，仿补阳还五汤（《医林改错》）意，加黄芪、党参益气化瘀；若畏寒肢冷，四肢不温，入冬逢寒加重，寒凝血瘀，仿当归四逆汤（《伤寒论》）意，加桂枝、细辛、吴茱萸温经通脉；若眩晕昏沉，腹厚体胖，肢体麻木，舌苔白腻，痰瘀阻络，仿涤痰汤（《济生方》）意，加半夏、制南星、竹茹涤痰开窍。

发展、转归　血瘀者，大凡因气、因血而成。因气者，郁与虚，气能行血，气郁则血行不利，气虚则推动无力，血行缓慢而致血瘀；因血者，寒与热，寒则血涩不流，热则凝聚壅塞，而致血瘀。寒为阴邪,易伤阳气,寒凝血瘀,或寒由外入,积久伤阳,或寒自内生,缘于阳衰,总与阳气不足密切相关,治疗不当,阳气衰微,阴寒盛极,虚阳上浮,格阳于外,而致寒厥、真寒假热或戴阳之证;阳虚不能化阴,真阴不足,阴阳离决,而致厥脱;阳不化阴,水泛为痰,痰瘀搏结,闭塞神窍,而致昏迷、癫狂。热为阳邪,易耗阴液,周仲英认为,瘀热相搏,热壅营血,煎熬熏蒸,血液稠浊,瘀积化热,互为因果,相为促进,使得病势不断演变:热入营血,则身发高热,夜间为甚;血热迫血外溢,血瘀血不循经,则动血发斑;热邪煎熬,耗伤营阴,肝木失养,肝风内动;营阴耗伤,血稠黏滞,气机不畅,阴阳气不相顺接,或壮火食气,元气虚衰,阴精耗竭,阴阳气不相维系,则为厥、脱;瘀热蕴蒸,上阻清窍,酿痰扰神,内闭心包,则谵妄、神昏;瘀热水结,则尿少、尿闭;瘀热湿毒,熏蒸肝胆,则急黄、癥积。

预防、调摄 适量饮酒,多吃新鲜蔬菜水果、清淡饮食,服用活血化瘀药膳,如当归红花酒、当归大枣鸡、丹参麦冬瘦肉汤等,培养积极乐观情绪,保持心情愉悦舒畅,加强运动锻炼,活动肢体关节,帮助气血运行。

(二) 复杂类型体质

机体表现为两种或两种以上的正气异常的病理状态,一般均有疾病存在,病程较长。王晖在长期临床实践过程中,以五行体质为基础,结合具体病情证候,提炼出实用价值强的几种特殊的复杂体质,如基于土水形体质的气虚痰瘀、木土形体质的阴虚湿热等,略述如下。

1. 气虚痰瘀

证候 元气不足,气不化津、行血,痰湿内生,瘀血阻滞,而致气虚痰瘀之体。症见:神疲乏力,胸闷气短,头晕昏蒙,动则加重,形体肥胖,肢体不仁,舌质黯淡胖大,苔白厚腻,舌下经脉蓝紫迂曲,脉细弱滑或涩。

治则　益气升清，化痰祛瘀。

方剂　降浊合剂（自拟经验方）、补阳还五汤（《医林改错》）。

用药　黄芪30g，当归12g，川芎10g，赤芍12g，丹参、山药、葛根、薏苡仁各30g，苍术15g，绞股蓝、生山楂、决明子各30g。

加减　若烘热汗出，失眠心烦，阴虚阳旺，乃气虚化生不足，或气虚而郁，化火伤阴所致，仿三甲复脉汤（《温病条辨》）意，加龟甲、鳖甲、牡蛎滋阴潜阳；若舌苔水滑，小便不利，水饮内停，合五苓散（《伤寒论》）通阳利水；若胸闷疼痛，短气喘息，心脉痹阻，合瓜蒌薤白半夏汤（《金匮要略》）、血府逐瘀汤（《医林改错》）活血通络、豁痰开结。

发展、转归　气能生血，真气不足，气不生血，久则气血两虚，脉络空虚，痰瘀闭阻，而致㖞僻不遂；心气不足，痰瘀阻络，胸阳失运，心脉阻滞，而致胸痹；真气不足，气化不利，气血津液代谢失常，脏腑功能失调，痰湿浊瘀内生，或气虚激发无力，气机郁结，化热伤阴成燥，甚则阴虚及阳，阴阳两虚，阴阳失调，而致代谢综合征、糖尿病。

预防、调摄　参考气虚、痰湿、瘀血各体质。

2. 血虚阳旺

证候　久病不愈、思虑过度、脾胃虚弱等，肝脏血液亏虚，肝阳无制，亢逆于上。症见：眩晕耳鸣，头目胀痛，烦劳、恼怒则加剧，面红目赤，失眠多梦，急躁易怒，目糊干涩，口苦口干，肢体麻木，头重足飘，步履不稳，舌质红，苔黄，脉弦细数。

治则　养血平肝。

方剂　养血平肝汤（自拟经验方）。

用药　枸杞子30g，杭菊花12g，生白芍30g，钩藤15g（后下），珍珠母30g（先煎），天麻、桑寄生、怀牛膝、女贞子、旱莲草各15g，牡丹皮、焦栀子各12g。

加减　若眩晕动则加剧，面色萎黄，食少懒言，脉细弱，气血不足者，仿归脾汤（《济生方》）、补中益气汤（《脾胃论》）意，加当归、黄芪补气养血;若腰膝酸软、舌质红,苔少,脉沉细,肝肾阴虚者,仿杞菊地黄丸(《医级》)、左归丸(《景岳全书》)意,加生地、山萸肉、龟甲等滋肝益肾;若眩晕加剧,手足震颤,肌肉动,肝风内动者,用大定风珠(《温病条辨》)、三甲复脉汤(《温病条辨》)育阴潜阳。

发展、转归　肝为风木之脏,体阴而用阳,喜条达而恶抑郁,主疏泄,藏血,内寄相火,主动主升,赖水以涵之,土以培之,血以濡之。肝肾同居下焦,精血同源,肝血不足,血不化精,久则肾精亏损,水不涵木,肝阳亢盛。肝血不足,肝失条达,气失疏泄,肝气郁结,气郁化火,耗伤肝阴,肝风内动,严重时猝然昏仆,而致中风。肝木克脾,脾失运化,生化无源,气血亏虚,清阳不升,脑失所养,而致眩晕加剧。

预防、调摄　血虚肝旺,血虚为本,血虚调摄可参考血虚体质。但要注意两点,其一,血虚肝旺,肝木克脾,脾气虚弱,运化失司,易致湿阻、气滞,慎用熟地、阿胶等滋腻之品,有碍运化,或与砂仁、陈皮等醒脾和胃药同用;脾胃虚弱,生化乏源,更须饮食有节,以不伤脾胃为度,慎食滋腻、生冷之品,戒烟限酒;其二,血虚肝旺,虚而兼热,慎用温补之品,如当归、龙眼肉、大枣等,以枸杞、桑椹等清补为宜。

3. 阴虚湿热

证候　操持辛劳,暗耗营血,阴液渐虚,饮食不节,嗜好生冷、煎炸、烟酒,居处潮湿,脾湿胃燥,而致阴虚湿热。症见:眩晕耳鸣,目糊肢麻,心悸失眠,口舌糜烂,面肤垢亮,发落稀疏,皮肤疮疖,脚部湿气,脘腹痞满,胸胁胀痛,尿黄浊臭,大便溏黏,舌质红,苔黄腻,脉细滑数。阴液亏虚,脾虚失运,湿热内蕴,胶结不化。

治则　养阴清热,健脾化湿。

方剂　知柏地黄汤、当归六黄汤。

用药　知母 12g,黄柏 10g,生地 15g,山药 30g,山萸肉 10g,牡丹皮、茯苓、泽泻各 12g,焦栀子 10g,茵陈 15g,薏苡仁 30g。

加减　若畏寒肢冷、大便不化,脾肾阳虚者,合茵陈术附汤

《医学心悟》）温阳祛湿；若头晕欲仆、形体肥胖、肢体麻木、语言不利、舌质暗、脉弦滑，风痰瘀阻者，合镇肝熄风汤（《医学衷中参西录》）、涤痰汤（《济生方》）熄风化痰；若胸闷憋痛、短气喘息，胸阳痹阻，心脉不畅者，合血府逐瘀汤（《医林改错》）、瓜蒌薤白半夏汤（《金匮要略》）通阳泄浊、化痰通络；若下肢痿软，不能久立，行走困难，腰膝酸软，肝肾精亏者，合虎潜丸（《丹溪心法》）补肝益肾。

发展、转归 湿邪久恋，加之过用苦寒清泄，损伤阳气，阴阳两虚，或湿盛阳遏，脾肾功能衰减；湿热偏盛，热邪耗阴，阴虚阳亢，虚风内动，热伤津液，酿痰致瘀，而致风痰瘀阻，神窍闭塞，脉络不畅，易发展为中风、高血压、冠心病、动脉硬化、高脂血症等疾病；湿热蕴蒸，浸淫筋脉，气血受阻，加之阴精亏损，筋脉失养，弛缓痿弱不用，而致痿证。

预防、调摄 避免熬夜，保持愉悦心情，减少压力。多进行有氧运动。戒酒，慎食肥甘厚味、辛辣煎炒，适宜食用清热滋阴、健脾利湿食物，如冬瓜、苦瓜、丝瓜等，药膳有六神粥（《惠直堂经验方》）以健脾渗湿。

4. 阴阳两虚

证候 肾为水火之脏，阴阳之本。先天不足，久病迁延，劳累过度，或年老体衰，肾精亏虚，阴阳失调，无以凉润、濡养或温煦、激发。症见：眩晕健忘，耳鸣耳聋，神疲乏力，畏寒怕冷，烘热汗出，腰膝酸软，阳痿遗精，月经失调，舌质红，苔薄白，脉沉细。

治则 补肾益精，调和阴阳。

方剂 复方二仙汤（自拟经验方）。

用药 淫羊藿 30 g，仙茅 12 g，黄芪 30 g，当归 15 g，知母、黄柏各 10 g，生地 30 g，生甘草 6 g。

加减 若舌质红，苔少，脉沉细数，偏于肾阴不足者，合杞菊地黄丸（《医级》）滋肝益肾；若畏寒怕冷，溲清便稀，舌质淡胖，苔薄白，脉沉细迟涩，偏于阳虚者，合右归丸（《景岳全书》）温补肾阳；若四肢厥冷，大汗淋漓，目合口开，手撒遗尿，脉微欲绝，阴阳亡脱者，急宜参附龙牡汤、生脉散救逆固脱;若肢麻肉瞤,舌强语涩,甚则猝然昏仆,半身不遂,痰浊瘀阻者,合涤痰汤(《济生方》)、通窍活血汤(《医林改错》)化痰泄浊,活血通络。

发展、转归　肾为先天之本,阴阳之根,肾精不足,阴阳两虚,阴阳偏衰,阴虚偏重者,舌质红,苔少,脉沉细数,易致阳亢,风阳鼓动,阳虚偏重者,舌质淡胖,苔薄白,脉沉细迟涩,气化不利,易致痰浊内生,脉络瘀阻,终致致中风、痴呆等病;病情进展,阴液衰竭,阳气脱陷,阴阳不相维系,而致阴阳离决之脱证。

预防、调摄　精神舒畅,劳逸结合,适当进行运动,节制饮食,少吃肥甘厚味。药膳方法简便易行,肾阳不足,精血亏虚者,可用肉苁蓉粥(《太平圣惠方》)温补脾肾,填补精血;肾精不足,血虚阴亏者,可用生地蒸乌鸡(《姚僧坦集验方》)滋肝益肾,补血养阴。

(三) 五行分类体质

《灵枢·阴阳二十五人》载:"先立五形,金、木、水、火、土,别其五色,异其五形之人,而二十五人具矣。"首次提出"五形人"的概念。王晖以此为基础,谨遵《黄帝内经》"有诸内必形诸外""以常衡变""候之所始,道之所生"的宗旨,历经四十余载理论分析和临床研究,结合王琦教授等制订的体质分类标准,将体质学说、阴阳五行、易理洛书等引入五行体质观,使察形观色辨体之法成为明察疾病发生、发展及转归的关键点、敏感点和靶向点,赋予其极为重要的临床意义。

1. 木形体质

一般而言,形体细瘦或高长,头小面长,肤白带苍,肩背阔达,长身而立,曲直如木。东木为肝,《洛书》后天八卦位属震卦,肝为刚脏,将军之官,内寄相火,刚强躁动,势如雷震,为阴中之阳。王晖认为,木形体质,多惠于木,故精力充沛,手足灵活,自信热情,聪慧有才,勤劳负责;亦伤于木,病位多在心、肝、肾。

证候 幼年时期，稚阴未长，阴液不足，体属纯阳，肝常有余，故肝阳偏旺，肝风易动，症见：眩晕头痛，面红目赤，烦躁易怒，夜啼不安，好动，惊惕抽搐等；成年时期，忧思劳心，阴液亏损，肝失疏泄，气郁化火，故肝火内炽，风阳升动，症见：眩晕耳鸣，头目胀痛，烦劳、恼怒则加剧，急躁易怒，颧面潮红，夜寐多梦等；老年时期，肾精衰少，髓海空虚，水不涵木，虚风内动，症见：眩晕耳鸣，精神萎靡，目糊健忘，腰腿酸软，畏寒怕冷，夜寐早醒等。

治疗 幼年时期，易虚易实，治宜龙胆泻肝汤、泻青丸、枕中丹、羚角钩藤汤等泻肝清热、滋阴潜阳，因形气未充，稚阴稚阳，治疗要及时果断，时时顾护正气，最虑正虚邪陷；成年时期，虚实夹杂，治宜滋水清肝饮、黑逍遥散等滋阴潜阳，疏肝泻热，结合移情易性；老年时期，虚多实少，治宜地黄饮子、左归丸、右归丸等补肾填精，缓求其本，佐以平肝熄风。

预防、调摄 木形体质气机多郁，阴血偏少，体力不强。重在疏肝健脾、滋肝益肾。要保持乐观开朗、愉悦轻松心情，知足常乐，切忌抑郁恼怒，多进行户外活动，尤其是八段锦、太极拳，利于自我调整气机。生活规律，早睡早起，保证充足睡眠，睡好午觉。饮食上适宜选择葱、姜、蒜、韭菜、萝卜、白菜、竹笋、橙子等疏肝理气之品，少吃生冷、油腻、黏滞之物。平素可以越鞠丸、逍遥散、滋水清肝饮进行药物调体。

2. 火形体质

一般而言，形体精壮，锐面小头，肤色偏赤，肌肉丰厚，肩背宽广，髀腹匀称，手足偏小，大步流星，性如炎火。南火为心，《洛书》后天八卦位属离卦，心为阳脏，而主神明，为阳中之阳。王晖认为，火形体质多惠于火，故才思敏捷，善学易受，注重细节，认知清晰；亦伤于火，病位多在心、肝、肾。

证候 幼年时期，知觉未开，见闻易动，心常有余，又肝阳本旺，肾阴不足，故心肝火旺，阴液不足，症见：眩晕头痛，面红好动，易喜易惊，心神怯弱，悸动不安，舌破生疮，溲黄便干等；成年时期，重义轻财,心直性躁,内炽于心,子病及母,循经灼肝,加之操持辛劳,阴液暗耗,故心火亢盛,肝阳偏旺,肝风内动,症见:头晕胀痛,烦躁易怒,失眠心悸,肢麻震颤等;老年时期,肾阴亏虚,水济不火,故心肾阴虚,虚阳妄动,症见:头晕耳鸣,目糊干涩,心悸失眠,腰腿酸软,关节酸痛,五心烦热,潮热盗汗,牙痛便秘等。

治疗　幼年时期,实中挟虚,治以导赤散、龙胆泻肝汤等清心导赤、凉肝泄热,小儿稚阴稚阳,火热之邪,易伤阳气,又耗阴液,当时时顾护正气,以防气阴受损,心阳暴脱;成年时期,虚实夹杂,治以竹叶石膏汤、虚实兼顾;老年时期,虚多实少,治以地黄饮子、交泰丸、天王补心丹等育阴潜阳,交通心肾。

预防、调摄　多吃养心益肾、育阴潜阳之品,如芝麻、花生、豆腐、鱼、竹笋、蜂蜜、银耳、海参、鳖、鸭等,少吃辛香温燥之物,如葱、姜、蒜、辣椒、茴香、韭菜、肉桂、羊肉、麻油、巧克力、咖喱、咖啡、白酒、腌制品等。阳气过旺,要早睡早起,保证充足睡眠,以利养阴制阳,不宜"春捂",避免剧烈运动,以防加重阳热伤阴耗津。下棋、钓鱼、书法、太极拳等可以平心定志、形神兼修,比较合适。平素可以天王补心丹、交泰丸等药物调体。

3. 土形体质

一般而言,形体敦实,面圆头大,肤色偏黄,肩背丰满,手足多肉,腹壁肥厚,两腿壮实,步履稳重,性静利人,如土稼穑。中土为脾,《洛书》后天八卦位属正中,脾为孤脏,中央土以灌四傍,为阴中之至阴。王晖认为,土形体质多惠于土,故内心安定,待人真诚,善助喜朋,不喜权势,行事专注,想象力丰富;亦伤于土,病位在脾、胃、心。

证候　幼年时期,脏腑柔嫩,成而未全,脾胃薄弱,运化不健,乳食易伤,生化乏源,气血不足,症见:眩晕乏力,食少呕恶,腹痛便溏等。成年时期,一则虚者益虚,脾胃薄弱,加之思虑过度,饮食不节,损伤脾胃,气血无以资生,而致气血两虚;二则因虚致实,脾胃虚弱,运化不利,输布失职,升降乖错,水湿潴留,化火成瘀,症见:

眩晕耳鸣，头重昏蒙，胃纳不香，脘腹痞满，困重肢肿，面肤垢亮，皮肤湿疹，脚丫湿气，溲黄异臭等。老年时期，化源匮乏，心失所养，脾气衰弱，升举无力，清阳不升，气坠于下，故心脾两虚，中气下陷，症见：头目失华，眩晕耳鸣，气短懒言，神疲肢倦，脘腹坠胀，失眠心慌，大便溏薄等。

治疗 幼年时期，脾胃薄弱，易夹积滞，治以七味白术散、参苓白术散、保和丸、小建中汤等健脾助运、温中和胃；成年时期，心脾两虚、气血不足者，治以归脾丸、八珍汤等健脾养心、益气补血，脾气虚弱，湿热痰瘀者，治以降浊合剂（自拟经验方）、资生丸、三仁汤等健脾祛湿、清热化瘀；老年时期，治以归脾丸、人参养荣丸、补中益气汤等补益心脾、升举清阳。

预防、调摄 多吃健脾利湿之品，如白萝卜、扁豆、包菜、洋葱、荠菜、山药、薏米、赤小豆、莲子、芡实等，少吃肥甘厚味，少饮酒，饮食规律，不暴饮暴食或过度节食。早睡早起，多进行户外活动、体育运动，不宜过度出汗，汗血同源，以免外泄耗气伤血；平素可以归脾丸、八珍颗粒、人参养荣丸、资生丸等药物调体。

4. 金形体质

一般而言，形体瘦小，面方鼻直，唇薄口阔，肤色偏白，肩背较宽，四肢清瘦，腹小足小，金性坚硬，亦可从革。西金为肺，《洛书》后天八卦位属兑卦，肺主行水，输布水泽，通调水道，若雾露之溉，为阳中之阴。王晖认为，金形体质多惠于金，故人多机智，动作敏捷，富有远见，善于表达，行事谨慎，条理清晰，接受力强；亦伤于金，病位多在肺、脾、肾。

证候 《张氏医通》载："外感六淫，内伤七情，皆能眩晕。"幼年时期，肺脏娇嫩，腠理疏松，易感外邪，症见：头晕重痛，鼻塞流涕，咽干涩痛，咳嗽咳痰，自汗畏寒等；成年时期，忧思操劳，伤及脾气，母病及子，肺脾两虚，精微不布，清阳不升，症见：眩晕时作，动则加剧，胸闷短气，神疲乏力，易感时邪，纳少便溏等；老年时期，肾精亏虚，金水不能互生，肺肾两虚，不主摄纳，气不归元，诸逆冲上，下虚上实,症见:眩晕耳鸣,胸闷呕恶,动则气短,腰酸肢冷等。

治疗　幼年时期,肺脏娇嫩,肺气不足,外邪留恋,治以玉屏风散、加味苍耳子散等补肺益气、祛邪固表;成年时期,母子同病,肺脾两虚,治以六君子汤、参苓白术散等健脾助运、培土生金;老年时期,肺肾两虚,治以金水六君煎、肾气丸、生脉散合六味地黄丸等补肺益肾、纳气归元。

预防、调摄　肺脏清虚,喜润恶燥,可以多食润肺生津之品,如甘蔗、苹果、梨、银耳、萝卜、豆腐、百合、山药、白果等,少食辛辣之品,如花椒、辣椒、生姜等;肺脏娇嫩,不耐寒热,"形寒饮冷则伤肺",要注意保暖,尤其春季要"春捂",不恣食生冷;多参与户外运动,如慢跑、散步、太极拳等;《黄帝内经》载:"秋三月……使志安宁。"保持心情平定安宁,避免过度悲伤、恼怒或思虑,以防伤及肺脾之气或令肝气太过;平素宜补中益气丸、六君子丸、参苓白术散、补肺丸、肾气丸等健脾益气,佐以养阴润肺、补肝益肾药物调体。

5. 水形体质

一般而言,形体矮胖,头大腮宽,肤色偏黑,小肩大腹,腰臀稍大,指短发密,喜动多变,若水润下。北水为肾,《洛书》后天八卦位属坎卦,肾者水脏,主津液,为阴中之阴。王晖认为,水形体质多惠于水,故机智灵巧,善辩好动,富有灵感,酷爱自由;亦伤于水,病位多在肾、肝、脾、肺。

证候　幼年时期,精血未充,肾气未盛,阴阳失调,髓海空虚,神志不足,症见:眩晕善忘,少寐多梦,夜间遗尿,或形体消瘦,溲黄便干,或形丰肉松,溲清便稀;成年时期,因累而劳,阴精亏虚,虚火内炽,症见:头晕目眩,耳鸣健忘,腰膝酸软,五心烦热,咽干便结等;老年时期,体力渐衰,因劳致虚,积久成损,精气不足,阴阳并虚,症见:头晕头痛,腰膝酸冷,面部潮红,心烦易怒,少寐乏力等。

治疗　幼年时期,治以六味地黄丸、肾气丸等培元补肾;成年时期,治以杞菊地黄丸、左归丸、一贯煎等滋阴益肾老年时期,治以地黄饮子、复方二仙汤等补肾益精、调和阴阳。

预防、调摄 适宜食用健脾益肾、温中祛湿之品，如羊肉、鸡肉、鹿肉、黑豆、黑芝麻、黑枣、桂圆、香菇、生姜等，不宜食用生冷黏硬之物，如冰冷饮品、寒冷水果、动物内脏、蛋黄鱼卵、蟹黄肥肉等。积极锻炼身体，参与集体活动，保持乐观开朗心态。平素可以左归丸、右归丸、肾气丸等药物调体。

附篇一 眩晕的现代医学认识

总论

　　头晕是常见的临床症候,患病率和发病率高,是最主要的门诊就诊原因之一。欧洲研究报道约 30% 的普通人群有过中、重度的头晕,其中 25% 为眩晕;人群中前庭性眩晕终身患病率为 7.8%,年患病率为 5.2%,年发病率为 1.5%。我国研究发现,10 岁以上人群的眩晕总体患病率为 4.1%。头晕的发病随年龄而增加,老年人群高发。头晕的病因繁多、表现多样,且无客观检查能可靠地诊断和鉴别诊断各种头晕。因此,如何根据常见的头晕病因及临床特征,在繁忙的医疗工作中快速进行筛选及诊断就显得非常重要,它不仅能有效地提高广大医生对头晕的诊断水平,更能显著地减少头晕的疾病负担。

(一) 定义

　　头晕的病因繁多,它涉及耳鼻咽喉科(如梅尼埃病、良性发作性位置性眩晕等)、神经内科(如短暂性脑缺血发作、椎基底动脉供血不足等)、眼科(如眼外肌麻痹、青光眼等)、脊柱外科(如颈椎间盘突出症等)、大内科(如心血管疾病、内分泌疾病、药物中毒等)等多个学科疾病。人体维持平衡主要依靠由前庭系统、视觉、本体感觉组成的平衡三联,三者中任何一部分受损,均可出现平衡功能障碍,从而产生头晕的感觉。总体说来,头晕包括了眩晕、晕厥前(又称晕厥前兆)、失衡及头重脚轻感。就症状学而言,眩晕是特异性症状,指有周围物体或自身明显旋转的运动错觉或幻觉。广义的头晕包括一般意义的头晕与眩晕，前者主要表现为头重脚轻、站立或步态不稳，而无明显的旋转感，病因众多，绝非只限于神经科或耳科疾病。大量流行病学研究提示，大多数慢性、持续性头晕的病因主要与精神心理障碍（如抑郁、焦虑、惊恐、强迫或躯体化障碍）有关，而短暂或发作性头晕则多与系统疾病（如贫血、感染、发热、低血容量、直立性低血压、糖尿病、药物副作用等）有关。而后者则主要指患者主观感觉自身或外界物体呈旋转、直线、倾斜或升降等运动，其实质是一种运动性错觉，有时为同一疾病不同病程的两种表现，主要与前庭器官或其相关中枢与通路的病损有关〔如良性阵发性位置性眩晕（BPPV）、梅尼埃病〕。

　　眩晕是空间定向、平衡功能障碍所致的一种主观错觉。包括摇晃感、倾斜感、漂浮感、升降感等，发作时患者感觉自身或（和）外物按一定方向旋转、浮沉、漂移或翻滚，系内耳迷路半规管壶腹嵴、前庭神经、前庭神经核、中枢传入径路、大脑颞上回前庭皮质区等部位病变或受到损伤所致。眩晕约占所有头晕的半数，其中前庭周围性者明显多于前庭中枢性者，是后者的 4～5 倍。在前庭周围性病因中，BPPV、前庭神经元炎和梅尼埃病是最主要病因，可能占了前庭周围性眩晕的绝大部分。前庭中枢性眩晕的病因则多样但均少见，包括血管性、创伤、肿瘤、脱髓鞘、神经退行性疾病等。要注意除偏头痛性眩晕外，前庭中枢性眩晕几乎都伴随有其他神经系统症状和体征，很少仅以眩晕或头晕为唯一表现。

　　眩晕诊断的关键是掌握前庭神经从内耳到大脑的传导通路以及伴随的神经结构。前庭神经的起点来自一侧内耳迷路水平半规管神经纤维，其兴奋信号依次传导进入至同侧延脑前庭小脑核（下小脑脚或绳状体），同侧小脑绒球、小结叶皮质区、顶核和齿状核；从齿状核传导出小脑，至同侧上小脑脚，中脑后部，交叉到对侧红核、丘脑，最后投射到颞上回前庭投射区。上述前庭神经通路上任何一个部位的病变都会导致眩晕。

（二）病因

1. 感染：起病急性或亚急性，病情于数日或数周内达到高峰。神经体征较广泛，病前和（或）病中多伴有感染、发热史，血常规和脑脊液检查可有炎性反应，如耳部感染、前庭神经元炎、脑炎和脑膜炎等。高热患者的眩晕发作多因高温血液刺激了半规管所致。

2. 血管性：起病急骤，病情可于数分钟、数小时或数天内达到高峰。病前多有相应的血管性疾病既往史，并可有相应的阳性查体和实验室检查所见。多见于内耳迷路、椎动脉或后下小脑动脉缺血性损伤，以及小脑出血等。

3. 创伤：有明显的颅脑和（或）耳部创伤史。起病急，大多在创伤后立即或稍后出现眩晕发作，影像学检查可发现伤及内耳迷路的岩骨骨折、脑蛛网膜下腔和（或）脑干的出血。

4. 中毒：具有明确的毒物接触史或耳毒药物服用史。急性中毒起病急和伴有急性中毒症状；慢性中毒则起病隐袭，多与职业或环境有关。病史询问或相关实验室检查有助于诊断。

5. 肿瘤：起病缓慢，呈进行性加重，其中以小脑脑桥角部位的听神经瘤、胆脂瘤最为多见。前者大多伴有耳蜗神经及其他邻近脑神经受损症状和体征。颅内肿瘤长大影响脑脊液循环时还可伴发头痛、呕吐和视神经乳头水肿等颅内压增高症状。

6. 代谢障碍：大多起病缓慢，具代谢障碍病史及其相应的化验表现，如糖尿病、尿毒症和黄疸病等。

7. 先天遗传病：多幼年发病，少数也可在成年后发病。如扁平颅底和 Arnold-Chiari 畸形等，由于小脑、脑干和基底动脉受压而导致眩晕和相应的神经体征，相应的影像学改变可协助诊断。

（三）临床特点

1. 眼球震颤：前庭性眼球震颤乃是一种不自主的节律性眼球

颤动。双眼先向一侧慢慢转动（称慢相运动），然后急速转回（称快相运动）。前者系迷路半规管壶腹嵴神经末梢及其传入径路受刺激所引起的一种反射性运动，其眼震方向与内淋巴在半规管内的流动方向一致；后者乃系受大脑支配所引起的一种继发性运动，其眼震方向与内淋巴在半规管内的流动方向相反，和患者自感眩晕的方向一致。

2. 倾倒：系因眩晕和眼球震颤导致患者对外物和自身（向眼震快相侧）的倾倒幻觉，大脑受此幻觉影响所引起的体位向眼震慢相侧倾斜的错误矫正所致。患者闭目站立或行走时躯干向眼球慢相（半规管功能低下）侧倾倒。其反射弧为：来自半规管功能低下侧前中央回的神经兴奋-皮质脊髓束-延脑-对侧脊髓全程前角细胞-对侧颈和躯干的伸肌和外展肌。

3. 自主神经症状：常见的有恶心、呕吐、心动过缓、血压低下、肠蠕动亢进、便意频繁，重症病例甚至可出现低血糖和休克等症状，系因前庭迷走神经反射功能亢进所致。其反射弧为：来自一侧半规管神经纤维的兴奋-同侧前庭内侧核-经双侧前庭延脑束-迷走神经背运动核、疑核和孤束核-相应脏器。以耳性、前庭神经性和核性眩晕患者为著，除小脑绒球、结节病变外的其他脑型眩晕患者缺如（因其低位的前庭-迷走神经反射弧未受影响）。

（四）分类

1. 周围性

脑干前庭神经核以下病变所致的头晕称为周围性眩晕，多由耳源性疾患引起。

（1）梅尼埃病（MD）：为特发性内耳疾病，已证实的病理改变为膜迷路积水。于1861年首先由法国医师P. Meniere提出，并以此命名。其典型临床表现为反复发作性眩晕，波动性神经性耳聋。眩晕和眼震常呈水平性，患者多能明确地叙述眩晕的性质和方向，恶心和呕吐等自主神经症状多明显，头部运动和睁眼可加重，常有病侧耳鸣、听力下降。

（2）良性发作性位置性眩晕（BPPV）：指某一特定头位时诱发的短暂阵发性头晕，是由椭圆囊耳石膜上的碳酸钙颗粒脱落进入半规管所致。诊断主要依据典型的发作史，变位实验（Dix-Hallpike 试验、滚转试验/Roll-maneuver 试验）可诱发头晕及眼震，排除其他疾病所致头晕。本病多为自限性疾病，大多于数天至数月后渐愈。

（3）前庭神经炎（VN）：又称前庭神经元炎，系由脑底前庭神经病变所致，是病毒感染前庭神经或前庭神经元的结果。其眩晕和伴随症状与耳性眩晕大致相似，但常伴有同侧邻近的第 5、7、9、10 对脑神经受损症状和体征（如桥小脑角肿瘤等），如出现听力障碍（耳蜗神经受损），其临床表现为剧烈的外周旋转感，常持续 24 小时以上，有时可达数天，伴剧烈的呕吐、心悸、出汗等自主神经反应。大多患者在数周后自愈。

（4）迷路炎：也称内耳炎，为细菌、病毒经耳源性、非耳源性途径侵犯骨迷路或膜迷路所致；常继发于化脓性中耳炎、镫骨底板手术、内耳开窗术、流行性腮腺炎、带状疱疹等；包括局限性迷路炎、浆液性迷路炎、化脓性迷路炎。患者多有听力障碍及长期外耳道流脓病史，轻者仅为转动头位时或用棉签擦耳、滴药入耳时出现短暂头晕，严重者有自发性头晕、恶心、呕吐、听力明显下降、耳深部疼痛、头痛等；耳部检查外耳道、中耳有大量恶臭分泌物，常有鼓膜穿孔；瘘管试验可为阳性，听力检查存在耳聋。

（5）突发性耳聋伴眩晕：耳蜗与前庭在解剖上毗邻，28％～57％的突聋患者伴有前庭症状。有研究表明，突发性耳聋占 0.5％，为周围性眩晕第三位病因，居于 BPPV、MD 之后。

（6）耳毒性药物所致眩晕：造成第 8 对脑神经（听神经）受损的药物称耳毒性药物，损害前庭神经末梢或前庭通路即可出现头晕。具有前庭耳毒性的药物有氨基糖苷类（链霉素、新霉素、妥布霉素、庆大霉素等）、大环内酯类（红霉素）、多肽类抗生素（万古霉素、多黏菌素）、袢利尿剂（如呋塞米、依他尼酸）、水杨酸类解热镇痛药(阿司匹林等)、抗疟药(奎宁、磷酸氯喹等)、抗癌药(顺铂、长春新碱等)、重金属(汞、铅、砷等)等。

(7)其他少见疾病：如上半规管裂综合征、双重前庭病、家族性前庭病、变压性眩晕、外淋巴瘘、大前庭水管综合征、前庭阵发症、耳硬化症、自身免疫性耳病等。

2. 中枢性

前庭中枢包括前庭神经核、前庭小脑、前庭中枢通路及前庭皮层。前庭中枢系统病变导致双侧前庭传入冲动不平衡，而中枢系统未产生适应时，则产生眩晕。前庭神经核性眩晕系由脑桥前庭神经核性病变所致。其眩晕和伴随症状与耳性眩晕大致相似，但无耳鸣和听力障碍，且常伴有同侧邻近的第5、7、9、10对脑神经以及对侧运动和(或)感觉长束等脑实质受损症状和体征。脑干性眩晕系由脑干内的眩晕传入路径病变所致，临床上较少见。患者多不能明确地叙述眩晕的性质和方向，头部运动和睁眼多不导致眩晕加重。若伴发眼震，则持续时间长，且常呈旋转型。恶心和呕吐等自主神经症状缺如(因其低位的反射弧未受损)，无听力障碍(因听觉纤维从两侧脑干上升)，常伴有邻近的脑神经、运动和(或)感觉长束受损症状和体征。脑性眩晕系由大脑颞上回前庭皮质区病变所致，眩晕与脑干性眩晕相似，无听力障碍和恶心、呕吐等症状，但可伴有邻近大脑受损症状和体征，常以癫痫先兆或癫痫发作形式出现，可有癫痫性异常。小脑性眩晕主要是由小脑绒球、小结叶病变所致，其眩晕和伴随症状与耳性眩晕大致相似，无耳鸣和听力障碍，但常有同侧脑实质受损的其他症状和体征。

(1)脑卒中：缺血性脑卒中责任血管均为后循环。研究发现，伴发眩晕的脑梗死多见于后循环梗死。

(2)后循环缺血：对因眩晕就诊的患者及无眩晕的患者行椎-基底动脉MRA检查，发现眩晕患者椎-基底动脉硬化狭窄阳性率为78.61%。此外，锁骨下动脉盗血综合征也常引起眩晕症状。

(3)颅内肿瘤：桥小脑角肿瘤、第四脑室内室管膜瘤、小脑星形胶质细胞瘤、听神经瘤、脑干肿瘤、脑转移瘤等均可引起眩晕症状。

（4）颅颈交界区畸形：后颅窝颅底的骨性畸形压迫脑干的下部及脊髓的上部而出现眩晕、不稳感。最常见的为枕大孔区畸形，包括颅底凹陷、齿状突脱位、寰枕融合等。CT 及 MRI 检查可显示颅底畸形或小脑扁桃体下疝图像。

（5）多发性硬化（MS）：病灶累及脑干、小脑时可出现眩晕。本病以眩晕为首发症状者占 5％～12％，在病史中有眩晕者占 30％。

（6）偏头痛性眩晕：头晕的患者偏头痛非常常见，明显高于同年龄、同性别的对照组。其发病机制与偏头痛相同。据报道，偏头痛性眩晕占头晕门诊患者的 7％。

（7）癫痫性眩晕：眩晕可为癫痫发作的先兆，少数患者只有眩晕的先兆感觉，而不出现其他精神运动性症状。其病变部位可在顶内沟、颞叶后上回、顶叶中后回、左侧额中回、颞枕顶交界区等。

（8）颈性眩晕：目前主流观点认为，颈椎骨质增生刺激交感神经导致血管痉挛，引起眩晕。研究发现，正常情况下椎动脉血流速度与颈椎退变无明显相关性。眩晕患者的颈椎旋转及半失稳发生率明显高于正常人群。椎动脉扭曲可能是导致颈源性眩晕的原因之一。除出现耳性和（或）核性眩晕症状外，还常伴有颈椎增生或脱位、椎动脉狭窄或缺如，以及椎动脉压迫试验阳性等临床症状。

（9）药物损伤前庭中枢所致眩晕：长期服用卡马西平、苯妥英钠药物，长期接触汞、铅、砷等重金属及有机溶剂甲醛、二甲苯、苯乙烯、三氯甲烷等可损伤小脑，导致眩晕。

（10）急性酒精中毒：急性酒精中毒出现的姿势不稳和共济失调是半规管和小脑的可逆性损害结果。

（五）诊断

1. 根据眩晕持续时间诊断：持续数秒者考虑为 BPPV；持续数分－数小时者考虑为梅尼埃病、TIA 或偏头痛相关眩晕；持续数小时至数天者考虑为前庭神经元炎或中枢性病变；持续数周到数月者考虑为精神心理性。

2. 根据眩晕发作频度诊断：单次严重眩晕应考虑前庭神经元炎或血管病；反复发作性眩晕应考虑梅尼埃病或偏头痛；伴有其他神经系统表现的反复发作眩晕应考虑为后循环缺血；反复发作性位置性眩晕应考虑BPPV。

3. 根据伴随症状诊断：不同疾病会伴随不同症状，包括耳闷、耳痛、头痛、耳鸣、耳聋、面瘫、失衡、明显畏光和畏声或其他局灶性神经系统体征。

4. 据诱发因素诊断：有些眩晕为自发性或位置性，有的则是在感染后、应激、耳压、创伤或持续用力后发病。

眩晕诊断流程见图1。

（六）治疗

1. 病因治疗：病因明确者应及时采取针对性强的治疗措施，如耳石症患者应根据受累半规管的不同分别以不同的体位法复位；急性椎-基底动脉缺血性脑卒中，对起病3～6小时的合适患者可进行溶栓治疗等。

2. 对症治疗：对于眩晕发作持续数小时或频繁发作，患者因此出现剧烈的自主神经反应并需要卧床休息者，一般需要应用前庭抑制剂控制症状。目前临床上常用的前庭抑制剂主要分为抗组胺剂（异丙嗪、苯海拉明等）、抗胆碱能剂（东莨菪碱等）和苯二氮䓬类；止吐剂有胃复安和氯丙嗪等。前庭抑制剂主要通过抑制神经递质而发挥作用，但如果应用时间过长，会抑制中枢代偿机制的建立，所以当患者的急性期症状控制后宜停用；抑制剂不适合用于前庭功能永久损害的患者，头晕一般也不用前庭抑制剂。心理治疗可消除眩晕造成的恐惧心理和焦虑、抑郁症状，需要时应使用帕罗西汀等抗抑郁、抗焦虑药物手术治疗；对于药物难以控制的持续性重症周围性眩晕患者，需考虑内耳手术治疗。

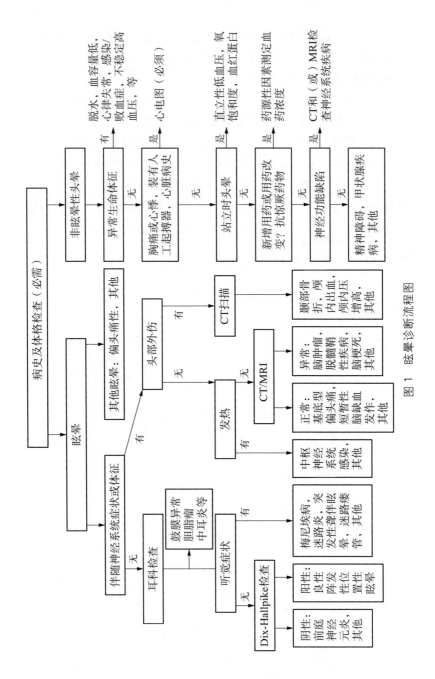

图 1 眩晕诊断流程图

173

3. 前庭康复训练:主要针对因前庭功能低下或前庭功能丧失而出现平衡障碍的患者,这些平衡障碍往往持续了较长时间,常规药物治疗无效。常用的训练包括适应、替代、习服、Cawthome-Cookery 训练等,其目的是通过训练,重建视觉、本体觉和前庭的传入信息整合功能,改善患者平衡功能、减少振动幻觉。

4. 其他:倍他司汀是组胺 H_3 受体的强拮抗剂,欧洲一些 RCT 研究证实其治疗梅尼埃病有效。有报道应用钙拮抗剂、中成药、尼麦角林、乙酰亮氨酸、银杏制剂甚至卡马西平和加巴喷丁等治疗眩晕;亦有报道认为巴氯芬、肾上腺素和苯丙胺可加速前庭代偿。

二　分论

（一）耳源性眩晕

耳源性眩晕（vertigo）：患者睁眼，感到天旋地转，闭目舒服，常伴恶心及呕吐，是三维空间的视空间障碍，常见于外周前庭疾病，如良性阵发性位置性眩晕、梅尼埃病、前庭神经元炎等。

1. 良性阵发性位置性眩晕

良性阵发性位置性眩晕（BPPV）也称为"耳石症"，是一种临床上最常见的前庭周围性眩晕，是最常见的源于内耳的眩晕病。当头部运动到某一特定位置时可诱发短暂的眩晕，并伴有眼震和自主神经症状。占前庭性眩晕的 20%～30%，女性发病率高于男性，可见于各年龄段，老年人多见。40 岁以后高发，发病率随年龄增长而升高。该病具有自限性。最常累及的半规管为后半规管（占 80%～90%），其次为外半规管（占 10%），最少受累的是前半规管（占 2%）。

（1）发病原因

可以是原发性的，也可以是继发性的，临床上以原发性多见。继发性的常见于头部创伤后、梅尼埃病、前庭神经炎、突发性耳聋或内耳术后。

（2）分型

按照耳石脱落的部位分类：①后半规管 BPPV；②外半规管

BPPV；③前半规管 BPPV；④混合型 BPPV。临床上以后半规管 BPPV 最常见，其次为外半规管 BPPV，而前半规管 BPPV 和混合型 BPPV 临床上比较少见。

按照发病机制分类：BPPV 又分为管结石症和壶腹嵴顶结石症。管结石症是 BPPV 最常见的类型。

（3）临床表现

患者在某个特定体位，如躺下、坐起、仰头取物、低头、转动头部或翻身时出现短暂眩晕。BPPV 眩晕发作的特点是与头位变化相关的反复眩晕发作，有特征性的眼震，持续时间短，常具有自限性，易复发。

1）管结石症的临床特点：①当头位处于激发位后，有 1～40 秒的潜伏期，之后才出现眩晕；②眼震与眩晕的潜伏期相同；③眩晕和眼震的强度波动，先重后轻，持续时间不超过 60 秒。

2）壶腹嵴顶结石症的临床特点：①当头位处于激发体位时立即出现眩晕；②激发体位不改变，眩晕和眼震就持续存在。这种类型的 BPPV 相对少见，它可发生于后半规管，也可发生于外半规管。

（4）临床检查

必要时进行变位试验，有条件的医院，变位试验最好在视频眼震图上进行观察，变位试验是诊断 BPPV，尤其是诊断后半规管 BPPV 的金标准。诊断 BPPV 的变位试验主要有以下几种。

1）Dix-Hallpike 试验

是确定后半规管或前半规管 BPPV 常用的方法。眩晕和眼震的出现具有潜伏期和疲劳性。具体操作步骤如下（以右侧为例）：患者坐于检查床上，检查者位于患者后方或前方，双手把持其头部，向右转 45°，保持此体位不变，迅速将体位改为仰卧位，头向后悬垂于床外，与水平面呈 30°，头位始终保持 45°不变，观察眩晕和眼震情况。由于眩晕和眼震的出现存在潜伏期，检查时本体位需保持 30 秒。后半规管 BPPV 患者常于患耳向下时诱发出眩晕和眼震。眼震为垂直扭转性，眼震快相垂直于头顶（上跳性眼震），同时快相向测试耳,即向地性眼震。前半规管 BPPV,为患耳向上时可诱发出眩晕和眼震,眼震为垂直扭转性,眼震快相向下(向足侧,下跳性眼震),同时会看到朝向对侧(背地性眼震或离地性眼震)的扭转成分。

2) 滚转试验

是确定外半规管 BPPV 常用的方法。具体操作步骤如下:患者平卧于检查床上,头前倾 30°,可以根据患者的病情和检查者的习惯,首先向左侧还是右侧快速转头。每个位置均要注意观察眼震,并记录眼震的方向和持续时间,外半规管 BPPV 为水平方向眼震。以右侧外半规管管结石症为例,向双侧转头均可出现向地性眼震,但以右侧转头时眩晕和眼震更为明显,据此来判断侧别。而外半规管壶腹嵴顶结石症患者,患耳向上或向下时,眼震方向为背地性眼震(离地性眼震)。

(5) 临床诊断

诊断要点主要包括以下四点:反复发作性眩晕,眩晕常在体位变化时诱发,眩晕持续时间一般小于 1 分钟,同时要注意除外其他眩晕疾病。其眩晕发作常由头位变化诱发,易与良性复发性眩晕(BRV)鉴别。

(6) 治疗

良性阵发性位置性眩晕的治疗包括手法复位、药物辅助治疗、前庭康复和手术治疗。最主要的治疗方法是耳石复位。

1) 手法复位

目前耳石复位法是良性阵发性位置性眩晕治疗的首选方法,同时也可以配合必要的药物治疗。手法复位的患者,大部分可以一次治愈(有效率可达 75%～90%),成功治疗取决于正确地识别是哪个半规管受累,以及耳石碎片是漂浮于内淋巴液中还是黏附于壶腹嵴。手法复位的目标是将脱落的耳石复位至原先所在位置——前庭部位,以缓解眩晕。临床最常用的耳石复位法。

EPLEY 耳石复位法:该项治疗是根据管结石症理论发展起来的,患者经过一系列的头位改变,使悬浮在后半规管或前半规管的耳石碎片最终通过半规管总脚回落至椭圆囊。以右侧为例具体步骤如下：患者取坐位，头向右侧转45°，保持该头位使患者躺下头部呈悬垂位30°，之后患者经过中度头伸展，头缓慢向左侧旋转45°，然后患者向左侧卧位同时头部继续向左侧旋转45°，保持该体位1～3分钟，最后缓慢回到坐位同时头部前倾30°。

Barbecue 翻滚耳石复位法：根据半规管耳石症学说，以及外半规管与前庭之间的解剖关系，Baloh 等首先尝试采用患者自仰卧位快速向健侧180°翻滚的方法治疗外半规管良性阵发性位置性眩晕，但是并未取得预期效果。Lempert 等人在此基础上进行改良，将头部转动范围改为三个连续的90°翻滚（Barbecue 翻滚耳石复位法），认为增加一个90°转头可能更加有利于耳石自外半规管复位至椭圆囊，并且临床实践证明取得了良好的治疗效果。

后半规管良性阵发性位置性眩晕 Semont 摆动法治疗：Semont 等设计了一种治疗方法。判断出病变侧别后（以右侧后半规管 BPPV 为例），患者坐于检查台头向健侧转45°，患者迅速向患侧躺下（与受累后半规管平面平行），头悬位20°，此时头转到后半规管平面并保持2～3分钟，然后患者快速移动到坐位，并倒向对侧卧位，保持头偏向健侧45°不变（鼻45°向地），治疗师维持患者头颈和身体在一条直线上，一般情况下患者会在此出现眼震和眩晕。患者在该体位停留1分钟后然后缓慢回到坐位。

后半规管嵴顶结石症 Brant-Daroff 习服治疗：该项治疗要求患者反复运动到激发体位，每天数次。患者首先坐位，然后快速进入引起眩晕的体位，眩晕程度直接与患者运动到激发体位的速度有关。患者在眩晕体位停留至眩晕消失，然后再坐起。通常回到坐位还会出现眩晕，但眩晕的强度和持续时间都降低。患者在坐位停留30秒，再倒向对侧，停留30秒坐起。患者重复进行这种动作过程，直到眩晕消失。整个过程每三小时重复一次，直到患者连续两天无眩晕发作。治疗后半规管嵴顶结石症 Brant-Daroff 习服治疗也可以用于治疗外半规管嵴顶结石症，让患者在水平面内重复运动，推测其治疗机制可能主要是使耳石碎片从壶腹嵴上脱落。

2）药物治疗

药物治疗主要是抑制前庭反应及减轻眩晕引发的呕吐。药物治疗不是根治方法。常用的药物有前庭抑制剂如地西泮、茶苯海明及甲磺酸倍他司汀等。对于极度敏感和焦虑患者，在手法复位前可以考虑使用地西泮。

3）手术治疗

对于顽固性 BPPV 的极少数患者，可考虑半规管填塞术和单孔神经（后壶腹神经）切断术。有报道称后壶腹神经切断术的有效率可高达 96% 以上。切断单孔神经切断术可以减轻或缓解眩晕发生。然而该手术可导致感音神经性耳聋，故现在很少采用。而手术则仅仅用于顽固性眩晕发作、手法复位无效的极少数患者。半规管填塞术试图在半规管内填塞骨碎片、纤维组织及筋膜等材料以切断耳石碎片进入半规管的敏感区域。

2. 梅尼埃病

梅尼埃病原因不明，一般认为系内耳迷路积水引起，以反复发作性眩晕、感音神经性听力损害、耳鸣为临床特征。

（1）病因

本病病因未明，一般认为与遗传因素、解剖变异、免疫反应、自主神经功能混乱、内耳微循环障碍、内分泌障碍、内淋巴生成过多、吸收障碍等因素有关。

（2）发病机制

本病病理上表现为膜迷路特别是球囊和膜蜗管积水，内淋巴液增多，内淋巴腔膨胀，前庭膜膨隆、突出，压迫和刺激前庭神经，引起眩晕；影响耳蜗神经，则引起耳鸣、耳聋等症状。疾病早期，受影响的神经末梢尚无变性改变，神经功能尚能恢复；如果反复发作，病程较长，神经末梢出现变性，则神经功能难以完全复原，临床可见持续眩晕、耳鸣、听力减退。

（3）临床表现

梅尼埃病男女老少俱可发生，但以 50 岁以下的人群为多见。

大多数为单耳发病。常于疲劳、激动、紧张、失眠等诱因下反复发作。

1）症状

眩晕：眩晕为本病的特征性症候。有以下特点：①发病突然，约三分之一的患者可有头昏、患耳不适、耳鸣等先兆症状；②旋转、翻滚、倾倒，眩晕时感周围物体朝一定方向旋转或翻滚，闭目后可稍有缓解，起立时容易倾倒，头部运动、强光、噪声可加重眩晕，故患者喜闭目静卧；③意识清楚；④前庭-迷走神经活动亢进，眩晕时常伴有不同程度的恶心、呕吐、四肢厥冷、面色苍白、冷汗淋漓、心率减慢、血压下降、肠蠕动亢进、便意感频繁，甚至出现低血糖、休克等症状；⑤程度、持续时间长短不一，轻者仅有不稳感，重者可呈持续状态，甚至休克。眩晕时间一般数分钟至数小时不等，眩晕持续状态可数日不止；⑥随时性，眩晕呈间歇性，可随时发作，有数日、数月或数年发作一次，也有一日数次发作。

耳聋：属于感音性耳聋，多为单侧性，疾病早期听力下降呈波动性，发作期听力下降，间歇期听力部分或完全恢复。随着病情的发展，发作次数的增多，程度的加重，听力损失逐渐加重，听力障碍呈非波动性，间歇期听力障碍无缓解，因为发病具有单侧性的特点，故部分患者可有复听现象。

耳鸣：多数为单侧，有低频、高频、复合之分，间歇、持续之别。发病早期多为低频音，如流水声、吹风声；晚期常为高频音或复合音，如汽笛声、蝉鸣声、电机声等。早期耳鸣可于发病后减轻或消失，反复发作后可持续存在。

耳内胀满感：与内淋巴压力增高相关，患侧耳内有胀满或压迫感，疾病早期可不明显，久病后可逐渐出现，并持续存在。

2）体征

急性发作期具有典型的前庭、耳蜗障碍体征，由于本病患者就诊时多数已过发作期，症状和体征已减轻或消失，故典型的体征不易查得。

半规管功能障碍：主要为周围性眼球震颤和倾倒。眼球震颤呈水平性或水平旋转性,其快相朝向健侧,倾倒方向为半规管功能低下侧。

听力障碍:呈感音神经性聋,患耳的听力障碍在不同时期各不相同,早期以低频听力损害为主,后期高频听力逐渐减退,晚期听力明显损伤甚至全聋。早期听力障碍呈间歇性,间歇期可恢复,随着发作次数的增多,后期听力障碍多呈持续性,听力重振试验阳性。

(4)治疗

1)一般性治疗:低盐饮食,限制糖类过多摄入,戒除烟、酒及咖啡;发作期应静卧闭目休息,避免强光刺激、噪声干扰;加强护理工作,防止因行立不稳而致摔倒等意外事件。

2)治疗

眩晕发作期:患者应静卧休息,采取患侧上位的侧卧,避免强光、噪声干扰,尽量减少头颈部转动和翻身。药物一般选用前庭抑制药、镇吐药、镇静剂,异丙嗪12.5~25毫克,肌内注射;甲氧氯普胺10毫克,肌内注射;安定10毫克,肌内注射;病情严重的甚至可用类固醇激素、渗透压活性剂等,泼尼松龙30毫克晨顿服;甘露醇300毫克,静脉滴注。一般经镇静、镇吐、前庭抑制治疗后,患者会很快入睡,苏醒后眩晕症状明显缓解。

眩晕缓解期:低盐饮食,戒除烟酒,劳逸结合,应睡眠充足,避免过度劳累,适当参加锻炼,保持心情愉快,避免过度紧张,眩晕缓解短期内应当限制进水量,以免迷路水肿而致眩晕复发。药物可选用血液循环改善剂:西比灵、尼莫地平、倍他司汀;神经功能保护剂:ATP、辅酶Q10、维生素B_1、维生素B_{12}、甲钴胺;植物神经稳定剂:谷维素,可改善不少患者神经-精神敏感性。保守治疗无效时应采用迷路氨基糖甙类药物注射或外科手术治疗。

3)预防保健:倡导规律生活,注意劳逸结合,保持心情愉快,避免过度紧张,减少应激状态;适当锻炼,增强体质;注意天气变化,严防感冒。

3. 前庭神经元炎

前庭神经元炎系因前庭神经元受累所致的一种突发性眩晕疾病，为末梢神经炎的一种。病变发生在前庭神经节或前庭通路的向心部分。病前两周左右多有上呼吸道病毒感染史。眩晕与自发性眼球震颤为其主要临床表现。重症者可伴有恶心、呕吐，但无耳鸣、耳聋；眩晕持续时间较短。常在几天内逐渐缓解，一般2周内多可完全恢复；少数患者可短期残留不同程度的头昏、头晕和不稳感，持续数日或数月，活动时症状加重。

（1）病因

一般认为本病与病毒感染有关，因为多数患者起病前数天或数周有上呼吸道感染病史。病理上前庭神经外周有轴突变性，而耳蜗神经极少见到变性。

1）病毒感染：患病后血清测定单纯疱疹、带状疱疹病毒效价都有显著增高。

2）前庭神经遭受刺激：前庭神经遭受血管压迫或蛛网膜粘连甚至因内听道狭窄而引起神经缺氧变性激发神经放电而发病。

3）病灶因素：可能存在自身免疫反应。

4）糖尿病：糖尿病可引起前庭神经元变性萎缩导致反复眩晕发作。一些患者前庭神经切断后，经病理检查可发现前庭神经有孤立或散在的退行性变和再生现象，神经纤维减少、节细胞空泡形成、神经内胶原沉积物增加。

（2）临床表现

本病多见于30～40岁的青壮年，发病前常有急性上呼吸道感染史。突发严重的眩晕为主要表现，眩晕呈旋转性、持续性、阵发性加重，伴有明显的恶心、呕吐。并有行立不稳、身体向健侧倾倒等共济失调症状。因未涉及耳蜗神经，故无耳鸣、耳聋症状。眩晕一般持续数天，然后逐渐减轻，数周内完全康复。本病有自愈倾向，预后良好。体征：自发性眼震，呈水平型或水平旋转型，朝向健侧，眩晕逐渐好转，眼震也随之减轻直至消失。

1）单次发作型：突然强烈的旋转性眩晕发作及共济失调或失平衡，伴明显的恶心呕吐，水平旋转性眼震，快相向健侧，无听觉及中枢神经系病变征象。眩晕持续数天或数周（不超过 1～3 周），通常数天后进行性减轻，征象完全消失于 6 个月后。

2）多次发作型：临床表现为反复发作旋转性眩晕或为平衡障碍及不稳感，无听觉及中枢神经系病变征象。眩晕不如单次发作者那样强烈。此种慢性型的出现是因为前庭神经仅部分萎缩，或是神经功能的生理性障碍所致。

（3）检查

①头晕者应作贫血、低血糖、内分泌紊乱等相关检验。②脑脊液检查对颅内感染性疾病的确定尤为重要。③怀疑听神经瘤者应摄内听道平片；颈性眩晕可摄颈椎片；脑电图对眩晕性癫痫的诊断有帮助；考虑颅内占位性病变、脑血管病变等可选择做头颅 CT 或 MRI 检查。脑干听觉诱发电位对协助定位诊断前庭神经病变有一定帮助。

（4）诊断

根据起病前有上呼吸道感染史，发病对象常为青壮年，眩晕突发且严重，伴恶心、呕吐等前庭症状，而无耳鸣、耳聋等耳蜗症状等情况，常可作出诊断。除根据临床表现外，应做听力检查、冷热试验的眼震电图、头颅 MRI 等检查辅助诊断，特别要注意内听道检查以排除其他诊断的可能性，如桥小脑角肿瘤、脑干出血或梗死形成。

（5）临床治疗

1）一般治疗：卧床休息，避免头、颈部活动和声光刺激。

2）对症处理：对于前庭损害而产生的眩晕症状应给予镇静、安定剂治疗，眩晕、呕吐剧烈者可肌注盐酸异丙嗪或地西泮。症状缓解不明显者，可酌情重复上述治疗。眩晕减轻后可继续选服异丙嗪、地西泮或氟桂利嗪（西比灵）。同时可口服维生素 B1、B6、烟酸或山莨菪碱，肌注维生素 B_{12}。必要时可行高压氧治疗。

3）对眩晕的急性发作：可依照梅尼埃病的处理法进行症状的

控制。对长时间的呕吐，有必要行静脉补液和电解质补充和支持治疗。

4）前庭康复锻炼。

5）激素治疗：泼尼松（强的松）口服，同时加用钾盐。类固醇激素具有抗炎和止吐作用，应用于急性或重症患者，疗效显著。常以强的松 30 毫克或地塞米松 1.5 毫克，每日一次，连服 10 天，之后在 4 天内递减完。

（二）神经源性眩晕

1. 椎-基底动脉供血不足

本病常见于中老年人。由于小脑及脑干依靠椎-基底动脉的供血，当椎-基底动脉供血不足时常出现症状。因涉及内耳、脑干、小脑等，故临床表现纷繁复杂，眩晕为其最常见表现。

（1）病因

椎动脉由两侧锁骨下动脉发出，在第 6 至第 1 颈椎横突孔内上升，经枕骨大孔入颅后，于脑桥下缘汇合成基底动脉，至中脑处分成左右两侧大脑后动脉。椎基底动脉在颅内分出许多分支，其供血区包括脑干内的脑神经、上行与下行传导束、听觉前庭器官、颞叶、枕叶及丘脑等处。供血不足时，便出现复杂的临床症状，且因受损部位、程度、侧支循环的情况不同而有差异。其病因多为颈椎病、脑动脉粥样硬化、低血压、脑动脉炎、颈部大血管扭曲、心脏病、血管畸形、血高凝状态、锁骨下动脉盗血综合征等。常因一过性血压降低、颈部过度屈伸或侧转、劳累过度等诱发。

（2）发病机制

眩晕一般是在动脉管腔狭窄的病理基础上，在微栓子、动脉痉挛、血流动力学、血液流变学等多种因素的共同作用下发生的。

（3）临床表现

本病涉及内耳、脑干、小脑、大脑等，因而临床症状繁多，可出现眩晕、恶心呕吐、步态不稳,或视力模糊、复视、单眼及双眼同侧视野缺损,或语言不利、昏厥或跌倒、面部及四肢麻木,感觉异常等。主要有以下几个方面。

1) 眩晕:为本病最常见的症状,呈旋转性、摇摆性、倾斜感,每于转换体位、颈部屈伸侧转时发作或加剧。若耳蜗受损时,可伴有耳鸣、听力下降。

2) 视觉障碍:可有弱视、复视、闪光、暗点、幻视,甚至失眠、眼球震颤。

3) 头痛:多位于枕部,呈跳痛、胀痛,系侧支循环代偿性扩张所致。

4) 运动障碍:可出现语言含糊、吞咽障碍、呛水、面神经瘫、肢体瘫痪、平衡障碍、共济失调。

5) 感觉障碍:面部、舌、肢体出现感觉异常,如针刺感、麻木感。

此外,尚可伴有恶心、呕吐、上腹部不适、出汗等症状。

本病临床上根据每次发作持续时间的长短,分为两种类型:发作持续时间在 24 小时以内的,为椎-基底动脉 TIA;24 小时以上的为椎-基底动脉可逆性缺血发作。

(4) 实验室及影像学检查

1) 颈椎 X 线摄片:可发现颈椎生理曲度改变、骨刺形成、椎管狭窄等。

2) 血管成像检查:包括彩色多普勒、经颅多普勒(TCD)、磁共振动脉血管成像(MRA)、选择性数字减影血管造影(DSA),可以发现动脉狭窄、畸形及血流变异等,了解供血情况。

3) 脑干听觉诱发电位(BAEP):对椎基底动脉供血不足的诊断具有肯定价值。

(5) 诊断

本病的诊断常依据以下几点:①中年以上;②临床表现具有发作性、可逆性,时间短暂、反复发作;③影像学检查显示,有颈椎、动脉病变或血流变异、供血不足的证据。

（6）治疗

1）急性发作期治疗：急性发作期多有较严重的眩晕，伴恶心、呕吐、站立不稳等症状，应尽快予以止晕等对症处理，一般采取综合措施，肌注或静脉注射药物为主，减少口服药物。

2）改善脑缺血缺氧状况，调节脑代谢功能：除应用血液稀释疗法、脑血管扩张药、钙通道拮抗剂、银杏叶制剂、抗血小板聚集药等治疗外，也可用脑细胞活化剂，如吡拉西坦（脑复康）、吡硫醇（脑复新）、γ-氨酪酸、氢麦角碱类制剂。可用高压氧治疗，对缓解椎基底动脉供血不足有一定疗效。有研究表明，体外反搏、氦-氖激光照射疗法及紫外线照射充氧自血回输疗法有一定疗效。

3）病因治疗：针对引起椎-基底动脉供血不足的各种病因，如脑动脉粥样硬化、高血压、高脂血症、颈椎病、心脏病、糖尿病等进行治疗，并对颈椎病、心脏病、血管畸形等做相应处理，才能取得较佳疗效。外科可行血管介入治疗、椎动脉再造术或成形术，以改善其血流。

4）一般治疗及功能锻炼：脑动脉硬化、高血压、颈椎病等是引起椎-基底动脉供血不足的重要原因，但迄今为止，这些疾病尚无特效治疗。早期诊断，早期治疗，有效地改善脑部血液供应、促进脑侧支循环的建立，纠正血脂、血糖等危险因素，减轻症状，抑制病情继续进展，预防并发症等是当前积极主动的治疗措施。

2. 短暂性脑缺血发作

短暂性脑缺血发作（TIA）是颈动脉或椎-基底动脉系统发生短暂性血液供应不足，引起局灶性脑缺血导致突发的、短暂性、可逆性神经功能障碍。发作持续数分钟，通常在 30 分钟内完全恢复，超过 2 小时常遗留轻微神经功能缺损表现，或 CT 及 MRI 显示脑组织缺血征象。TIA 好发于 34～65 岁，65 岁以上占 25.3%，男性多于女性。发病突然，多在体位改变、活动过度、颈部突然转动或屈伸等情况下发病。发病无先兆，有一过性的神经系统定位体征。一般无意识障碍，历时 5～20 分钟，可反复发作，但一般在

24 小时内完全恢复,无后遗症。

（1）病因

关于短暂脑缺血发作的病因和发病原理,目前还存在分歧和争论。多数认为与以下问题相关。

1）脑动脉粥样硬化:脑动脉粥样硬化是全身动脉硬化的一部分,动脉内膜表面的灰黄色斑块,斑块表层的胶原纤维不断增生及含有脂质的平滑肌细胞增生,引起动脉管腔狭窄。甚至纤维斑块深层的细胞发生坏死,形成粥样斑块,粥样斑块表层的纤维帽坏死,破溃形成溃疡。坏死性粥样斑块物质可排入血液而造成栓塞,溃疡处可出血形成血肿,使小动脉管腔狭窄甚至阻塞,使血液供应发生障碍。动脉粥样硬化的病因主要有:高血压、高脂血症、糖尿病、吸烟、肥胖、胰岛素抵抗等因素。多数学者认为动脉粥样硬化的发病机制是复杂的,是综合性的较长过程。

2）微栓塞:主动脉和脑动脉粥样硬化斑块的内容物及其发生溃疡时的附壁血栓凝块的碎屑,可散落在血流中成为微栓子,这种由纤维素、血小板、白细胞、胆固醇结晶所组成的微栓子,由循环血流进入小动脉,可造成微栓塞,引起局部缺血症状。微栓子经酶的作用而分解,或因栓塞远端血管缺血扩张,使栓子移向血液末梢,则血供恢复,症状消失。

3）心脏疾病:心脏疾病是脑血管病第 3 位的危险因素。各种心脏病如风湿性心脏病、冠状动脉粥样硬化性心脏病、高血压心脏病、先天性心脏病,以及可能并发的各种心脏损害如心房纤维颤动、房室传导阻滞、心功能不全、左心肥厚、细菌性心内膜炎等,这些因素通过对血流动力学影响及栓子脱落增加了脑血管病的危险性,特别是缺血性脑血管病的危险。

4）血流动力学改变:急速的头部转动或颈部屈伸,可改变脑血流量而发生头晕,严重的可触发短暂脑缺血发作。特别是有动脉粥样硬化、颈椎病、枕骨大孔区畸形、颈动脉窦过敏等情况时更易发生。主动脉弓、锁骨下动脉的病变可引起盗血综合征,影响脑部血供。

5）血液成分的改变：各种影响血氧、血糖、血脂、血蛋白质含量，以及血液黏度和凝固性的血液成分改变和血液病理状态，如严重贫血、红细胞增多症、白血病、血小板增多症、异常蛋白质血症、高脂蛋白质血症均可触发短暂脑缺血发作。

（2）临床表现

1）颈内动脉系统短暂性脑缺血发作

颈内动脉系统的 TIA 最常见的症状为单瘫、偏瘫、偏身感觉障碍、失语、单眼视力障碍等，亦可出现同向性偏盲等。

主要表现：单眼突然出现一过性黑矇，或视力丧失，或白色闪烁，或视野缺损，或复视，持续数分钟可恢复。对侧肢体轻度偏瘫或偏身感觉异常。优势半球受损出现一过性的失语或失用或失读或失写，或同时面肌、舌肌无力。偶有同侧偏盲。其中单眼突然出现一过性黑矇是颈内动脉分支眼动脉缺血的特征性症状。短暂的精神症状和意识障碍偶亦可见。

2）椎-基底动脉系统短暂性脑缺血发作

椎-基底动脉系统 TIA 主要表现为脑干、小脑、枕叶、颞叶及脊髓近端缺血，神经缺损症状。

主要表现：最常见的症状是一过性眩晕、眼震、站立或步态不稳。一过性视物成双或视野缺损等。一过性吞咽困难、饮水呛咳、语言不清或声音嘶哑。一过性单肢或双侧肢体无力、感觉异常。一过性听力下降、交叉性瘫痪、轻偏瘫和双侧轻度瘫痪等。少数可有意识障碍或猝倒发作。

（3）临床检查

1）血液流变学检查：主要表现为全血黏度、血浆黏度、血细胞比容、纤维蛋白原及血小板聚集率等指标均增高。

2）脑血管检查：如经颅多普勒检查、颈动脉 B 超检查、数字减影血管造影检查、MRA 检查等。

3）颈椎检查：可选用颈椎 X 线、颈椎 CT 扫描或颈椎 MRI 检查等。

4）头颅 CT 扫描或 MRI 检查：观察颅内缺血情况，除外出血性疾病。

5）心电图：主要是排除诊断。患者是否有房颤、频发早搏、陈旧心肌梗死、左室肥厚等。超声心动图检查是否存在心脏瓣膜病变，如风湿性瓣膜病、老年性瓣膜病。

（4）临床诊断

短暂性脑缺血发作的诊断主要是依靠详细病史，即突发性、反复性、短暂性和刻板性特点，结合必要的辅助检查而诊断，必须排除其他脑血管病后才能诊断。

（5）治疗

针对 TIA 发作形式及病因采取不同的处理方法。偶尔发作或只发作 1 次在血压不太高的情况下可长期服用小剂量肠溶阿司匹林，或氯比格雷。阿司匹林的应用时间视患者的具体情况而定，多数情况下需应用 2～5 年，如无明显不良反应出现，可延长使用时间，如有致 TIA 的危险因素存在时，服用阿司匹林的时间应更长。同时应服用防止血管痉挛的药物，如尼莫地平，也可服用烟酸肌醇酯。

频繁发作即在短时间内反复多次发作的应作为神经科的急症。TIA 发作频繁者如果得不到有效的控制，近期内发生脑梗死的可能性很大，应积极治疗，其治疗原则是综合治疗和个体化治疗：①积极治疗危险因素，如高血压、高血脂、心脏病、糖尿病、脑动脉硬化等。②抗血小板聚集，可选用肠溶阿司匹林或氯比格雷等。③改善脑微循环，如尼莫地平、桂利嗪（脑益嗪）等。④扩血管药物，如曲克芦丁（维脑路通）都可选用。

（6）预后

TIA 为慢性反复发作性临床综合征，发作期间可出现明显的局限性脑功能障碍表现。从而影响患者的生活质量和工作能力，不同程度地削弱患者的社会适应能力。

一般认为，TIA 后脑梗死发生率第 1 个月为 4%～8%，第 1 年为 12%～13%，在 5 年后达 24.29%，第 1 个 5 年内每年的脑血管病的发生率为 5.9%。罹患 TIA 后，患者对于疾病的预后极为担心，从而导致焦虑、多疑、抑郁等情感障碍。负性情绪可影响神经内分泌系统，加重心理状态的改变。

另外，TIA 的预后与高龄体弱、高血压、糖尿病、心脏病等均有关系，如果不能及时控制 TIA 发作，可能最后导致脑血管病发作，如果及时治疗 TIA 发作则预后良好。

3. 脑梗死

脑梗死又称缺血性脑卒中，是指因脑部血液供应障碍，缺血、缺氧所导致的局限性脑组织的缺血性坏死或软化。脑梗死的临床常见类型有脑血栓形成、腔隙性梗死和脑栓塞等，脑梗死占全部脑卒中的 80%。与其关系密切的疾病有：糖尿病、肥胖、高血压、风湿性心脏病、心律失常、各种原因的脱水、各种动脉炎、休克、血压下降过快过大等。临床表现以猝然昏倒、不省人事、半身不遂、言语障碍、智力障碍为主要特征。脑梗死不仅给人类健康和生命造成极大威胁，而且给患者、家庭及社会带来极大的痛苦和沉重的负担。脑梗死作为一种突发性脑部疾病可发生于任何年龄段，坏死程度因血栓部位及大小不同而有差别。多见于 45～70 岁中老年人。发病较急，多无前驱症状，局灶性神经体征在数分钟至数小时达到高峰，并且多表现完全性卒中，意识清楚或轻度意识障碍，颈内动脉或大脑中动脉主干栓塞导致大面积脑梗死，可发生严重脑水肿，颅内压增高，甚至脑疝和昏迷，少见痫性发作；椎-基底动脉系统栓塞常发生昏迷，个别病例局灶性体征稳定或一度好转后又出现加重提示梗死再发或继发出血等。

（1）病因

临床上常见的有脑血栓形成、脑栓塞等。前者是由于动脉狭窄，管腔内逐渐形成血栓而最终阻塞动脉所致。后者则是因血流中被称为栓子的异常物质阻塞动脉引起，例如某些心脏病心腔内血栓脱落的栓子。

（2）临床表现

1）主要临床症状

脑梗死的临床症状复杂，它与脑损害的部位、脑缺血性血管大小、缺血的严重程度、发病前有无其他疾病以及有无合并其他重要脏器疾病等有关,轻者可以完全没有症状,即无症状性脑梗死;也可以表现为反复发作的肢体瘫痪或眩晕,即短暂性脑缺血发作;重者不仅可以有肢体瘫痪,甚至可以急性昏迷,死亡,如病变影响大脑皮质,在脑血管病急性期可表现为癫痫发作,以病后1天内发生率最高,而以癫痫为首发的脑血管病则少见。常见的症状如下。

主观症状:头痛、头昏、头晕、眩晕、恶心、呕吐、运动性和(或)感觉性失语甚至昏迷。

脑神经症状:双眼向病灶侧凝视、中枢性面瘫及舌瘫、假性延髓性麻痹,如饮水呛咳和吞咽困难。

躯体症状:肢体偏瘫或轻度偏瘫、偏身感觉减退、步态不稳、肢体无力、大小便失禁等。

2)脑梗死部位临床分类

腔隙性梗死:脑梗死的梗死面积小于1.5厘米,表现为亚急性起病、头昏、头晕、步态不稳、肢体无力,少数有饮水呛咳,吞咽困难;也可有偏瘫、偏身感觉减退,部分患者没有定位体征。

中等面积梗死:以基底核区侧脑室体旁丘脑、双侧额叶、颞叶区发病多见。表现为突发性头痛、眩晕、频繁恶心、呕吐、神志清醒,偏身瘫痪或偏身感觉障碍、偏盲、中枢性面瘫及舌瘫、假性延髓性麻痹、失语等。

大面积梗死:患者起病急骤,表现危重,可以有偏盲偏瘫、偏身感觉减退甚至四肢瘫、脑疝、昏迷等。

(3)检查

1)CT检查:脑CT检查显示脑梗死病灶的大小和部位准确率66.5%~89.2%,显示初期脑出血的准确率100%。因此,早期CT检查有助于鉴别诊断,可排除脑出血。当脑梗死发病在24小时内,或梗死灶小于8毫米,或病变在脑干和小脑处,脑CT检查往往不能提供正确诊断。必要时应在短期内复查,以免延误治疗。

CT显示梗死灶为低密度,可以明确病变的部位、形状及大小,较大的梗死灶可使脑室受压,变形及中线结构移位,但脑梗死起病

4～6 小时内,只有部分病例可见边界不清的稍低密度灶,而大部分的病例在 24 小时后才能显示边界较清的低密度灶,且小于 5 毫米的梗死灶。后颅凹梗死不易为 CT 显现,皮质表面的梗死也常常不被 CT 察觉。增强扫描能够提高病变的检出率和定性诊断率。出血性梗死 CT 表现为大片低密度区内有不规则斑片状高密度区,与脑血肿的不同点为低密度区较宽广及出血灶呈散在小片状。

2) MRI 检查:MRI 对脑梗死的检出极为敏感,对脑部缺血性损害的检出优于 CT,能够检出较早期的脑缺血性损害,可在缺血 1 小时内见到。起病 6 小时后的梗死几乎都能被 MRI 显示,表现为 T1 加权低信号,T2 加权高信号。

3) 常规检查:血、尿、大便常规及肝功能、肾功能、凝血功能、血糖、血脂、心电图等作为常规检查,有条件者可进行动态血压监测。胸片应作为常规以排除癌栓,是否发生吸入性肺炎的诊断依据。

4) 特殊检查:经颅多普勒超声(TCD)、颈动脉彩色 B 超、磁共振、血管造影(MRA)、数字减影全脑血管造影(DSA)、颈动脉造影,可明确有无颅内外动脉狭窄或闭塞。

(4) 西医治疗

1) 急性期一般治疗

治疗原则为尽早改善脑缺血区的血液循环、促进神经功能恢复。急性期应尽量卧床休息,加强皮肤、口腔、呼吸道及大小便的护理,防治压疮,注意水电解质的平衡,若起病 48～72 小时后仍不能自行进食者,应给予鼻饲流质饮食以保障营养供应。应当把患者的生活护理、饮食、其他合并症的处理摆在首要的位置。由于部分脑梗死患者在急性期生活不能自理,甚至吞咽困难,若不给予合理的营养,能量代谢会很快出现问题,这时即使治疗用药再好也难以收到好的治疗效果。

2) 脑水肿的治疗

甘露醇:临床常用 20% 的甘露醇高渗溶液。甘露醇是最常用的有效的脱水剂之一。

10%甘果糖(甘油果糖):可通过高渗脱水而发生药理作用,还可将甘油代谢生成的能量得到利用进入脑代谢过程,使局部代谢改善,通过上述作用能降低颅内压和眼压,消除脑水肿、增加脑血容量和脑耗氧量、改善脑代谢。

利尿性脱水剂:如呋塞米(速尿)、利尿酸钠可间断肌内或静脉注射。

肾上腺皮质激素:主要是糖皮质激素,如氢化可的松、可的松等,其分泌和生成受促皮质素调节,具有抗炎作用、免疫抑制作用、抗休克作用,但一般不常规使用。

人血白蛋白(白蛋白):人血白蛋白是一种中分子量的胶体在产生胶体渗透压中起着重要作用,有利于液体保留在血管腔内,一般不常规使用。

3)急性期溶栓治疗:血栓和栓塞是脑梗死发病的基础,因而理想的方法是使缺血性脑组织在出现坏死之前恢复正常的血流。脑组织获得脑血流的早期重灌注,可减轻缺血程度,限制神经细胞及其功能的损害。溶栓治疗可采用链激酶、尿激酶。抗凝剂可使用肝素、双香豆素,用以防止血栓扩延和新的血栓发生。

超早期溶栓治疗:可能恢复梗死区血流灌注,减轻神经元损伤。①药物溶栓,常用尿激酶(UK)、阿替普酶(重组组织型纤溶酶原激活物);不推荐用链激酶(SK)静脉溶栓,因易引起出血。②动脉溶栓疗法,作为卒中紧急治疗,可在 DSA 直视下进行超选择介入动脉溶栓。尿激酶动脉溶栓合用小剂量肝素静脉滴注,可能对出现症状 3~6 小时的大脑中动脉分布区卒中者有益。

脑保护治疗:在缺血瀑布启动前用药,可通过降低脑代谢、干预缺血引发细胞毒性机制、减轻缺血性脑损伤。包括自由基清除剂(过氧化物歧化酶、巴比妥盐、维生素 E 和维生素 C、21 -氨基类固醇等),以及阿片受体阻断药纳洛酮、电压门控性钙通道阻断药、兴奋性氨基酸受体阻断药和镁离子等。

抗凝治疗:为防止血栓扩展、进展性卒中、溶栓治疗后再闭塞等可以短期应用。常用药物包括肝素、肝素钙（低分子肝素）及华法林等。治疗期间应监测凝血时间和凝血酶原时间，须备有维生素K、硫酸鱼精蛋白等拮抗药，处理可能的出血并发症。

降纤治疗：通过降解血中冻干人纤维蛋白原、增强纤溶系统活性以抑制血栓形成。可选择的药物包括巴曲酶、去纤酶（降纤酶）、安克洛酶、蚓激酶等。

4. 椎动脉型颈椎病

颈椎病包括颈型颈椎病、神经根型颈椎病、脊髓型颈椎病、椎动脉型颈椎病、交感神经型颈椎病、食管压迫型颈椎病。而由于颈部交感神经受激惹致椎动脉受累可引起眩晕视力模糊等综合症状，称之为椎动脉型颈椎病、椎动脉压迫综合征、颈性眩晕、椎动脉缺血综合征、椎-基底动脉供血不足等。椎动脉型颈椎病较之脊髓型颈椎病略为多见，因其中大多由于椎节不稳所致，易经非手术疗法治愈或好转，故住院及需手术者较少。本型主要引起头晕头痛症状。

（1）病因

本病是因各种机械性与动力性因素致使椎动脉遭受刺激或压迫，以致血管狭窄、折曲而造成以椎-基底动脉供血不全所致。

（2）临床表现

1）颈椎病的一般症状：如颈痛、后枕部痛、颈部活动受限等。若波及脊髓或脊神经根，则出现相应的症状。

2）椎-基底动脉供血不全症状：主要表现为以下特点。

偏头痛：以颞部为剧，多呈跳痛或刺痛。

迷路症状：主要为耳鸣、听力减退及耳聋等症状。

前庭症状：主要表现为眩晕。

记忆力减退：主要表现为精神不振、学习能力减退、工作效率低下等。

视力障碍：出现视力减退、视物模糊、复视、幻视及短暂的失明等。

精神症状:以神经衰弱为主要表现,多伴有近事健忘、失眠及多梦现象。

发音障碍:主要表现为发音不清、嘶哑及口唇麻木感等,严重者可出现发音困难,甚至影响吞咽。

猝倒:即当患者在某一体位头颈转动时,突感头昏、头痛,患者立即抱头,双下肢似失控状发软无力,随即跌(坐)倒在地。

3)自主神经症状:临床上以胃肠、心血管及呼吸系统症状为多。个别病例可出现瞳孔缩小、眼睑下垂及眼球内陷等。

(3)检查

1)X线检查:平片X线检查(主要是颈椎功能位的检查,判定有无椎体节段不稳)可见颈椎生理曲度改变、椎间隙变窄、椎体前后缘骨赘、项韧带钙化、椎体移位。

2)数字减影血管造影DSA技术:通过股动脉穿刺与插入导管,注入少量造影剂,以数字减影成像技术获得的清晰的椎动脉图像。

3)MRI成像技术:对判定脊髓状态以及两侧横突孔有无变异、是否对称、内径有无差异等具有重要意义,尤其是无损伤的椎动脉MR成像技术(MRA),对椎动脉的判定既安全又具有诊断价值。

4)其他:包括传统的椎动脉造影、CT检查等均可酌情选用。

(4)诊断

主要依据以下诸要点。

1)有椎-基底动脉缺血征(以眩晕为主)和(或)曾有猝倒病史。

2)旋颈诱发试验阳性。

3)X线片显示椎体间关节失稳或钩椎关节骨质增生。

4)一般均有较明显的交感神经症状。

5)除外眼源性和耳源性眩晕。

6)除外椎动脉第一段(进入第6颈椎横突孔以前的椎动脉)受压所引起的基底动脉供血不全。

7）除外神经症与颅内肿瘤等。

8）本病的确诊，尤其是术前定位，应根据颈椎功能位 X 线片、MRA、DSA 或椎动脉造影检查结果。另外，可通过严格规范地佩戴颈托（在发作频繁时佩戴颈托 2～4 周，观察症状发作次数和症状是否减轻）进行诊断性治疗（这种诊断性治疗主要是针对动力性因素原因所致的椎动脉型颈椎病）。

（5）西医治疗

1）非手术疗法：为本型的基本疗法，尤其是因颈椎不稳所致者，大多可痊愈而不留后遗症。

2）手术疗法：主要是颈前路前方减压固定融合术。

5. 衰老（大脑萎缩）

大脑萎缩一般易发于老年人，但也可见于部分脑发育不良的青少年和幼儿患者，引起脑萎缩的原因很多，如脑栓塞、脑膜炎、脑血管畸形、脑部肿瘤、癫痫、记忆力下降、长期饮酒、营养不良、甲状旁腺功能低下、脑发育不良、滥用镇静药、煤气中毒、乙醇中毒、化学药品中毒等均可导致脑萎缩。

（1）临床表现

大脑萎缩的临床表现分早期，中期和晚期三个阶段。

1）早期阶段：最常见的早期症状是记忆力减退，头昏头晕，思维能力下降，主要是近记忆障碍，表现为：①自己熟悉的东西不知放在何处，丢三落四，甚至记不住刚吃过的饭菜，叫不出朋友的名字，管理财务的能力下降，不能独立购物，虽然能做熟悉的工作，但对任何新的要求都暴露出不胜任；②行为怪异，如爱捡拾无用的东西；③情感淡漠，自私，多疑，对周围的事物缺乏兴趣，丧失主动性，不爱与人交往；④在熟悉的环境中迷路；⑤语言障碍，发音有一定障碍，说话不太利落，书写困难。以上这些症状很轻微，进展又很缓慢，所以不易引起家人的注意，有时即使注意到了，也常被认为是老年人的正常现象。这一阶段，患者所有的日常生活均能自理，甚至有些患者还能参加一定的社会工作，脑 CT 检查未见异常或轻度脑萎缩,这一阶段可以持续2~5年的时间。

2)中期阶段:这一阶段的患者记忆力明显下降,近期事遗忘尤为严重,同时也表现出远事遗忘,开始有明显的认知功能障碍,还可有精神错乱,感知困难,综合能力下降:①对地点、时间和人物的辨别均可有障碍,即定向障碍,经常发生迷路走失;②计算能力和工作能力显著下降,理解力和判断力也下降,不能胜任工作;③思维紊乱,发音不清,语无伦次,大事被忽略,小事却纠缠不清,常出现无意义的重复动作;④情感不稳,如抑郁、焦虑、易怒、感情失控等,还表现为散漫、性格变化、行为异常,可有幻觉、幻听;⑤患者的视觉空间技能损害进一步加重,在日常生活中表现为明显的穿衣困难,比如将鸡心领的毛衣穿反了,裤子穿反了,甚至将裤腿当上衣的袖子穿;⑥运动能力失调,步态不稳,不能正确地做出一个连续复杂动作,甚至无法走直线,有些患者原来会骑车、游泳,得病后却不会骑车、游泳了。往往到此期,患者家属及同事才有所注意,带患者到医院就诊,CT或磁共振检查,可有一定程度的脑萎缩,据统计,在医院脑萎缩专科门诊所见到的痴呆患者多数为中期患者,这一阶段的患者只能料理自己的部分生活,需要别人帮助,此阶段可持续2年左右时间。

3)晚期阶段:这一阶段的患者明显呆傻,行走明显困难,需要搀扶,常卧床不起或待在座椅中,各种定向能力均丧失,不能主动进食,大小便失禁,不认识家人,甚至不知道自己的名字,极端多疑,有被害妄想,幻觉等,有的患者还有不当的社会行为。总之患者的智能与体能全面瘫痪,生活完全不能自理,需要专人护理。

(2)分类

1)创伤性:为脑创伤的后遗症,按损伤的性质又分为闭合性和开放性两种。开放性又分为穿通性和非穿通性。穿通性又分为火器性和非火器性。

2)细菌及病毒感染后:多继发于脑膜炎、脑炎、脑脓肿等后遗症。

3)脑梗死:无论缺血性或出血性脑梗死,其后期均可发生,严重的可形成软化灶等。多发性、腔隙性脑梗死发展为脑萎缩的人数虽然不多，但是大多数患者可导致痴呆。

4）脑出血：经治疗后有或没有脑萎缩，而大多有智能减退，少数可形成软化灶，或痴呆。

5）脑钙化：患者常同时伴有同侧面部血管痣。全脑弥漫性钙化可导致脑萎缩、痴呆或智能减退。

6）脑畸形：多为先天性，如脑穿通、无脑回、灰质移位、全前脑畸形等。

7）大脑半球萎缩：胎儿期或新生儿期血管阻塞引起的大块脑梗死或发育不全所致。

（3）脑萎缩易发对象

1）高龄女性：脑萎缩多发病于70岁以上的高龄群体，这可能与女性绝经后雌激素水平下降有关，或与女性寿命比男性长有关。但总之，女性尤其是高龄女性更应该注意预防脑萎缩。

2）生活单一，缺乏乐趣：人类的左脑负责处理工作、读书信息，右脑则负责处理嗜好、艺术、运动等信息，若在中年时忽略右脑的锻炼，退休后若无法在短时间调整生活形态，左、右脑运动不足，大脑得不到应有的锻炼，即容易产生脑萎缩。因此，对于中老年人，尤其是退休前后，应当注意培养自己的兴趣爱好，广泛地开发左、右脑，减少发生脑萎缩的可能性。

3）饮食不科学者：脑萎缩的高发人群在中老年，这部分人的身体状况已经在不断下降，因此，饮食是急需要重视的一点。应该保持健康的饮食，不良的饮食习惯对于脑萎缩有着诱发的作用。不少人认为岁数大了，就应该多吃一些有营养的东西而在饮食中多吃油腻、鱼肉，这都是不可取的，饮食应当以清淡为主，适量多食用一些优质的蛋白质和卵磷脂，而减少脂肪的摄入。但是也要注意不要过分地依赖蔬菜，这样有可能导致身体缺乏维生素 B_{12}，反而增加了患脑萎缩的可能性。综上所述，大脑缺乏营养的人和用脑不够的人都很有可能在步入老年之后受到脑萎缩的困扰，因此，应当适当的多食用一些补充大脑营养的食物，比如核桃，也应当多多用脑，如多读书看报、广泛参加社交活动等，都能有效的锻炼大脑。凡是步入中年的人，都应当注意这些，以防止脑萎缩的发生。

4）肥胖者：随着年龄增加，人的大脑会慢慢老化。美国一项最新调查发现，肥胖会加速大脑的老化过程，肥胖者大脑组织减少速度会快于体重正常的同龄人。这一现象在老年人身上表现得尤其明显。

美国研究人员近日报告说，他们对 94 名 70 多岁老人进行了为期 5 年的跟踪调查。这些老年人在调查之初均没有痴呆症或其他认知能力受损症状，而且在跟踪调查期间凡出现认知能力障碍的人都被排除在外。研究人员对剩余的老年人进行了大脑图像分析。

结果发现，与体重正常的老年人相比，体重超重的老年人脑组织要少 4％，而患有肥胖症的老年人脑组织要少 8％。就大脑"年龄"而言，患肥胖症和身体超重的老年人脑组织要比体重正常者的脑组织看上去分别要老 16 年和 8 年。

进一步的分析显示，由肥胖症引起的脑萎缩多发生在大脑的前额叶和颞叶区域，而这里是大脑中负责决策和记忆等任务的区域。研究人员认为，这一研究成果在一定程度上解释了为何肥胖者更容易出现认知方面的问题。

瑞典的一项最新研究指出，与正常体重的女性相比，持续肥胖的女性更易发生颞叶脑组织的萎缩，而这又与认知功能的减退和早老性痴呆发病的高风险有关。研究发现，体重指数的增高与脑组织的萎缩有直接关系。体重指数每增加一个百分点，颞叶萎缩的发生就增加 11％～14％。但萎缩的程度与体重指数的增长并不相关，换而言之，颞叶萎缩严重的女性并不一定具有较高的体重指数。研究还发现肥胖指数和脑萎缩的显著相关性只存在于颞叶部，而颞叶又与听力、语言、理解、命名、记忆和视觉过程关系密切。造成这两者之间相关性可能原因有：①脂肪会造成更多的氧化应激，继而在体内产生大量的自由基，加速脑组织的萎缩；②肥胖者更易发生动脉粥样硬化，令脑部的供氧减少。此外，肥胖还会导致激素和生长因子的释放，而后两者都对脑组织有害，引起脑组织的萎缩。

5）老年男人：成年以后，随着年龄的增长，脑细胞会明显地逐渐减少，最容易患脑萎缩，但在脑细胞的死亡速度方面，男性比女性快2倍。男性大脑的表面部位丧失的细胞比脑的中间部位失去的细胞要多，而脑的表面部位涉及人的认知功能，如推理、计算、逻辑、语言和概念产生等。比较研究发现，女性大脑两侧失去的脑细胞大致相等，而男子大脑左侧失去细胞数量大约是右侧的2倍。

6）抑郁症：长期以来，中国人还是习惯把抑郁症当成"心病"，认为"心病还须心药医"，对于药物治疗抑郁症并不太乐意。可是你知道吗，抑郁症患者大脑里，的确有一部分存在萎缩，而这种大脑的变化，可能对他的病情带来影响，最直接的就是，让他的情绪更低落。

按照以往的理解，这样的患者，没有精神疾病，没有大脑创伤或疾病，没有滥用过对大脑和精神有影响的物质，可以说，他们除了有抑郁症外，其他一切正常，包括大脑。在一般老百姓看来，这些人应该就是所谓的"心结难解"，所以他们是正常人，就是想不开，需要的只是疏导、排解。如果把影像的片子放在一起比较，你就能发现，抑郁症患者的第三脑室宽度增加了。这说明那个部位的大脑出现了萎缩。我们又比照了其他方面，证实抑郁症患者的确存在大脑的改变，例如额叶体积就明显缩小，而这个部位是掌管思维反应的一个重要部位，如果它出了问题，认知功能就会出现问题。另外，抑郁症患者的海马体也比正常的一组体积要小。这充分说明，抑郁症已经不只是"心病"这么简单的问题。它让人类的大脑出现了"变化"。这种萎缩当然不像人们想的那样，导致当事人精神出问题或者智力下降什么的，应该说，它对当事人的智力、精神还没有明显影响，但是，这种结构异常会扰乱当事人的情绪调节，让他的情绪持续低落、沮丧。这就是为什么有些患者，其实道理他都懂，可是他还是抑郁，因为他的大脑结构已经发生改变了。

7）压力大者：以前的研究已经显示，像皮质醇这样的压力激素会增加心脏病和其他疾病的危险，一项新的研究则认为，压力激素还会使大脑发生萎缩。研究人员发现，体内含有高水平皮质醇的年长者在记忆力测试方面表现不好，而且脑中负责学习与记忆的海马部分较小。

加拿大蒙特利尔麦吉尔大学的研究人员说："压力在我们的生活中是普遍存在的，而且可被接受；许多研究认为，压力对高血压、心脏病等身体健康都具有负面影响，但很少有研究强调其对精神健康的影响；我们的研究则是直接研究了压力或压力激素对大脑功能的长期影响。"

发表在《神经心理内分泌学》期刊上的一份研究报告称，在一系列的研究中，研究人员观察了年长者、年轻人以及儿童长期暴露在压力荷尔蒙之下对大脑功能的影响。

在第一个研究中，研究人员对一组老人的皮质醇含量进行了3～6年的测试，测试结果表明：如果老年人的皮质醇含量持续很高，那么记忆力测试的表现就会比皮质醇含量中、低程度的人要差；此外，老年人长期暴露在高皮质醇含量之下，脑中的海马部分平均会少14％。而另一份从不同社会经济阶层来研究儿童与青少年的报告显示，低社会经济状态的儿童，其压力激素含量平均比其他儿童要高。

研究人员说，该项研究报告很清楚地显示出长期压力所带来的负面影响，这也解释了为何某些老年人的大脑功能不佳，有些老年人却功能良好。研究还发现，年轻人与儿童的皮质醇含量暂时性地增加对思考与记忆力具有负面影响，但这些损害只是暂时性的。

研究人员认为，压力是儿童大脑功能的重要调节因素，对老年人也一样；所有的研究都显示，任何年龄的人都对压力很敏感，因此应该承认，压力这个因素对人们的精神健康是很重要的。

8）倒时差：英国一项最新研究结果表明，短时间内重复性地调整时差可能导致人的大脑萎缩，进而使记忆力衰退且辨不清方向。

这一研究结果发表在英国《自然》杂志的医学期刊《神经科学》上。研究人员是通过对长期在世界各地飞行的空勤人员的大脑进行检查后得出上述结论的。不仅如此，研究还发现，睡眠不正常的夜班白班轮班制工作人员及照顾婴幼儿的父母亲，大脑也会受到同样的影响，出现记忆力衰退等问题。

进行这项研究的英国布里斯特尔大学的科学家对 20 名 22 岁至 28 岁的女性民航乘务人员的大脑进行了扫描，且测试了她们的记忆力和理解力。这些乘务员在民航供职至少 5 年，经常一次飞跃至少 7 个时区。领导这项研究的赵光伍博士说："我没有发现接受检测的人在语言表达方面出现障碍，但是她们的短时间记忆力和抽象认知能力都很差。"科学家认为，长期处于倒时差状态会刺激到人的大脑，产生某种大脑激素，导致大脑萎缩。但是如果在倒时差的过程中，获得长时间的休息，那么就不会出现这个问题。

9）持续头痛：医学新观点：疼痛不仅会影响情绪，严重的还会造成大脑萎缩。长期持续性的疼痛会降低人的判断力，使人难以作出正确的选择。

在生活中，即使是偶尔出现的疼痛，已经可以对人的心理状况产生相当程度的负面影响，而严重的持续性疼痛甚至会令人丧失活下去的勇气和意志。近期发表在国外医学杂志上的论文提出了一个新的观点：疼痛不仅仅会影响情绪，严重的还能损伤大脑，造成大脑萎缩。

国际知名的疼痛研究先驱，以色列希伯来大学的马歇尔·戴沃尔认为，疼痛本是指出身体出了问题的一种警报和防御系统，但当出现持久的组织失调或神经损伤时，疼痛警报就会出现超负荷情况，变成一种疾病。慢性疼痛不仅会导致焦虑和抑郁症，还会引起神经系统的形态变化，导致大脑萎缩；这一损害的直接表现就是：长期的慢性疼痛会降低人的判断力。

（4）预防大脑萎缩

1）供足大脑营养：随着年龄的增长，大脑的变异与萎缩是自然的生理现象。65 岁以上为老年人大脑萎缩会加剧，应努力从食物上保证大脑供给，发挥食物功能优势，保持智力。

注意以大米、面粉、玉米、小米等为主食：以大米、面粉、玉米、小米等为主食可以保证脑细胞的重要热能来源。

注意脑中氨基酸的平衡：脑中氨基酸平衡有助于脑神经功能及大脑细胞代谢。富含优质蛋白质的食物有鱼类、蛋类、乳制品、瘦肉等。

注意必需脂肪酸的摄取：这种脂肪在大豆油、芝麻油、花生油、核桃等植物油中含量较多，为不饱和脂肪酸。可坚持每天食用几个核桃或瓜子、松子等，这些都是健脑益智的佳品。

注意水果蔬菜的摄取：这类食物富含维生素、微量元素及食物纤维，对大脑具有保护作用。维生素 C 在大脑中好比润滑油；维生素 A 可增强大脑判别能力；维生素 D 是脑组织活动的得力"助手"；B 族维生素可保证大脑能量供给，利于克服倦怠、疲劳感，并可令人思维清晰；维生素 E 可以有效地抑制脑组织中的必需脂肪酸细胞衰退、坏死，以延长生命期，维护大脑健康。

注意对大脑供给不可缺的微量元素：例如，碘是组成甲状腺素的重要成分，如果缺乏碘会导致烦躁不安、智力下降。锗在人体内参与遗传过程，可强化智力，故有"智慧素"之称，其在人参和天然矿泉水中含量较多。锌是大脑蛋白质和核酸合成必需的物质，人体缺锌 48 小时就会产生蛋白质合成障碍，干扰细胞分裂，造成智力下降，含锌高的食物有鱼、肉、蛋类及坚果等。铁与大脑感知关系密切，动物肝脏、豆类食品、黑豆、黑木耳、黑芝麻、红糖等食品中富含铁。钙对大脑来说，可抑制脑神经异常兴奋，使大脑进入正常工作与生活状态，含钙丰富的食品有奶类、豆类、黑芝麻、小鱼、虾皮、虾米、田螺等。

2)"舌头操"可预防大脑萎缩：舌头是大脑的先行器官。舌神经就是从大脑出发，与舌头相连接以后，促使舌头能动的神经。另一方面，人的味觉是通过面孔神经而传到大脑的。因此，为了防止大脑萎缩，应该经常使舌头活动，这就可以间接地对大脑进行刺激。

"舌头操"具体步骤如下。

① 舌尖向前尽量伸出，使舌根有拉伸的感觉，当舌头不能再伸长时，把舌头缩回口中，这样伸出与缩进各 10 次。然后，舌头在嘴巴外面向左、向右各摆动 5 次。

② 舌尖轻轻抵住上颚，再用舌尖在上颚周围正反转圈各 36 次，或用舌尖舔上颚，左右摆动 36 次。待口水增多时，分 3 次咽下。

③ 用舌尖舔内侧的齿龈，由上而下，紧贴上下牙龈转圈，正反各 36 圈。然后，再用舌尖舔摩上唇颊侧和下唇颊侧 36 圈，顺序同上，待口水增多时，分 3 次吞下。

④ 把舌头向里面卷，使舌尖能够到达喉咙的部位，或把舌头卷起，使舌头和嘴巴里的每一个部分都能接触。反复做 3 至 5 次。

⑤ 嘴巴张开，舌头伸出并缩进，同时用右手食指、中指与无名指的指尖，在左耳下边至咽喉处，上下搓擦 30 次。接着，在舌头伸出与缩进时，用左手三个指的指尖，在右耳下边至咽喉处，上下搓擦 30 次。

(三) 躯体源性眩晕

1. 冠心病

冠状动脉粥样硬化性心脏病是冠状动脉血管发生动脉粥样硬化病变而引起血管腔狭窄或阻塞，造成心肌缺血、缺氧或坏死而导致的心脏病，常常被称为"冠心病"。但是冠心病的范围可能更广泛，还包括炎症、栓塞等导致管腔狭窄或闭塞。世界卫生组织将冠心病分为 5 大类：无症状心肌缺血（隐匿性冠心病）、心绞痛、心肌梗死、缺血性心力衰竭（缺血性心脏病）和猝死 5 种临床类型。临床中常常分为稳定性冠心病和急性冠状动脉综合征。

1987 年～1993 年我国多省市 35～64 岁人群调查（中国

MONICA)发现,最高发病率为 108.7/10 万(山东青岛),最低为
3.3/10 万(安徽滁州),有较显著的地区差异,北方省市普遍高于
南方省市。冠心病的患病率城市为 1.59%,农村为 0.48%,合计
为 0.77%,呈上升趋势。冠心病在美国和许多发达国家排在死亡
原因的第一位。然而,美国从 20 世纪 60 年代开始,出现冠心病病
死率下降趋势。得益于 60~80 年代美国所进行的降低冠心病危
险因素的努力,主要是控制危险因素和改进心肌梗死的治疗。
2009 年中国城市居民冠心病死亡粗率为 94.96/10 万,农村为
71.27/10 万,城市高于农村,男性高于女性。

冠心病的危险因素包括可改变的危险因素和不可改变的危险
因素。了解并干预危险因素有助于冠心病的防治。

可改变的危险因素有:高血压、血脂异常(总胆固醇过高或低
密度脂蛋白胆固醇过高、甘油三酯过高、高密度脂蛋白胆固醇过
低)、超重/肥胖、高血糖/糖尿病,不良生活方式包括吸烟、不合理
膳食(高脂肪、高胆固醇、高能量等)、缺少体力活动、过量饮酒,以
及社会心理因素。不可改变的危险因素有:性别、年龄、家族史。
此外,与感染有关,如巨细胞病毒、肺炎衣原体、幽门螺杆菌等。冠
心病的发作常常与季节变化、情绪激动、体力活动增加、饱食、大量
吸烟和饮酒等有关。

(1)临床表现

1)症状

典型胸痛:因体力活动、情绪激动等诱发,突感心前区疼痛,多
为发作性绞痛或压榨痛,也可为憋闷感。疼痛从胸骨后或心前区
开始,向上放射至左肩、臂,甚至小指和无名指,休息或含服硝酸甘
油可缓解。胸痛放射的部位也可涉及颈部、下颌、牙齿、腹部等。
胸痛也可出现在安静状态下或夜间,由冠状动脉痉挛所致,也称变
异型心绞痛。如胸痛性质发生变化,如新近出现的进行性胸痛,痛
阈逐步下降,以至稍事体力活动或情绪激动甚至休息或熟睡时亦
可发作。疼痛逐渐加剧、变频,持续时间延长,祛除诱因或含服硝
酸甘油不能缓解,此时往往怀疑不稳定心绞痛。发生心肌梗死时

胸痛剧烈,持续时间长(常常超过半小时),硝酸甘油不能缓解,并可有恶心、呕吐、出汗、发热,甚至发绀、血压下降、休克、心衰。

不典型症状:一部分患者的症状并不典型,仅仅表现为心前区不适、头晕、心悸或乏力,或以胃肠道症状为主。某些患者可能没有疼痛,如老年人和糖尿病患者。

猝死:约有1/3的患者首次发作冠心病表现为猝死。

其他:可伴有全身症状,合并心力衰竭的患者可出现。

2) 体征

心绞痛患者未发作时无特殊。患者可出现心音减弱,心包摩擦音。并发室间隔穿孔、乳头肌功能不全者,可于相应部位听到杂音。心律失常时听诊心律不规则。

(2) 检查

1) 心电图:心电图是诊断冠心病最简便、常用的方法。尤其是患者症状发作时是最重要的检查手段,还能够发现心律失常。不发作时多数无特异性。心绞痛发作时 S-T 段异常压低,变异型心绞痛患者出现一过性 S-T 段抬高。不稳定型心绞痛多有明显的 S-T 段压低和 T 波倒置。心肌梗死时的心电图表现:①急性期有异常 Q 波、S-T 段抬高。②亚急性期仅有异常 Q 波和 T 波倒置(梗死后数天至数星期)。③慢性或陈旧性期(3～6 个月)仅有异常 Q 波。若 S-T 段抬高持续 6 个月以上,则有可能并发室壁瘤。若 T 波持久倒置,则称陈旧性心肌梗死伴冠状动脉缺血。

2) 心电图负荷试验:包括运动负荷试验和药物负荷试验(如潘生丁、异丙肾试验等)。对于安静状态下无症状或症状很短难以捕捉的患者,可以通过运动或药物增加心脏的负荷而诱发心肌缺血,通过心电图记录到 ST-T 的变化而证实心肌缺血的存在。运动负荷试验最常用,结果阳性为异常。但是怀疑心肌梗死的患者禁忌。

3) 动态心电图:是一种可以长时间连续记录并分析在活动和安静状态下心电图变化的方法。此技术于 1947 年由 Holter 首先运用于监测电活动的研究,所以又称 Holter。该方法可以观记录到患者在日常生活状态下心电图的变化,如一过性心肌缺血导致的 ST - T 变化等。无创、方便,患者容易接受。

4) 核素心肌显像:根据病史、心电图检查不能排除心绞痛,以及某些患者不能进行运动负荷试验时可做此项检查。核素心肌显像可以显示缺血区、明确缺血的部位和范围大小。结合运动负荷试验,则可提高检出率。

5) 超声心动图:超声心动图可以对心脏形态、结构、室壁运动以及左心室功能进行检查,是目前最常用的检查手段之一。对室壁瘤、心腔内血栓、心脏破裂、乳头肌功能等有重要的诊断价值。但是,其准确性与超声检查者的经验关系密切。

6) 血液学检查:通常需要采血测定血脂、血糖等指标,评估是否存在冠心病的危险因素。心肌损伤标志物是急性心肌梗死诊断和鉴别诊断的重要手段之一。目前临床中以心肌肌钙蛋白为主。

7) 冠状动脉 CT:多层螺旋 CT 心脏和冠状动脉成像是一项无创、低危、快速的检查方法,已逐渐成为一种重要的冠心病早期筛查和随访手段。适用于:①不典型胸痛症状的患者,心电图、运动负荷试验或核素心肌灌注等辅助检查不能确诊;②冠心病低风险患者的诊断;③可疑冠心病,但不能进行冠状动脉造影;④无症状的高危冠心病患者的筛查;⑤已知冠心病或介入及手术治疗后的随访。

8) 冠状动脉造影及血管内成像技术:是目前冠心病诊断的"金标准",可以明确冠状动脉有无狭窄、狭窄的部位、程度、范围等,并可据此指导进一步治疗。血管内超声可以明确冠状动脉内的管壁形态及狭窄程度。光学相干断层成像(OCT)是一种高分辨率断层成像技术,可以更好地观察血管腔和血管壁的变化。左心室造影可以对心功能进行评价。冠状动脉造影的主要指征为:①对内科治疗下心绞痛仍较重者,明确动脉病变情况以考虑旁路移植手术;②胸痛似心绞痛而不能确诊者。

(3) 诊断

冠心病的诊断主要依赖典型的临床症状,再结合辅助检查发现心肌缺血或冠状动脉阻塞的证据，以及心肌损伤标志物判定是否有心肌坏死。发现心肌缺血最常用的检查方法包括常规心电图和心电图负荷试验、核素心肌显像。有创性检查有冠状动脉造影和血管内超声等。但是冠状动脉造影正常不能完全否定冠心病。

（4）西医治疗

冠心病的治疗包括：①生活习惯改变：戒烟限酒，低脂低盐饮食，适当体育锻炼，控制体重等；②药物治疗：抗血栓（抗血小板、抗凝），减轻心肌氧耗（β受体阻滞剂），缓解心绞痛（硝酸酯类），调脂稳定斑块（他汀类调脂药）；③血运重建治疗：包括介入治疗（血管内球囊扩张成形术和支架植入术）和外科冠状动脉旁路移植术。药物治疗是所有治疗的基础。介入和外科手术治疗后也要坚持长期的标准药物治疗。对同一患者来说，处于疾病的某一个阶段时可用药物理想地控制，而在另一阶段时单用药物治疗效果往往不佳，需要将药物与介入治疗或外科手术合用。

1）药物治疗

目的是缓解症状，减少心绞痛的发作及心肌梗死；延缓冠状动脉粥样硬化病变的发展，并减少冠心病死亡。规范药物治疗可以有效地降低冠心病患者的病死率和再缺血事件的发生，并改善患者的临床症状。而对于部分血管病变严重甚至完全阻塞的患者，在药物治疗的基础上，血管再建治疗可进一步降低患者的病死率。

硝酸酯类药物：本类药物主要有：硝酸甘油、硝酸异山梨酯（消心痛）、5－单硝酸异山梨酯、长效硝酸甘油制剂（硝酸甘油油膏或橡皮膏贴片）等。硝酸酯类药物是稳定型心绞痛患者的常规用药。心绞痛发作时可以舌下含服硝酸甘油或使用硝酸甘油气雾剂。对于急性心肌梗死及不稳定型心绞痛患者，先静脉给药，病情稳定、症状改善后改为口服或皮肤贴剂，疼痛症状完全消失后可以停药。硝酸酯类药物持续使用可发生耐药性，有效性下降，可间隔8～12小时服药，以减少耐药性。

抗血栓药物：包括抗血小板和抗凝药物。抗血小板药物主要有阿司匹林、氯吡格雷（波立维）、替罗非班等，可以抑制血小板聚集,避免血栓形成而堵塞血管。阿司匹林为首选药物,维持量为每天 75～100 毫克,所有冠心病患者没有禁忌证应该长期服用。阿司匹林的不良反应是对胃肠道的刺激,胃肠道溃疡患者要慎用。冠状动脉介入治疗术后应坚持每日口服氯吡格雷,通常半年至 1 年。

抗凝药物包括普通肝素、低分子肝素、璜达肝癸钠、比伐卢定等。通常用于不稳定型心绞痛和心肌梗死的急性期,以及介入治疗术中。

纤溶药物:溶血栓药主要有链激酶、尿激酶、组织型纤溶酶原激活剂等,可溶解冠状动脉闭塞处已形成的血栓,开通血管,恢复血流,用于急性心肌梗死发作时。

β受体阻滞剂:既有抗心绞痛作用,又能预防心律失常。在无明显禁忌时,β受体阻滞剂是冠心病的一线用药。常用药物有:美托洛尔、阿替洛尔、比索洛尔和兼有α受体阻滞作用的卡维地洛、阿罗洛尔等,剂量应该以将心率降低到目标范围内为标准。β受体阻滞剂禁忌和慎用的情况有哮喘、慢性气管炎及外周血管疾病等。

钙通道阻滞剂:可用于稳定型心绞痛的治疗和冠状动脉痉挛引起的心绞痛。常用药物有:维拉帕米、硝苯地平控释剂、氨氯地平、地尔硫䓬等。不主张使用短效钙通道阻滞剂,如硝苯地平普通片。

肾素血管紧张素系统抑制剂:包括血管紧张素转换酶抑制剂(ACEI)、血管紧张素 2 受体拮抗剂(ARB)以及醛固酮拮抗剂。对于急性心肌梗死或近期发生心肌梗死合并心功能不全的患者,尤其应当使用此类药物。常用 ACEI 类药物有:依那普利、贝那普利、雷米普利、福辛普利等。如出现明显的干咳,可改用血管紧张素 2 受体拮抗剂;ARB 包括:缬沙坦、替米沙坦、厄贝沙坦、氯沙坦等。用药过程中要注意防止血压偏低。

调脂治疗:调脂治疗适用于所有冠心病患者。冠心病在改变生活习惯基础上给予他汀类药物,他汀类药物主要降低低密度脂蛋白胆固醇，治疗目标为下降到 80 毫克/分升。常用药物有：洛伐他汀、普伐他汀、辛伐他汀、氟伐他汀、阿托伐他汀等。最近研究表明，他汀类药物可以降低病死率及发病率。

2）经皮冠状动脉介入治疗（PCI）

经皮冠状动脉腔内成形术（PTCA）应用特制的带气囊导管，经外周动脉（股动脉或桡动脉）送到冠状动脉狭窄处，充盈气囊可扩张狭窄的管腔，改善血流，并在已扩开的狭窄处放置支架，预防再狭窄。还可结合血栓抽吸术、旋磨术。适用于药物控制不良的稳定型心绞痛、不稳定型心绞痛和心肌梗死患者。心肌梗死急性期首选急诊介入治疗，时间非常重要，越早越好。

3）冠状动脉旁路移植术（又称冠状动脉搭桥术，CABG）

冠状动脉旁路移植术通过恢复心肌血流的灌注，缓解胸痛和局部缺血、改善患者的生活质量，并可以延长患者的生命。适用于严重冠状动脉病变的患者，不能接受介入治疗或治疗后复发的患者，以及心肌梗死后心绞痛，或出现室壁瘤、二尖瓣关闭不全、室间隔穿孔等并发症时，在治疗并发症的同时，应该行冠状动脉搭桥术。手术的选择应该由心内、心外科医生与患者共同决策。

2. 病态窦房结综合征

病态窦房结综合征简称病窦综合征，又称窦房结功能不全，是由窦房结及其邻近组织病变引起窦房结起搏功能和（或）窦房传导功能障碍，从而产生多种心律失常和临床症状的一组综合征。病窦综合征时，除窦房结的病理改变外，还可合并心房、房室交界处及心脏全传导系统的病理改变。其中，大多数患者在 40 岁以上出现症状，60～70 岁最多见。

（1）病因

常见病因为心肌病、冠心病、心肌炎，亦见于结缔组织病、代谢或浸润性疾病，不少病例病因不明。除窦房结及其邻近组织外，心脏传导系统其余部分，也可能受累，引起多处潜在起搏点和传导功能障碍。当合并房室交接处起搏或传导功能障碍时，又称双结病变。如同时累及左、右束支时，称为全传导系统病变。

病窦综合征中大多数的病程发展缓慢，从出现症状到症状严重可长达 5～10 年或更长。少数急性发作，见于急性心肌梗死和急性心肌炎。

（2）临床表现

临床表现轻重不一，可呈间歇发作。多以心率缓慢所致的脑、心、肾等脏器供血不足引起的症状，尤其是脑血供不足引起的症状为主。

轻者可出现乏力、头昏、眼花、失眠、记忆力差、反应迟钝或易激动等，常易被误诊为神经症，特别是老年人还易被误诊为脑卒中或衰老综合征。

严重者可引起短暂黑矇、先兆晕厥、晕厥或阿-斯综合征发作。部分患者合并短阵室上性快速性心律失常发作，又称慢-快综合征。当快速性心律失常发作时，心率可突然加速达 100 次/分以上，持续时间长短不一，而当心动过速突然中止后可有心脏暂停伴或不伴晕厥发作。

严重心动过缓或心动过速除引起心悸外，还可加重原有心脏病症状，引起心力衰竭或心绞痛。除此，心排出量过低时还严重影响肾脏等的灌注而致尿少、消化不良。慢-快综合征还可能导致血管栓塞症状。

（3）检查

1）24 小时心电监测：可记录到病窦综合征的多种特征性心电图表现，若结果阴性时可于短期内重复检查：严重的窦性心动过缓，小于 50 次/分；窦性停搏和（或）窦房阻滞；心动过缓与心动过速交替出现。其中，心动过缓常为窦性心动过缓，而心动过速常为室上性心动过速、心房颤动或心房扑动。此外，慢性心房颤动在电复律后常不能转为窦性心律；持久而缓慢的房室交界性逸搏节律，还有部分患者可合并房室传导阻滞和束支传导阻滞。

2）阿托品试验和异丙肾上腺素试验：为排除自主神经张力改变的影响，可做阿托品试验和异丙肾上腺素试验，若注射后心率不能增快达 90 次/分者,提示窦房结功能低下。但阴性结果不能排除本征。对有青光眼或明显前列腺肥大的患者慎用。

3）心房调搏检测:对于病窦综合征患者,心房调搏方法测定的窦房结恢复时间(SNRI)和窦房传导时间(SACT)常显著延长超过正常高限。经食管或直接心房调搏检测窦房结功能是诊断病窦综合征较可靠的诊断方法,特别是结合药物阻滞自主神经系统的影响,更可提高敏感性。

4）24 小时动态心电图监测:可了解到最快和最慢心率、窦性停搏、窦房阻滞等心律失常表现。

5）运动试验:踏车或平板运动试验时,若运动后心率不能明显增加,提示窦房结功能不良。必须严密监护观察,以防发生意外。

（4）诊断

病窦综合征的诊断步骤如下。

1）病史:可有器质性心脏病史,部分有家族史。也有原因不明者。

2）发病隐匿,病程缓慢:病情轻者可无症状,重者可有脑、心、肾供血不足的临床表现,甚至因窦性停搏发生阿-斯综合征及猝死。

3）窦房结的功能障碍:应除外药物、神经或代谢紊乱等诱发因素。

4）激发试验或运动试验:静脉注射阿托品或异丙肾上腺素以及检测窦房结功能的电生理试验可用于病窦综合征的诊断试验。阿托品试验的阳性指标是:①用药后窦性心律小于或等于 90 次/分钟;②出现交界性心律;③窦性心动过缓、窦房阻滞或窦性停搏;④诱发心房颤动。

5）容易误诊的疾病:主要基于窦房结功能障碍的心电图表现,应排除迷走神经功能亢进或药物影响。早期或不典型病例的窦房结功能障碍可能呈间歇性发作,或以窦性心动过缓为主要或唯一表现,常难以确诊。

（5）西医治疗

1）治疗原则：对于病态窦房结综合征，药物治疗常较困难。其中，治疗快速性心律失常的药物可诱发过缓性心律失常，如洋地黄、奎尼丁、普鲁卡因胺及β受体阻滞剂等；而治疗缓慢性心律失常的药物常可诱发快速心律失常，包括快速室性心律失常，如异丙肾上腺素或麻黄素等，且常缺乏长期治疗作用。各种抗心律失常药物常有明显和不能耐受的不良反应。故在药物治疗中要把握时机及控制剂量。

2）明确病因：如冠状动脉明显狭窄者可行经皮穿刺冠状动脉腔内成形术、应用硝酸甘油等改善冠状动脉供血。对于急性心肌炎，则可用能量合剂、大剂量维生素 C 静脉滴注或静注。

3）对症治疗：①对不伴快速性心律失常的患者，可试用阿托品、麻黄素或异丙肾上腺素，以提高心率。除此之外，烟酰胺加入 10％葡萄糖液中静滴，以及避免使用减慢心率的药物，如β受体阻滞剂及钙拮抗剂等。②植入按需型人工心脏起搏器，最好选用心房起搏或频率应答型起搏器，在此基础上可加用抗心律失常药以控制快速性心律失常。

（6）预防

病态窦房结综合征常由于窦房结及其周围组织退行性病变或纤维化所致，应积极查找病因并去除病因，防止疾病进一步发展，对心率过于缓慢者可植入人工心脏起搏器以维持正常生活及工作。

1）积极治疗原发病：如积极治疗心肌炎、急性心肌梗死和心肌缺血，恢复电解质平衡。

2）慎用或停用各种抑制窦房结功能的药物：如β受体阻滞剂、维拉帕米、洋地黄类制剂等以及其他抗心律失常药物。

3）改变生活习惯：起居有常，饮食适宜。保持心情舒畅，注意劳逸结合，适当锻炼如打太极拳、散步等。

4）急性窦房结功能不全治疗：应积极治疗病因、暂时增加窦性心律，以免演变成慢性病窦综合征；对诊断明确的慢性病窦综合征，应积极采取中西医结合治疗，以改善窦房结功能。对于药物治疗不佳或临床症状明显者，应及早植入永久起搏器，预防猝死的发生。

3. 窦性心动过缓

窦性心律慢于每分钟 60 次称为窦性心动过缓。可见于健康的成人，尤其是运动员、老年人和正常人睡眠时。其他原因为颅内压增高、血钾过高、甲状腺功能减退、低温以及用洋地黄、β 受体阻滞剂、利血平、胍乙啶、甲基多巴等药物。在器质性心脏病中，窦性心动过缓可见于心肌梗死的急性期。

（1）病因

1）心内因素

迷走神经兴奋：大多通过神经（主要为迷走神经兴奋）、体液机制经心脏外神经而起作用，或是直接作用于窦房结而引起窦性心动过缓。

窦房结功能受损：指由窦房结受损（如炎症、缺血、中毒或退行性变的损害等）而引起的窦性心动过缓。此外，可见于心肌受损如心肌炎、心包炎、心肌硬化等。也可能为一过性的窦房结炎症、缺血及中毒性损害所致。

急性心肌梗死：窦性心动过缓的发生率为 20%～40%，在急性心肌梗死发病早期发生率最高（特别是下壁梗死）。

2）心外因素

心外因素所致的窦性心动过缓，绝大多数伴有迷走神经亢进现象，是神经性的，心率不甚稳定。当自主神经张力改变时，如深呼吸、运动、注射阿托品等后常有心率的变化，P‐R 间期可略有延长。

（2）临床表现

轻重不一，可呈间歇性发作。多以心率缓慢所致心、脑、肾等脏器血供不足症状为主。轻者乏力、头晕、记忆力差、反应迟钝等，严重者可有黑蒙、晕厥或阿-斯综合征发作。部分严重患者除可引起心悸外,还可加重原有心脏病症状,引起心力衰竭或心绞痛。心排血量过低严重影响肾脏等脏器灌注,还可致少尿等。

（3）检查

心电图检查有如下表现。

1）窦性 P 波的形态:窦性心动过缓与窦性心动过速时 P 波形态有较大差异,这是由于窦性心动过缓时窦房结的起搏点多位于尾部,其发出的激动多沿中结间束下传;而窦性心动过速时窦房结的起搏点多位于头部,激动多沿前结间束下传。虽然窦房结的头、尾相差仅 15 毫米,但由于结间束优先传导的特点,所以两者的窦性 P 波形态有差异,Ⅱ、Ⅲ 导联的 P 波较正常窦性心律的 P 波稍低平。

2）窦性 P 波的频率:成人应<60 次/分钟,通常为 40~59 次/分钟,多在 45 次/分钟以上。亦有慢至 35 次/分钟左右者甚至有 20 次/分钟的报告,<45 次/分钟为严重的窦性心动过缓。婴幼儿窦性心动过缓的心率,在 1 岁以下应<100 次/分钟,1~6 岁应<80 次/分钟,6 岁以上应<60 次/分钟。

3）P-R 间期:0.12~0.25 秒。

4）QRS 波:每个 P 波后紧随一正常的 QRS 波,形态、时限均正常。

5）T 波、U 波:窦性心动过缓时正常,也可表现 T 波振幅较低,U 波常较明显。

6）Q-T 间期:Q-T 间期按比例延长,但校正后 Q-Tc 间期则在正常范围内。正常 Q-Tc=Q-T(s),应小于等于 0.42 秒。

（4）诊断

1）窦性 P 波频率<60 次/分钟,一般不低于 40 次/分钟,24 小时动态心电图窦性心搏<8 万次。

2）P-R 间期 0.12~0.25 s。

3）QRS 波正常。

（5）鉴别诊断

1）二度窦房阻滞:当发生 2∶1、3∶1 窦房阻滞时,心率很慢,类似窦性心动过缓。两者可依据下列方法鉴别,经阿托品注射或体力活动后(可做蹲下、起来运动),窦性心动过缓者的窦性心律可逐渐加快,其增快的心率与原有心率不成倍数关系;而窦房阻滞者心率可突然增加一倍或成倍增加窦房阻滞消失。

2) 未下传的房性期前收缩二联律:未下传的房性期前收缩 P′波,一般是较易识别的。但当 P′波重叠于 T 波上不易分辨时可被误认为窦性心动过缓。

3) 房性逸搏心律:较少见,其 P′波形态与窦性心律的 P 波明显不同,但如果房性逸搏点位置接近窦房结时,则其 P′波与窦性 P 波在形态上不易区别。其鉴别点为:①房性逸搏心律通常持续时间不长,运动或注射阿托品可使窦性心律加快、房性逸搏心律消失;②房性逸搏心律规则,而窦性心动过缓常伴有窦性心律不齐。

(6) 治疗

1) 治疗原则:①窦性心动过缓如心率不低于每分钟 50 次,无症状者,无须治疗;②若心率低于每分钟 50 次,且出现症状者可用提高心率药物(如阿托品、麻黄素或异丙肾上腺素),或可考虑安装起搏器;③显著窦性心动过缓伴窦性停搏且出现晕厥者应安装人工心脏起搏器;④原发病治疗;⑤对症、支持治疗。

2) 一般治疗:①对窦性心动过缓者均应注意寻找病因,大多数窦性心动过缓无重要的临床意义,不必治疗。②在器质性心脏病(尤其是急性心肌梗死)患者,由于心率很慢可使心排血量明显下降而影响心、脑、肾等重要脏器的血液供应,症状明显,此时应使用阿托品(注射或口服),甚至可用异丙肾上腺素静脉滴注,以提高心率。亦可口服氨茶碱。③对窦房结功能受损所致的严重窦性心动过缓的患者,心率很慢、症状明显,甚至有晕厥发生、药物治疗效果欠佳者,需要安装永久性人工心脏起搏器,以防突然出现窦性停搏。④对器质性心脏病伴发窦性心动过缓又合并窦性停搏或较持久反复发作窦房阻滞而又不出现逸搏心律、发生过晕厥或阿-斯综合征、药物治疗无效者,应安装永久性人工心脏起搏器。⑤由颅内压增高、药物、胆管阻塞等所致的窦性心动过缓应首先治疗病因,结合心率缓慢程度以及是否引起心排血量的减少等情况。适当采用提高心率的药物。

（7）预后

窦性心动过缓的预后与心率快慢及基础心脏状态有关。若心率40～60次/分钟,血流动力学改变不大,且无严重的器质性心脏病,则其无明显症状,预后良好;若心率慢且有严重的器质性心脏病,心脏每搏排血量不能代偿性增大,则每分钟的排出量减少,冠状动脉、脑及肾血流量减少,就会出现气短、心前区疼痛、头晕等症状,严重时刻出现晕厥,这种情况多见于急性下壁心肌梗死、心脏功能低下等,预后较差。若心率低于40次/分钟时,心排血量明显降低,预后不良。在急性心肌梗死时心率慢可致室性异位心律的发生。

（8）预防

1）积极防治原发病及时消除原发病因和诱因是预防本病发生的关键。

2）患病态窦房结综合征者若心室率<50次/分钟,且血流动力学改变明显,出现心、脑等重要器官供血不足时,要及时安置人工心脏起搏器,以防止心脑综合征和猝死的发生。

3）慎用减慢心率和心脏传导的药物,对此类药物的应用要严格掌握适应证和剂量,避免过量和误用,对病窦和房室传导阻滞患者要禁用洋地黄制剂、β受体阻滞药及明显减慢心率的其他抗心律失常药物。

4）注意生活和情志的调理,应饮食有节,起居有常,不妄作劳。

4. 高血压

高血压(hypertension)是指以体循环动脉血压［收缩压和(或)舒张压］增高为主要特征(收缩压≥140 mmHg,舒张压≥90 mmHg),可伴有心、脑、肾等器官的功能或器质性损害的临床综合征。高血压是最常见的慢性病,也是心脑血管病最主要的危险因素。正常人的血压随内外环境变化在一定范围内波动。在整体人群,血压水平随年龄逐渐升高，以收缩压更为明显，但 50 岁后舒张压呈现下降趋势，脉压也随之加大。近年来，人们对心血管病多重危险因素的作用以及心、脑、肾靶器官保护的认识不断深入，高血压的诊断标准也在不断调整，目前认为，同一血压水平的患者发生心血管病的危险不同，因此有了血压分层的概念，即发生心血管病危险度不同的患者，适宜血压水平应有不同。血压值和危险因素评估是诊断和制定高血压治疗方案的主要依据，不同患者高血压管理的目标不同，医生面对患者时在参考标准的基础上，根据其具体情况判断该患者最合适的血压范围，采用针对性的治疗措施。在改善生活方式的基础上，推荐使用 24 小时长效降压药物控制血压。除评估诊室血压外，患者还应注意家庭清晨血压的监测和管理，以控制血压，降低心脑血管事件的发生率。

（1）病因

1）遗传因素：大约 60％的高血压患者有家族史。目前认为是多基因遗传所致，30％～50％的高血压患者有遗传背景。

2）精神和环境因素：长期的精神紧张、激动、焦虑，受噪声或不良视觉刺激等因素也会引起高血压的发生。

3）年龄因素：发病率有随着年龄增长而增高的趋势，40 岁以上者发病率高。

4）生活习惯因素：膳食结构不合理，如过多的钠盐、低钾饮食、大量饮酒、摄入过多的饱和脂肪酸均可使血压升高。吸烟可加速动脉粥样硬化的过程，为高血压的危险因素。

5）药物的影响：避孕药、激素、消炎止痛药等均可影响血压。

6）其他疾病的影响：肥胖、糖尿病、睡眠呼吸暂停低通气综合征、甲状腺疾病、肾动脉狭窄、肾脏实质损害、肾上腺占位性病变、嗜铬细胞瘤、其他神经内分泌肿瘤等。

（2）分类

1）原发性高血压：是一种以血压升高为主要临床表现而病因尚未明确的独立疾病，占所有高血压患者的 90％以上。

2）继发性高血压：又称为症状性高血压，在这类疾病中病因明确,高血压仅是该种疾病的临床表现之一,血压可暂时性或持久性升高。

(3)临床表现

高血压的症状因人而异。早期可能无症状或症状不明显,常见的是头晕、头痛、颈项板紧、疲劳、心悸等。仅会在劳累、精神紧张、情绪波动后发生血压升高,并在休息后恢复正常。随着病程延长,血压明显持续升高,逐渐会出现各种症状,此时被称为缓进型原发性高血压。缓进型原发性高血压常见的临床症状有头痛、头晕、注意力不集中、记忆力减退、肢体麻木、夜尿增多、心悸、胸闷、乏力等。高血压的症状与血压水平有一定关联,多数症状在紧张或劳累后可加重,清晨活动后血压可迅速升高,出现清晨高血压,导致心脑血管事件多发生在清晨。

当血压突然升高到一定程度时甚至会出现剧烈头痛、呕吐、心悸、眩晕等症状,严重时会发生神志不清、抽搐,这就属于急进型高血压和高血压危重症,多会在短期内发生严重的心、脑、肾等器官的损害和病变,如中风、心梗、肾衰等。症状与血压升高的水平并无一致的关系。

继发性高血压的临床表现主要是有关原发病的症状和体征,高血压仅是其症状之一。继发性高血压患者的血压升高可具有其自身特点,如主动脉缩窄所致的高血压可仅限于上肢,嗜铬细胞瘤引起的血压增高呈阵发性。

(4)检查

1)体格检查:①正确测量血压:由于血压有波动性,且情绪激动、体力活动时会引起一时性的血压升高,因此应至少 2 次在非同日静息状态下测得血压升高时方可诊断高血压,而血压值应以连续测量 3 次的平均值计。仔细的体格检查有助于发现继发性高血压线索和靶器官损害情况。②测量体重指数(BMI)、腰围及臀围。③检查四肢动脉搏动和神经系统体征,听诊颈动脉、胸主动脉、腹部动脉和股动脉有无杂音。④观察有无库欣病面容、神经纤维瘤性皮肤斑、甲状腺功能亢进性突眼征或下肢水肿。⑤全面的心肺检查。⑥全面详细了解患者病史。

2）实验室检查：可帮助判断高血压的病因及靶器官功能状态。常规检查项目有血常规、尿常规（包括蛋白、糖和尿沉渣镜检）、肾功能、血糖、血脂、血钾、超声心动图、心电图、胸部 X 线、眼底、动态血压监测等。可根据需要和条件进一步检查眼底以及颈动脉超声等。24 小时动态血压监测有助于判断血压升高的严重程度，了解血压昼夜节律，监测清晨血压，指导降压治疗以及评价降压药物疗效。

（5）诊断

根据 1999 年世界卫生组织/国际高血压学会治疗指南中规定，高血压患者收缩压在 17.3～18.6 千帕（130～139 mmHg），舒张压在 11.3～11.9 千帕（85～89 mmHg）者称为高血压的正常高值，以前称为"高正常血压"。

1984 年医学家们首次提出"高正常血压"概念，后又在 1993 年进一步将血压低于 17.3～11.3 千帕（130～85 mmHg）定为正常血压，因此当收缩压为 17.3～18.6 千帕（130～139 mmHg），舒张压为 11.3～11.9 千帕（85～89 mmHg），或两者只要一项达此水平，便是"高正常血压"，也就是血压"正常高值"。根据 1999 年世界卫生组织/国际高血压学会治疗指南，高血压诊断标准是收缩压≥18.7 千帕（140 mmHg），舒张压≥12.0 千帕（90 mmHg），这就是血压"正常高值"尚未达到高血压诊断标准，就不是高血压，这样如果无靶器官损害，也无危险因素存在的条件下，就无须医治。

但事实并非如此简单。首先，血压"正常高值"有重要的临床意义，"正常高值"发展成高血压的可能性比血压正常者大得多。其次，处于"正常血压组"或"理想血压组"的人，应该用非药物疗法进行治疗，包括克服不良生活习惯，如酗酒、吸烟、喜食油腻食品或过咸食物等；在医生指导下，积极参加身体锻炼；定期到医院、社区卫生服务中心测量血压，并做好记录，定期与医生联系及时寻求必要的指导和帮助，千万不能认为"不要紧"或顺其自然发展。最后，处于"正常高值"的人，如果患有糖尿病或并发心、脑、肾损害，则应进行药物降压治疗,平时可结合中医组方茶调理,将血压降至正常或理想水平,药物选择以长效降压药为优,以维持 24 小时血压平稳下降,减少靶器官损害的可能性,减少并发症,降低风险。

（6）西医治疗

1）原发性高血压的治疗

治疗目的及原则:高血压治疗的主要目标是血压达标,降压治疗的最终目的是最大限度地减少高血压患者心、脑血管病的发生率和病死率。降压治疗应该确立血压控制目标值。另一方面,高血压常常与其他心、脑血管病的危险因素合并存在,例如高胆固醇血症、肥胖、糖尿病等,协同加重心血管疾病危险,治疗措施应该是综合性的。不同人群的降压目标不同,一般患者的降压目标为140/90 mmHg 以下,对合并糖尿病或肾病等高危患者,应酌情降至更低。对所有患者,不管其他时段的血压是否高于正常值,均应注意清晨血压的监测,有研究显示半数以上诊室血压达标的患者,其清晨血压并未达标。

改善生活行为:减轻并控制体重,减少钠盐摄入,补充钙和钾盐,减少脂肪摄入,增加运动,戒烟、限制饮酒,减轻精神压力,保持心理平衡。

血压控制标准个体化:由于病因不同,高血压发病机制不尽相同,临床用药分别对待,选择最合适药物和剂量,以获得最佳疗效。

多重心血管危险因素协同控制:降压治疗后尽管血压控制在正常范围,血压升高以外的多种危险因素依然对预后产生重要影响。

降压药物治疗:对检出的高血压患者,应使用推荐的起始与维持治疗的降压药物,特别是每日给药 1 次能控制 24 小时并达标的药物,具体应遵循 4 项原则,即小剂量开始,优先选择长效制剂,联合用药及个体化。

降压药物种类:包括利尿药、β 受体阻滞剂、钙通道阻滞剂、血管紧张素转换酶抑制剂、血管紧张素 Ⅱ 受体阻滞剂。应根据患者的危险因素、靶器官损害及合并临床疾病的情况,选择单一用药或联合用药。选择降压药物的原则如下：①使用半衰期 24 小时以及以上、每日一次服药能够控制 24 小时的血压药物，如氨氯地平等，避免因治疗方案选择不当导致的医源性清晨血压控制不佳；②使用安全、可长期坚持并能够控制每一个 24 小时血压的药物，提高患者的治疗依从性；③使用心脑获益临床试验证据充分并可真正降低长期心脑血管事件的药物，减少心脑血管事件，改善高血压患者的生存质量。

治疗方案：大多数无并发症的患者可以单独或者联合使用噻嗪类利尿剂、β 受体阻滞剂等。治疗应从小剂量开始，逐步递增剂量。临床实际使用时，患者心血管危险因素状况、靶器官损害、并发症、降压疗效、不良反应等，都会影响降压药的选择。2 级高血压患者在开始时就可以采用两种降压药物联合治疗。

2）继发性高血压的治疗

主要是针对原发病的治疗，如嗜铬细胞瘤引起的高血压，肿瘤切除后血压可降至正常；肾血管性高血压可通过介入治疗扩张肾动脉。对原发病不能手术根治或术后血压仍高者，除采用其他针对病因的治疗外，还应选用适当的降压药物进行降压治疗。

（7）预防

高血压是一种可防可控的疾病，对血压 130～139/85～89 mmHg 正常高值阶段、超重或肥胖、长期高盐饮食、过量饮酒者应进行重点干预，定期健康体检，积极控制危险因素。

针对高血压患者，应定期随访和测量血压，尤其注意清晨血压的管理，积极治疗高血压（药物治疗与生活方式干预并举），减缓靶器官损害，预防心脑肾并发症的发生，降低致残率及病死率。

5. 低血压

低血压是指体循环动脉压力低于正常的状态。由于高血压在临床上常常引起心、脑、肾等重要脏器的损害而备受重视，世界卫生组织也对高血压的诊断标准有明确规定，但低血压的诊断尚无统一标准。一般认为，成年人上肢动脉血压低于 90/60 mmHg 即为低血压。根据病因可分为生理性和病理性低血压,根据起病形式可分为急性和慢性低血压。

(1) 病因

1) 生理性低血压状态:指部分健康人群中,其血压测量值已达到低血压标准,但无任何自觉症状,经长期随访,除血压偏低外,人体各系统器官无缺血和缺氧等异常,也不影响寿命。

2) 病理性低血压病:除血压降低外,常伴有不同程度的症状以及某些疾病。

原发性低血压病:指无明显原因的低血压状态,如生理性低血压(体质性低血压),多见于体质瘦弱的老人、女性。

继发性低血压病:指人体某一器官或系统的疾病所引起的血压降低。这种低血压可在短期内迅速发生,如大出血、急性心肌梗死、严重创伤、感染、过敏等原因所致血压急剧降低。大多数情况下,低血压为缓慢发生,可逐渐加重,如继发于严重的肺结核、恶性肿瘤、营养不良、恶病质等的低血压。

(2) 临床表现

根据低血压的起病形式将其分为急性和慢性两大类。

1) 急性低血压:急性低血压是指患者血压由正常或较高的水平突然而明显下降,临床上常因脑、心、肾等重要脏器缺血出现头晕、眼黑、肢软、冷汗、心悸、少尿等症状,严重者表现为晕厥或休克。

2) 慢性低血压:慢性低血压是指血压持续低于正常范围的状态。

体质性低血压:一般认为与遗传和体质瘦弱有关,多见于20～50 岁的妇女和老年人,轻者可无任何症状,重者出现精神疲惫、头晕、头痛,甚至昏厥,夏季气温较高时更明显。

直立性低血压:部分患者的低血压发生与体位变化(尤其直立位)有关,称为直立性低血压。直立性低血压定义为:在改变体位为直立位的 3 分钟内,收缩压下降＞20 mmHg 或舒张压下降＞10 mmHg,同时伴有低灌注的症状,这些症状包括:头昏、头晕、视力模糊、乏力、恶心、认知功能障碍、心悸、颈背部疼痛。老年单纯收缩期高血压伴有糖尿病、低血容量，应用利尿剂、扩血管药或精神类药物者容易发生直立性低血压。

继发性低血压：某些疾病或药物可以引起低血压，如脊髓空洞症、高度的主动脉瓣狭窄、二尖瓣狭窄、慢性缩窄性心包炎、特发性或肥厚型心肌病、血液透析患者和慢性营养不良症等，以及服用降压药、抗抑郁药。这些疾病引起的低血压也可以出现头昏、头晕等低灌注的症状。

（3）检查

1）体格检查：对低血压患者除了注意分别测量卧位与立位血压外，尚应注意双上肢以及上、下肢间血压的比较测量，以排除多发性大动脉炎所致的动脉狭窄。除此之外，查体时还应注意患者面容、皮肤色泽、毛发分布、胖瘦、有无水肿等一般表现；心脏查体尤应注意心音和心脏杂音的变化；神经系统检查注意患者肢体感觉、运动以及共济运动等。

2）实验室及特殊检查：根据病史和查体可以获得患者低血压病因诊断的线索，但若确立诊断尚需依靠必要的实验室或特殊检查。

若怀疑糖尿病者，需进行血糖、尿糖测定；有心血管疾病者，需进行心电图、超声心动图甚至心血管造影检查，必要时也可进行血常规、血电解质、肌钙蛋白、24 小时动态心电图测定、有创性电生理检查、直立倾斜试验、经食管超声心动图等检查；有内分泌疾病者，诊断须有垂体、肾上腺或甲状腺功能测定的证据；若怀疑肺栓塞，可进行血气分析、肺动脉 CT、肺通气灌注扫描等；若怀疑颅内病变或局灶性神经病变，则要进行脑电图、头颅和脑 CT 及磁共振检查。

（4）诊断

低血压的诊断主要根据动脉血压测值达低血压标准。同时，对低血压患者注意询问以下情况有助于诊断及鉴别诊断。

1）询问除低血压外，有无其他血管症状，有无其他系统疾病，若无,则考虑为原发性低血压。

2）询问有无急重症造成急性血容量不足或急性心功能减低、心排血功能障碍。

3）询问有无引起低血压症的心血管系统疾病及外周血管疾病,有无高原居住史,有无引起低血压症的内分泌系统疾病及临床表现,有无代谢性疾病、脊髓病变。

4）询问低血压状态是何时发生的,与临床上出现的症状、体位有无明显关系,有无长期卧床病史,有无外科手术、创伤而导致自主神经损害的原因。

5）询问低血压发生的时间长短、临床表现与服用药物的关系。

通过详细询问以上情况,能明确低血压是原发性或继发性,是否为急性低血压,结合临床其他资料,可明确原发病因。

（5）治疗

1）病因治疗:对体质虚弱者要加强营养,对患有肺结核等消耗性疾病者要加紧治疗,因药物引起者可停用或调整用药剂量。若高血压患者服降压药后血压下降过快而感到不适时,应在医生指导下调整给药方法和剂量;对直立性低血压患者,由卧位站立时注意不要过猛,或以手扶物,以防因低血压引起摔跤等。

2）适当加强锻炼:生活要有规律,防止过度疲劳,因为极度疲劳会使血压降得更低。要保持良好的精神状态,适当加强锻炼,提高身体素质,改善神经、血管的调节功能,加速血液循环,减少直立性低血压的发作,老年人锻炼应根据环境条件和自己的身体情况选择运动项目,如太极拳、散步、健身操等。

3）调整饮食:每餐不宜吃得过饱,因为太饱会使回流心脏的血液相对减少;低血压的老人每日清晨可饮些淡盐开水,或吃稍咸的饮食以增加饮水量,较多的水分进入血液可增加血容量,从而可提高血压;适量饮茶,因茶中的咖啡因能兴奋呼吸中枢及心血管系统。

6. 低血糖

低血糖是指成年人空腹血糖浓度低于 2.8 mmol/L。糖尿病患者血糖值≤3.9 mmol/L 即可诊断低血糖。低血糖症是一组多种病因引起的以静脉血浆葡萄糖(简称血糖)浓度过低,临床上以交感神经兴奋和脑细胞缺氧为主要特点的综合征。低血糖的症状通常表现为出汗、饥饿、头晕、心慌、颤抖、面色苍白等,严重者还可出现精神不集中、躁动、易怒甚至昏迷等。

（1）病因

临床上反复发生空腹低血糖症提示有器质性疾病;餐后引起的反应性低血糖症,多见于功能性疾病。

1) 空腹低血糖症:①内源性胰岛素分泌过多。常见的有胰岛素瘤、自身免疫性低血糖等。②药物性。如注射胰岛素、磺脲类降糖药物、水杨酸、饮酒等。③重症疾病。如肝衰竭、心力衰竭、肾衰竭、营养不良等。④胰岛素拮抗激素缺乏:如胰高血糖素、生长激素、皮质醇等缺乏。⑤胰外肿瘤。

2) 餐后(反应性)低血糖症:①糖类代谢酶的先天性缺乏。如遗传性果糖不耐受症等。②特发性反应性低血糖症。③滋养性低血糖症(包括倾倒综合征)。④功能性低血糖症。⑤2 型糖尿病早期出现的进餐后期低血糖症。

（2）临床表现

低血糖呈发作性,时间和频率随病因不同而异,症状千变万化,临床表现可归纳为以下两个方面。

1) 自主(交感)神经过度兴奋的表现:低血糖发作时由于交感神经和肾上腺髓质释放肾上腺素、去甲肾上腺素等,临床表现为出汗、饥饿、心慌、颤抖、面色苍白等。

2) 脑功能障碍的表现:是大脑缺乏足量葡萄糖供应时功能失调的一系列表现。初期表现为精神不集中、思维和语言迟钝、头晕、嗜睡、躁动、易怒、行为怪异等精神症状,严重者出现惊厥、昏迷甚至死亡。

（3）检查

1）血糖:成年人空腹血糖浓度低于 2.8 mmol/L,糖尿病患者血糖值低于 3.9 mmol/L。

2）血浆胰岛素测定:低血糖发作时,如血浆胰岛素和 C 肽水平升高,则提示低血糖为胰岛素分泌过多所致。

3）48～72 小时饥饿试验:少数未察觉的低血糖或处于非发作期以及高度怀疑胰岛素瘤的患者应在严密观察下进行。开始前取血标本测血糖、胰岛素、C 肽,之后每 6 小时测一次。

（4）诊断

根据低血糖典型表现（Whipple 三联征）可确定:①低血糖症状;②发作时血糖低于 2.8 mmol/L;③供糖后低血糖症状迅速缓解。少数空腹血糖降低不明显或处于非发作期的患者,应多次检测有无空腹或吸收后低血糖,必要时采用 48～72 小时饥饿试验。

（5）鉴别诊断

低血糖有时可误诊为精神病、神经疾患（癫痫、短暂脑缺血发作）或脑血管意外等。

1）低血糖病因的鉴别:磺脲类药物、胰岛素用量过多、胰岛素瘤等。

2）交感神经兴奋表现的鉴别:甲状腺功能亢进症、嗜铬细胞瘤、自主神经功能紊乱、糖尿病自主神经病变、更年期综合征等。

3）精神-神经-行为异常的鉴别:精神病、脑血管意外、糖尿病酮症酸中毒昏迷、高血糖高渗状态等。

（6）西医治疗

治疗包括两方面:一是解除低血糖症状,二是纠正导致低血糖症的各种潜在原因。对于轻中度低血糖,口服糖水、含糖饮料,或进食糖果、饼干、面包、馒头等即可缓解。对于药物性低血糖,应及时停用相关药物。重者和疑似低血糖昏迷的患者,应及时测定毛细血管血糖,甚至无须血糖结果,及时给予 50% 葡萄糖 40～60 mL 静脉注射,继以 5%～10% 葡萄糖液静脉滴注。神志不清者,切忌喂食以免呼吸道窒息。

（7）预防

糖尿病患者尤其合并心脑血管疾病的老年患者，应注意预防低血糖的发生。

1）制定适宜的个体化血糖控制目标。

2）进行糖尿病教育：包括对患者家属的教育，识别低血糖，了解患者所用药物的药代动力学，自救方法等。

3）充分认识引起低血糖的危险因素：①定时定量进餐，如果进餐量减少应相应减少药物剂量；②运动前应增加额外的碳水化合物摄入；③酒精能直接导致低血糖，避免酗酒和空腹饮酒。

4）调整降糖方案：合理使用胰岛素或胰岛素促分泌剂。

5）定期监测血糖：尤其在血糖波动大、环境、运动等因素改变时要密切监测血糖。

7. 高脂血症

高脂血症是指血脂水平过高，可直接引起一些严重危害人体健康的疾病，如动脉粥样硬化、冠心病、胰腺炎等。

（1）病因

高脂血症可分为原发性和继发性两类。原发性与先天性和遗传有关，是由于单基因缺陷或多基因缺陷，使参与脂蛋白转运和代谢的受体、酶或载脂蛋白异常所致，或由于环境因素（饮食、营养、药物）和通过未知的机制而致。继发性多发生于代谢性紊乱疾病（糖尿病、高血压、黏液性水肿、甲状腺功能低下、肥胖、肝肾疾病、肾上腺皮质功能亢进），或与其他因素年龄、性别、季节、饮酒、吸烟、饮食、体力活动、精神紧张、情绪活动等有关。

（2）临床表现

高脂血症的临床表现主要是脂质在真皮内沉积所引起的黄色瘤和脂质在血管内皮沉积所引起的动脉硬化。尽管高脂血症可引起黄色瘤，但其发生率并不很高；而动脉粥样硬化的发生和发展又是一种缓慢渐进的过程。因此，在通常情况下，多数患者并无明显症状和异常体征，偶有头晕、心慌、乏力等表现。

（3）检查

1）测定血脂谱全套：空腹 TC、TG、LDL‐C、HDL‐C。

2）判断血浆中有无乳糜微粒存在：可采用简易的方法，即把血浆放置 4℃冰箱中过夜，然后观察血浆是否有"奶油样"的顶层。

3）血浆低密度脂蛋白（LDL‐C）浓度：1～2 周内血浆胆固醇水平可有 ±10% 的变异，实验室的变异容许在 3% 以内。

4）有关脂代谢的特殊检查：①载脂蛋白测定，测定血浆 ApoB 和 ApoAⅠ水平对于预测冠心病的危险性具有重要意义；②体内脂蛋白代谢测试。此外，还可进行基因 DNA 突变分析、脂蛋白‐受体相互作用以及脂蛋白脂酶和肝脂酶、胆固醇脂化酶与合成酶等方面的测定。

5）其他检查：家族性混合型高脂血症和家族性高三酰甘油血症存在胰岛素抵抗，其血浆胰岛素水平升高，临床上可表现为糖耐量异常；Ⅲ型高脂蛋白血症常合并有糖尿病；家族性混合型高脂血症可伴有高尿酸血症；Ⅲ型高脂蛋白血症患者可伴有甲状腺功能减低。

（4）诊断

关于高脂血症的诊断标准，目前国际和国内尚无统一的方法。既往认为血浆总胆固醇浓度 >5.17 mmol/L（200 mg/dl）可定为高胆固醇血症，血浆三酰甘油浓度 >2.3 mmol/L（200 mg/dl）为高三酰甘油血症。各地由于所测人群不同以及所采用的测试方法的差异等因素，所制定的高脂血症诊断标准不一。但为了防治动脉粥样硬化和冠心病，合适的血浆胆固醇水平应该根据患者未来发生心脑血管疾病的风险来决定，发生风险越高，合适的血浆胆固醇水平应该越低。

新的标准建议在 LDL‐C 浓度 >130 mg/dl 时开始药物治疗，以 LDL‐C 浓度 <100 mg/dl 为治疗目标，如果未来发生心脑血管疾病的风险很高，应该更早地开始药物治疗和采取更严格的治疗目标。低 HDL‐C 浓度为冠心病的一项危险因素，为 <40 mg/dl。降低了三酰甘油的分类的标准，更注重其中度升高。

（5）西医治疗

1）控制理想体重：许多流行病学资料显示，肥胖人群的平均血浆胆固醇和三酰甘油水平显著高于同龄的非肥胖者。除了体重指数（BMI）与血脂水平呈明显正相关外，身体脂肪的分布也与血浆脂蛋白水平关系密切。一般来说，中心型肥胖者更容易发生高脂血症。肥胖者的体重减轻后，血脂紊乱亦可恢复正常。

2）运动锻炼：体育运动不但可以增强心肺功能、改善胰岛素抵抗和葡萄糖耐量，而且还可减轻体重、降低血浆三酰甘油和胆固醇水平，升高 HDL 胆固醇水平。

为了达到安全有效的目的，进行运动锻炼时应注意以下事项。

运动强度：通常以运动后的心率水平来衡量运动量的大小，适宜的运动强度一般是运动后的心率控制在个人最大心率的 80％左右。运动形式以中速步行、慢跑、游泳、跳绳、做健身操、骑自行车等有氧活动为宜。

运动持续时间：每次运动开始之前，应先进行 5～10 min 的预备活动，使心率逐渐达到上述水平，然后维持 20～30 min。运动完后最好再进行 5～10 min 的放松活动。每周至少活动 3～4 次。

安全：运动时应注意安全保护。

3）戒烟：吸烟可升高血浆胆固醇和三酰甘油水平，降低 HDL -胆固醇水平。停止吸烟 1 年，血浆 HDL -胆固醇可上升至不吸烟者的水平，冠心病的危险程度可降低 50％，甚至接近于不吸烟者。

4）饮食治疗：血浆脂质主要来源于食物，通过控制饮食，可使血浆胆固醇水平降低 5％～10％，同时有助于减肥。并使降脂药物发挥出最佳的效果。多数 III 型高脂蛋白血症患者通过饮食治疗，同时纠正其他共存的代谢紊乱，常可使血脂水平降至正常。

饮食治疗时机，主要取决于患者的冠心病危险程度和血浆 LDL -胆固醇水平。一般来讲，冠心病的危险程度越高，则开始进行饮食治疗的血浆 LDL -胆固醇水平就越低。

高脂血症的饮食治疗是通过控制饮食的方法，在保持理想体重的同时,降低血浆中的 LDL-胆固醇水平。

饮食结构可直接影响血脂水平的高低。血浆胆固醇水平易受饮食中胆固醇摄入量的影响,进食大量的饱和脂肪酸也可增加胆固醇的合成。通常,肉食、蛋及乳制品等食物(特别是蛋黄和动物内脏)中的胆固醇和饱和脂肪酸含量较多,应限量进食。食用油应以植物油为主,每人每天用量以 25～30 g 为宜。家族性高胆固醇血症患者应严格限制食物中的胆固醇和脂肪酸摄入。

5)药物治疗:以降低血清总胆固醇和 LDL 胆固醇为主的有他汀类和树脂类。以降低血清三酰甘油为主的药物有贝特类和烟酸类。

6)重度血脂异常的非药物治疗:部分血脂异常的患者通过调整饮食和改善生活方式均可以达到比较理想的血脂调节效果,有极少数患者血脂水平非常高,多见于有基因遗传异常的患者,可以通过血浆净化治疗、外科治疗。基因治疗在未来有可能攻克顽固性遗传性的血脂异常。

(6)预后

血脂异常者往往伴有多种心血管危险因素。血脂水平下降会使得心血管疾病的发生率和病死率随着血清总胆固醇和 LDL 胆固醇水平的下降而降低。

8. 高黏滞综合征

高黏滞综合征是由于一种或几种血液黏滞因子升高,使血液过度黏稠、血流缓慢造成,以血液流变学参数异常为特点的临床病理综合征。通俗地讲,就是血液过度黏稠了,是由于血液中红细胞聚集成串,丧失应有的间隙和距离,或者血液中红细胞在通过微小毛细血管时的弯曲变形能力下降,使血液的黏稠度增加,循环阻力增大,微循环血流不畅所致。

(1)引起高黏滞综合征的原因

1)细胞浓度过高:血液中的细胞数量相对增多。例如老年人体内水分相对减少,血液中的水含量也减少,那么血细胞的比例就会相对增大，由于血液中的液体成分减少，固体成分增多，血液中的黏度就自然升高了。

2）血液黏度增高：血液中除了红细胞以外，还有许多血浆蛋白，如球蛋白、纤维蛋白原等。这些大分子蛋白质增多时常与红细胞粘合成网格，增加了血液流动的阻力，导致血液黏度增高。

3）血细胞的聚集性增高：血液中的细胞应该是单个执行功能，而不是积聚在一起的。当红细胞或血小板的结构出现某种异常时，红细胞和血小板就会积聚到一起，就会阻塞血管，形成血栓。

4）血细胞的变形性减弱：人体内的毛细血管是很细的，最小的血管只能允许一个血细胞通过，而且血细胞在通过小血管时还要改变形状，以利通过，当血细胞的变形能力减弱时，通过小血管时很困难，影响血流速度，因而使血黏度增高。

5）血脂异常：由于血液是全身循环的，所以血液中脂质含量过高时，可以使血液的自身黏度改变。另外，增高的血脂可抑制纤维蛋白溶解，使血液黏度稠度更加增高。血黏度的增高，有利于冠心病的发生，甚至诱发急性心肌梗死。

（2）高黏滞综合征的早期信号

血液黏稠，流速减慢，这样，血液中脂质便沉积在血管的内壁上，导致管腔狭窄、供血不足，导致心肌缺血、脑血栓、肢体血管血栓等疾病的发生。有些中老年人经常感觉头晕、困倦、记忆力减退等，总认为是人生走向衰变的必然现象，其实这就是高黏滞综合征造成的恶果。

早期主要表现：①晨起头晕，晚上清醒；②午餐后犯困；③蹲着干活气短；④阵发性视力模糊；⑤体检验血时，往往针尖阻塞和血液很快凝集在针管中；血流变测定时，血黏度"＋＋＋"以上，其他各项指数也显著增高。

在日常生活中，中老年人若发现自己有上述症状，应及时去医院做血流变学检查。

（3）高黏滞综合征防治

1）多饮水：饮水要注意时机，如早晨起床前，每餐吃饭前1小时和就寝前。每天最好不少于 2 000 mL。

2）选用能稀释血液的食物：抑制血小板聚集，防止血栓形成的食物有山楂、黑木耳、大蒜、洋葱、青葱、柿子椒、香菇、草莓、菠萝、柠檬等；具有类似阿司匹林作用的抗凝食物有山楂、番茄、红葡萄、橘子、生姜；具有调脂作用的有山楂、螺旋藻、芹菜、胡萝卜、魔芋、紫菜、海带、马齿苋、核桃、玉米、芝麻、苹果、猕猴桃等。

3）合理的饮食搭配：少食动物内脏及动物脂肪，少吃油炸食物，晚餐不宜多食荤腥厚味食物，少食甜食。平时宜吃清淡的食物，以素为主，粗细粮搭配。

4）多食富含卵磷脂的食物：多食大豆及豆制品、禽蛋、鱼类。有利于改善血液黏滞度，使血栓不易形成。

5）多食含维生素 C 的水果和蔬菜：维生素 C 有调节血脂的作用；蔬菜中的纤维在肠道能阻止胆固醇的吸收可降低血液黏滞度。

6）坚持锻炼身体：如散步、慢跑、打太极拳、打羽毛球、爬山、游泳等，可促进血液循环。

7）药物治疗：在医生指导下，选用一些抗凝、降低血黏度的药物，常用的有益心酮、藻酸双酯钠、肠溶阿司匹林、茶色素、链激酶、蝮蛇抗栓酶等；也可选用一些活血化瘀药物如复方丹参片、当归片、绞股蓝、川芎、双嘧达莫（潘生丁）等。

8）禁烟：影响血液循环，减少血流量，降低血流速度，可导致不良结局。

9）定期体检：50 岁以上的人应该做血液流变学检查和血小板聚集试验。根据检查结果，采取有效的防护措施，减少栓塞性疾病的发生。同时，可动态观察血黏度指标，做到心中有数。

（4）预防

1）高脂血症预防

高脂血症分原发性和继发性两种，前者与环境、家庭遗传有关。后者由糖尿病、甲状腺功能低下、肥胖症、胰腺疾病等引起。合理的饮食与生活方式对预防高血脂有着重要的意义。对于有遗传性倾向的高血脂患者，药物治疗无明显改善，主要通过调节饮食结构来改善，尽量不吃或少吃含胆固醇高的食物，如动物的内脏、脑子、骨髓、鱼子、贝类、乌贼、鳝等。要常吃多纤维的蔬菜、瓜果，它们含有大量的植物固醇可以抑制胆固醇吸收，起到抗动脉硬化作用。适量或少量饮酒也能降低胆固醇，每日 45 mL 白酒或 90 mL 的干红或 188 mL 的啤酒。对于已有高脂血症的患者，一方面要控制饮食，一方面要进行慢跑等适度运动，通过运动，脂肪中的脂酶活性增加，血脂相应降低，有的患者血脂正常，但有高血压、糖尿病、冠心病，这也要控制饮食、积极运动并在医生指导下配合药物治疗。

尽管通常能通过合理调节饮食、运动、药物方法来达到降低胆固醇的目的，但这些方法对一些具有顽固性、家族性高血脂的患者有时往往起不到治疗作用。

近来，医学上已出现全血直接吸附血脂系统，采用全封闭式一次性血路管及自体血净化回输，从血液中直接将过多有害血脂去掉。

2）并发症预防

还可以用于预防高血脂带来的各种并发症，并能改善冠心病、脑梗死病变部位的微循环。但是这也不能看作一劳永逸，如不注意运动、不注意饮食调节及结合其他辅助性治疗，血脂又会涨到原来的水平。

9. 甲状腺功能减退

甲状腺功能减退症（简称甲减），是由于甲状腺激素合成及分泌减少，或其生理效应不足所致机体代谢降低的一种疾病。按其病因分为原发性甲减、继发性甲减及周围性甲减三类。

（1）病因

病因较复杂，以原发性者多见，其次为垂体性者，其他均属少见。

（2）临床表现

1）一般表现：面色苍白，眼睑和颊部虚肿，表情淡漠，全身皮肤干燥、增厚、粗糙多脱屑,非凹陷性水肿,毛发脱落,手脚掌呈萎黄色,体重增加,少数患者指甲厚而脆裂。

2)神经精神系统:记忆力减退,智力低下,嗜睡,反应迟钝,多虑,头晕,头痛,耳鸣,耳聋,眼球震颤,共济失调,腱反射迟钝,跟腱反射松弛期时间延长,重者可出现痴呆、木僵甚至昏睡。

3)心血管系统:心动过缓,心排血量减少,血压低,心音低钝,心脏扩大,可并发冠心病,但一般不发生心绞痛与心衰,有时可伴有心包积液和胸腔积液。重症者发生黏液性水肿性心肌病。

4)消化系统:厌食、腹胀、便秘。重者可出现麻痹性肠梗阻。胆囊收缩减弱而胀大,半数患者有胃酸缺乏,导致恶性贫血与缺铁性贫血。

5)运动系统:肌肉软弱无力、疼痛、强直,可伴有关节病变如慢性关节炎。

6)内分泌系统:女性月经过多,闭经,不孕;男性阳痿,性欲减退。少数患者出现泌乳,继发性垂体增大。

7)"甲减危象":病情严重时,由于受寒冷、感染、手术、麻醉或镇静剂应用不当等应激可诱发黏液性水肿昏迷或称"甲减危象",表现为低体温(T<35 ℃),呼吸减慢,心动过缓,血压下降,四肢肌力松弛,反射减弱或消失,甚至发生昏迷,休克,心肾功能衰竭。

8)呆小病:表情呆滞,发音低哑,颜面苍白,眶周浮肿,两眼距增宽,鼻梁扁塌,唇厚流涎,舌大外伸四肢粗短、臀中肌步态。

9)幼年型甲减:身材矮小,智慧低下,性发育延迟。

(3)临床检查

1)甲状腺功能检查:血清 TT_4、TT_3、FT_4、FT_3 低于正常值。

2)血清 TSH 值

原发性甲减症:TSH 明显升高同时伴游离 T_4 下降。亚临床型甲减症血清 TT_4、TT_3 值可正常,而血清 TSH 轻度升高,血清 TSH 水平在 TRH 兴奋剂试验后,反应比正常人高。

垂体性甲减症:血清 TSH 水平低或正常或高于正常,对 TRH 兴奋试验无反应。应用 TSH 后,血清 TT_4 水平升高。

下丘脑性甲减症：血清 TSH 水平低或正常，对 TRH 兴奋试验反应良好。

周围性甲减（甲状腺激素抵抗综合征）：中枢性抵抗者 TSH 升高，周围组织抵抗者 TSH 低下，全身抵抗者 TSH 有不同表现。

3）X 线检查：心脏扩大，心搏减慢，心包积液、颅骨平片示蝶鞍可增大。

4）心电图检查：示低电压，Q - T 间期延长，ST - T 异常。超声心动图示心肌增厚，心包积液。

5）血脂、肌酸磷酸激酶活性增高，葡萄糖耐量曲线低平。

（4）西医治疗

1）甲状腺制剂终身替代治疗：早期轻型病例以口服甲状腺片或左甲状腺素为主。检测甲状腺功能，维持 TSH 在正常值范围。

2）对症治疗：中、晚期重型病例除口服甲状腺片或左旋甲状腺素外，需对症治疗如给氧、输液、控制感染、控制心力衰竭等。对于甲亢患者治疗要防止过度造成甲减。

10. 贫血

贫血是指人体外周血红细胞容量减少，低于正常范围下限的一种常见的临床症状。由于红细胞容量测定较复杂，临床上常以血红蛋白（Hb）浓度来代替。我国血液病学家认为在我国海平面地区，成年男性 Hb＜120 g/L，成年女性（非妊娠）Hb＜110 g/L，孕妇 Hb＜100 g/L 就有贫血。

1972 年 WHO 制订的诊断标准认为在海平面地区 Hb 低于下述水平诊断为贫血：6 个月到＜6 岁儿童为 110 g/L，6～14 岁儿童为 120 g/L，成年男性为 130 g/L，成年女性为 120 g/L，孕妇为 110 g/L。应注意，久居高原地区居民的血红蛋白正常值较海平面居民为高；在妊娠、低蛋白血症、充血性心力衰竭、脾肿大及巨球蛋白血症时，血浆容量增加，此时即使红细胞容量是正常的，但因血液被稀释，血红蛋白浓度降低，容易被误诊为贫血；在脱水或急性大失血等循环血容量减少时，由于血液浓缩，即使红细胞容量偏低,但因血红蛋白浓度增高,贫血容易漏诊。

（1）分类及病因

基于不同的临床特点,贫血有不同的分类。例如:按贫血进展速度分急、慢性贫血;按红细胞形态分大细胞性贫血、正常细胞性贫血和小细胞低色素性贫血;按血红蛋白浓度分轻度、中度、重度和极重度贫血;按骨髓红系增生情况分增生性贫血(如溶血性贫血、缺铁性贫血、巨幼细胞贫血等)和增生低下性贫血(如再生障碍性贫血)。临床上常从贫血发病的机制和病因分类。

红细胞生成减少性贫血

造血细胞、骨髓造血微环境和造血原料的异常影响红细胞生成,可形成红细胞生成减少性贫血。

· 造血干祖细胞异常所致贫血

再生障碍性贫血(AA): AA 是一种骨髓造血功能衰竭症,与原发和继发的造血干祖细胞损害有关。部分全血细胞减少症的发病机制与 B 细胞产生抗骨髓细胞自身抗体,进而破坏或抑制骨髓造血细胞有关。

纯红细胞再生障碍贫血(PRCA): PRCA 是指骨髓红系造血干祖细胞受到损害,进而引起贫血。依据病因,该病可分为先天性和后天性两类。先天性 PRCA 即 Diamond-Blackfan 综合征,系遗传所致;后天性 PRCA 包括原发、继发两类。有学者发现部分原发性 PRCA 患者血清中有自身 EPO 或幼红细胞抗体。继发性 PRCA 主要有药物相关型、感染相关型(细菌和病毒,如微小病毒 B19、肝炎病毒等)、自身免疫病相关型、淋巴细胞增殖性疾病相关型(如胸腺瘤、淋巴瘤、浆细胞病和淋巴细胞白血病等)以及急性再生障碍危象等。

先天性红细胞生成异常性贫血(CDA): CDA 是一类遗传性红系干祖细胞良性克隆异常所致的、以红系无效造血和形态异常为特征的难治性贫血。根据遗传方式,该病可分为常染色体隐性遗传型和显性遗传型。

造血系统恶性克隆性疾病: 这些疾病中造血干祖细胞发生了

质的异常,包括骨髓增生异常综合征及各类造血系统肿瘤性疾病如白血病等。前者因为病态造血,血细胞高增生、高凋亡,出现原位溶血;后者肿瘤性增生、低凋亡和低分化,造血调节也受到影响,从而使正常成熟红细胞减少而发生贫血。

- **造血微环境异常所致贫血**

造血微环境包括骨髓基质,基质细胞和细胞因子。

骨髓基质和基质细胞受损所致贫血：骨髓坏死、骨髓纤维化、骨髓硬化症、大理石病、各种髓外肿瘤的骨髓转移以及各种感染或非感染性骨髓炎,均可因损伤骨髓基质和基质细胞,造血微环境发生异常而影响血细胞生成。

造血调节因子水平异常所致贫血：干细胞因子(SCF)、白细胞介素(IL)、粒-单系集落刺激因子(GM-CSF)、粒系集落刺激因子(G-CSF)、红细胞生成素(EPO)、血小板生成素(TPO)、血小板生长因子(TGF)、肿瘤坏死因子(TNF)和干扰素(IFN)等均具有正负调控造血的作用。肾功能不全、肝病、垂体或甲状腺功能低下等时产生 EPO 不足;肿瘤性疾病或某些病毒感染会诱导机体产生较多的造血负调控因子如 TNF、IFN、炎症因子等,均可导致慢性病性贫血(ACD)。

淋巴细胞功能亢进：AA、自身免疫性疾病、自身免疫溶血性贫血。

造血细胞凋亡亢进：骨髓增生异常综合征(MDS)、AA。

- **造血原料不足或利用障碍所致贫血**

造血原料是指造血细胞增殖、分化、代谢所必需的物质,如蛋白质、脂类、维生素(叶酸、维生素 B_{12} 等)、微量元素(铁、铜、锌等)等。任一种造血原料不足或利用障碍都可能导致红细胞生成减少。

叶酸或维生素 B_{12} 缺乏或利用障碍所致贫血：由于各种生理或病理因素导致机体叶酸或维生素 B_{12} 绝对或相对缺乏或利用障碍可引起的巨幼细胞贫血。

缺铁和铁利用障碍性贫血：这是临床上最常见的贫血。缺铁和铁利用障碍影响血红素合成,因此又称该类贫血为血红素合成异常性贫血。该类贫血的红细胞形态变小,中央淡染区扩大,属于小细胞低色素性贫血。

红细胞破坏过多性贫血

红细胞自身异常:膜异常、酶异常、珠蛋白异常、血红素异常。

红细胞周围环境异常:免疫性、血管性、溶血性贫血(HA)。

失血性贫血

根据失血速度分急性和慢性,慢性失血性贫血往往合并缺铁性贫血。可分为出凝血性疾病(如特发性血小板减少性紫癜、血友病和严重肝病等)所致和非出凝血性疾病(如创伤、肿瘤、结核、支气管扩张、消化性溃疡、痔和妇科疾病等)所致两类。

(2)临床表现

贫血的病因、血液携氧能力下降的程度、血容量下降的程度、发生贫血的速度和血液、循环、呼吸等系统的代偿和耐受能力均会影响贫血的临床表现。最早出现的症状有头晕、乏力、困倦,而最常见、最突出的体征是面色苍白。症状的轻重取决于贫血的速度、贫血的程度和机体的代偿能力。

1)神经系统:头昏、耳鸣、头痛、失眠、多梦、记忆减退、注意力不集中等是贫血缺氧导致神经组织损害所致常见的症状。小儿贫血时可哭闹不安、躁动甚至影响智力发育。

2)皮肤、黏膜:苍白是贫血时皮肤、黏膜的主要表现。贫血时机体通过神经体液调节进行有效血容量重新分配,相对次要脏器(如皮肤、黏膜)则供血减少;另外,由于单位容积血液内红细胞和血红蛋白含量减少,也会引起皮肤、黏膜颜色变淡。粗糙、缺少光泽甚至形成溃疡是贫血时皮肤、黏膜的另一类表现,可能还与贫血的原发病有关。溶血性贫血,特别是血管外溶血性贫血,可引起皮肤、黏膜黄染。

3)呼吸循环系统:贫血时红细胞内合成较多的 2,3 - 二磷酸甘油酸(2,3 - DPG),以降低血红蛋白对氧的亲和力,使氧解离曲线右移,组织获得更多的氧。气急或呼吸困难,大都是由于呼吸中枢低氧或高碳酸血症所致。故轻度贫血无明显表现，仅活动后引起呼吸加快加深并有心悸、心率加快。贫血愈重，活动量愈大，症状愈明显。重度贫血时，即使平静状态也可能有气短甚至端坐呼吸。长期贫血，心脏超负荷工作且供氧不足，会导致贫血性心脏病，此时不仅有心率变化，还可有心律失常和心功能不全。

4）消化系统：贫血时消化腺分泌减少甚至腺体萎缩，进而导致消化功能减低、消化不良，出现腹部胀满、食欲减低、大便规律和性状的改变等。长期慢性溶血可合并胆道结石和脾大。缺铁性贫血可有吞咽异物感或异食症。巨幼细胞贫血或恶性贫血可引起舌炎、舌萎缩、牛肉舌、镜面舌等。

5）泌尿生殖内分泌系统：血管外溶血出现无胆红素的高尿胆原尿；血管内溶血出现血红蛋白尿和含铁血黄素尿，重者甚至可发生游离血红蛋白堵塞肾小管，进而引起少尿、无尿、急性肾衰竭。长期贫血影响睾酮的分泌，减弱男性特征；对女性，因影响女性激素的分泌而导致月经异常，如闭经或月经过多。在男女两性中性欲减退均多见。长期贫血会影响各内分泌腺体的功能和红细胞生成素的分泌。

（3）检查

1）血常规检查：有无贫血及贫血严重程度，是否伴白细胞或血小板数量的变化。据红细胞参数，即平均红细胞体积（MCV）、平均红细胞血红蛋白量（MCH）及平均红细胞血红蛋白浓度（MCHC）等可对贫血进行红细胞形态分类，为诊断提供相关线索。网织红细胞计数间接反映骨髓红系增生及代偿情况；外周血涂片可观察红细胞、白细胞、血小板数量或形态改变，有否疟原虫和异常细胞等。

2）骨髓检查：骨髓细胞涂片反映骨髓细胞的增生程度、细胞成分、比例和形态变化。骨髓活检反映骨髓造血组织的结构、增生程度、细胞成分和形态变化。骨髓检查对某些贫血，白血病，骨髓坏死、骨髓纤维化或大理石变，髓外肿瘤细胞浸润等具有诊断价值。必须注意骨髓取样的局限性，骨髓检查与血常规有矛盾时，应做多部位骨髓检查。

3）贫血的发病机制检查：如缺铁性贫血的铁代谢及引起缺铁的原发病检查；巨幼细胞贫血的血清叶酸和维生素 B_{12} 水平测定及导致此类造血原料缺乏的原发病检查；失血性贫血的原发病检查；溶血性贫血可发生游离血红蛋白增高、结合珠蛋白降低、血钾增高、间接胆红素增高等。有时还需进行红细胞膜、酶、珠蛋白、血红素、自身抗体、同种抗体或阵发性睡眠性血红蛋白尿（PNH）克隆等检查；骨髓造血细胞的染色体、抗原表达、细胞周期、基因等检查，以及 T 细胞亚群及其分泌的因子或骨髓细胞自身抗体检查等。

（4）诊断

综合分析贫血患者的病史、体格检查和实验室检查结果，即可明确贫血的病因或发病机制，从而作出贫血的疾病诊断。

应详细询问现病史和既往史、家族史、营养史、月经生育史及危险因素暴露史等。要注意了解贫血发生的时间、速度、程度、并发症、可能诱因、干预治疗的反应等。耐心寻找贫血的原发病线索或发生贫血的遗传背景。营养史和月经生育史对铁、叶酸或维生素 B_{12} 等造血原料缺乏所致的贫血有辅助诊断价值。射线、化学毒物、药物、病原微生物等暴露史对造血组织受损和感染相关性贫血的诊断至关重要。

检查时特别注意：①发热，心率，呼吸频度；②有无营养不良、特殊面容、端坐呼吸、步态不稳等；③皮肤、黏膜有无苍白、黄疸、溃疡和瘀点，有无紫癜或瘀斑；毛发有无干燥、有无舌乳头萎缩、匙状甲、下肢有无凹陷性水肿等；④淋巴结有无肿大；⑤有无心界扩大、心脏杂音等；⑥有无肝大、脾大或胆道炎症；⑦有无神经病理反射和深层感觉障碍等。

（5）西医治疗

紧急情况下，重度贫血患者、老年或合并心肺功能不全的贫血患者应输红细胞，纠正贫血，改善体内缺氧状态。但是，输血只能是临时性治疗手段，多次输血可并发血色病，需去铁治疗。因此，寻找病因进行针对性治疗是最重要的。

通常情况下，贫血只是一个症状，不是一个单一疾病，因此，需要先确定背后的病因，才能进行有效治疗。急性大量失血患者应积极止血，同时迅速恢复血容量并输红细胞纠正贫血。营养性贫血，可以通过补充缺乏的营养物质进行治疗，如缺铁性贫血补铁及治疗导致缺铁的原发病；巨幼细胞贫血补充叶酸或维生素 B_{12}。

非营养性贫血治疗则比较复杂。自身免疫性溶血性贫血采用糖皮质激素等免疫抑制剂治疗为主。慢性再生障碍性贫血则以环孢素联合雄激素为主。例如范科尼贫血这样的遗传性贫血，可以采用造血干细胞移植进行治疗。

11. 精神障碍

精神障碍指的是大脑功能活动发生紊乱，导致认知、情感、行为和意志等精神活动不同程度障碍的总称。常见的有人格障碍、精神分裂症、情感性精神障碍、脑器质性精神障碍等。致病因素有多方面：先天遗传、个性特征及体质因素、器质因素、社会性环境因素等。许多精神障碍患者有妄想、幻觉、错觉、情感障碍、哭笑无常、自言自语、行为怪异、意志减退，绝大多数患者缺乏自知力，不承认自己有病，不主动寻求医生的帮助。常见的精神病有：精神分裂症、躁狂抑郁性精神障碍、更年期精神障碍、偏执性精神障碍及各种器质性病变伴发的精神障碍等。

（1）病因

1）生物学因素（内因）

遗传：遗传因素是最重要的致病因素之一，人格障碍患者有明显的家族史；情感性障碍患者中，家族因素占 1/3 左右；研究证实，阿尔茨海默病与遗传相关。

中枢神经疾病：感染，如病毒性脑炎、脑膜炎等；颅内肿瘤，颅脑创伤，脑组织退变等。

2）心理、社会因素（外因）

心理因素：儿童时期生活经历对人的一生至关重要，比如遭受过重大精神刺激、生活挫折等负性生活事件，易患本病。

社会因素:如长期处于经济条件较差、社会地位较低,或经济情况好坏、社会地位高低等变化悬殊等,是患本病的重要因素。

(2)治疗方法

1)基本方法:①设法脱离致病环境,消除与发病有关的因素,加强精神治疗。②保持心理平衡,增强战胜各种困难的信心和勇气,有利于预防各种反应性精神障碍。

2)药物治疗。

心境稳定剂:碳酸锂。

精神病药:主要有吩噻嗪类的氯丙嗪;硫杂蒽类的泰尔登;丁酰苯类的氟哌啶醇;二苯氧氮平类的氯氮平和苯甲酰胺类的舒必利。

抗抑郁药:①选择性5-羟色胺再摄取抑制剂(SSRI),如氟西汀、帕罗西汀、舍曲林、氟伏沙明、西酞普兰等;②去甲肾上腺素和5-羟色胺双重摄取抑制剂(SNRI),如文法拉辛;③去甲肾上腺素和特异性5-羟色胺能抗抑郁药(NaSSA),如米氮平;④三环、四环类**抗抑郁药,**三环类如丙咪嗪、氯丙咪嗪,四环类有马普替林,不良反应少;⑤单胺氧化酶抑制剂(MAOI),如氯贝胺。

3)心理治疗:帮助患者对认知歪曲、错误的辨识能力、纠错能力,恢复自知能力,提高人际交往、心理适应能力和对生活的积极性。支持性的心理治疗主要包括倾听、解释、指导、鼓励、安慰、理解、宽容、耐心等,以及认知、行为等技术。

4)教育、康复训练治疗:教育与劳动相结合,寓教于劳,帮助矫正不良认知与行为;根据精神障碍患者的神经心理测定结果,制订康复训练实施计划。

5)其他治疗:经上述治疗效果不佳时,可考虑用电抽搐(ECT)、改良电抽搐或胰岛素昏迷治疗。

(3)预防措施

1)一级预防:即病因预防,通过消除或减少病因或致病因素来防止或减少精神障碍的发生,属于最积极、最主动的预防措施。主要内容包括如下几方面。

精神健康:增进精神健康的保健工作,充分加强精神卫生知识的普及和宣教，及时提供正确的心理咨询服务，提高人们对精神健康的自我保健意识，有效减少与各种应激因素有关的心理障碍的发生。

婚育教育：加强遗传咨询，防止近亲结婚，减少精神障碍发生率。

心理干预：对一些具有易患精神障碍的"高危人群"，包括具有特殊心理素质者和从事高心理压力职业者，及早采取正确的心理干预措施，提供心理宣泄的途径，预防和减少精神障碍的发生。

重视调查：定期进行精神障碍的流行病学调查，研究精神障碍在人群的发生率、发病规律、影响因素和分布情况，结合地区人口构成的变化，为相关部门制订规划、进行决策、从宏观上预防精神障碍的发生提供有力依据。

2）二级预防：重点是早期发现、早期诊断、早期治疗，并争取疾病缓解后预后良好，防止复发。由于许多精神障碍具有慢性或亚急性起病、症状隐匿、临床表现缺乏明确特征性等特点，往往失去及时干预的机会。因此，二级预防是精神障碍防治工作中极为重要的环节。其主要内容包括以下几个方面。

宣传教育：积极、深入并有计划地向群众宣传精神障碍的有关知识，提高人们早期识别精神障碍的能力，尽早发现精神异常者。同时，要改善人们对精神障碍以及精神疾病患者的偏见，及时就医，尽量把疾病控制在萌芽状态。

积极治疗：对确认或可疑的精神障碍者，指导患者及家属及时就诊，明确诊断，积极治疗，争取使疾病达到完全缓解。同时，积极进行随访与巩固治疗，减少复发。

加强专科：在综合医院内设立精神科和心理咨询科，做好会诊、联络、咨询及培训工作，帮助非精神科医师早期发现、早期治疗精神障碍患者。

3）三级预防：主要是康复训练，最大限度地促进患者社会功能的恢复，减少功能残疾，延缓疾病衰退的进程，提高患者的生活质量。其主要内容包括以下几个方面。

政府支持：积极谋求各级政府部门对精神障碍疾患的重视和支持，协调各相关部门工作，构成精神障碍防治康复体系，为减少精神残疾、提高精神障碍患者的生活质量和生活保障提供帮助。

主动治疗：对经过治疗，病情趋于稳定的患者，进行多种形式的心理治疗和康复训练。让患者正确认识疾患，进一步正确认识自己，克服性格弱点，正确应对现实生活中的各种心理社会问题和矛盾。同时，督促患者按时按量服药，防止疾病恶化、努力减少残疾，使患者最大限度地恢复心理和社会功能。

康复训练：建立各种工娱治疗站、作业站、娱乐站，对患者进行各种康复训练，同时进行健康教育和疾病咨询，使患者早日恢复家庭生活和社会功能。

家庭温暖：做好出院患者的定期随访工作，使患者能够接受及时而有针对性的医疗指导和服务。调整出院患者的生活环境，动员家庭成员支持和参与患者的康复活动，指导家庭成员为患者制订生活计划，努力解决患者的心理健康问题和日常生活中的实际困难。

精神呵护：关心和满足精神障碍患者的合理要求，重视心理、社会环境对疾病预后、复发的影响。想方设法妥善解决精神障碍患者以及精神残疾者恢复工作或重新就业，对支持其心理状态与投身于社会大环境接受锻炼有着相当重要的作用。

附篇二　眩晕的康复保健

一旦发生眩晕症,可根据前文几种类型进行辨证选方治疗,定会收到良好的效果。在应用中药治疗的同时,还要采取正确的康复保健措施。中医养生康复从中医的基础理论出发,根据脏腑盛衰及阴阳气血的变化情况,探索防病抗衰的方法,发展了一套综合性保健措施。《内经》记载的养生方法包括顺四时、适寒温、节饮食、调脾胃、和喜怒、养心神、慎起居、勤锻炼,根据自然运动变化的规律和人体内阴阳运动变化的状况来保养,人才能达到健康长寿的效果,中医养生手段方法多元,身心灵兼备,精气神兼养,包括静神、动形、固精、调气、食养及药饵等多方面,具体措施有饮食养生、药物养生、药膳养生、推拿按摩、针灸、精神养生、环境养生、作息养生、睡眠养生、娱乐养生、药浴养生、房事养生、气功养生等,眩晕症中无论是由七情内因、外因或不内外因所引起而致病,都可找到中医养生保健相应的防治方案。这样有利于缓解眩晕症状,防止眩晕症复发,并能控制病情的进一步发展。常用的防治眩晕症的保健措施如下。

（1）要进行饮食调养。眩晕症患者的饮食应以富有营养和新鲜清淡为原则。要多食蛋类、瘦肉、青菜及水果。忌食肥甘辛辣之物,如肥肉、油炸物、酒类、辣椒等。营养丰富的食物,可补充身体之虚,使气血旺盛,脑髓充实。对因贫血、白细胞减少症或慢性消耗性疾病所引起的眩晕症,尤应以营养调理为主。肥甘辛辣之品,能生痰助火,会使眩晕加重。因此,患原发性高血压、脑动脉硬化症的人应当慎用肥甘辛辣之物。在眩晕症的急性发作期,应适当控制水和盐的摄入量。现代医学认为，这样可减轻内耳迷路和前庭神经核的水肿，从而使眩晕症状缓解或减轻发作。

（2）要进行精神调养。眩晕症患者的精神调养也是不容忽视的。《黄帝内经》云："诸风掉眩，皆属于肝。"而人的情志变化与中医肝的生理和病理密切相关，着急、恼怒、紧张、恐惧、焦虑等均不利于疾病的康复，甚至成为复发的诱因。患者应正确对待自己的疾病，既不要抱"无所谓"的态度，亦不要忧心忡忡、提心吊胆。现代医学研究表明，长期忧愁、紧张心理更易加重自主神经功能的失调，从而加重患者的病情。平日里患者应注意劳逸结合，避免劳累，保持乐观的情绪、舒坦的心情，并适当多参加文娱活动，多与亲戚朋友及同事交往，以消除自己的紧张心理。忧郁恼怒等精神刺激可致肝阳上亢或肝风内动，而诱发眩晕。因此，眩晕患者应胸怀宽广，精神乐观，心情舒畅，情绪稳定，这对预防眩晕症发作和减轻发作次数十分重要。

（3）要注意休息起居。过度疲劳或睡眠不足为眩晕症的诱发因素之一。不论眩晕发作时或发作后都应注意休息。在眩晕症急性发作期应卧床休息。如椎底动脉供血不足引起的眩晕，站立时症状会加重，卧床时症状可减轻。卧床休息还能防止因晕倒而造成的身体伤害。眩晕症患者保证充足的睡眠甚为重要。在充足睡眠后，其症状可减轻或消失。再者，眩晕症患者应尽量避免头颈左右前后的转动。若有内耳病变，可因头位的改变影响前庭系统的功能而诱发眩晕。颈椎病患者颈部转动或仰俯时，可使椎动脉受压而影响脑部血液循环，使脑供血不足而诱发眩晕。声光的刺激也可加重眩晕，故居室宜安静，光线要暗淡。

本篇将会对各类西医疾病引起的眩晕详述不同的祖国医学康复与保健方法。

耳源性眩晕

（一）梅尼埃病

　　本病是一种反复发作的慢性病，因此，加强调养是防治眩晕发作的关键。梅尼埃病多在情志刺激、劳累、失眠、季节交替的情况下发病。清代名医叶天士指出："交节病变，总是虚证。"梅尼埃病的高发人群为 30～60 岁的中年人，《灵枢·天年》指出："年四十……腠理始疏，荣华颓落，发鬓斑白，平盛不摇，故好坐。年五十，肝气始衰……"患者应正确对待自己的疾病，既不要持"无所谓"的态度，也不要忧心忡忡、提心吊胆。长期忧愁、紧张的心理更易加重自主神经功能的失调，从而加重患者的病情。平日里患者应保持乐观的情绪，并适当多参加文娱活动，多与亲戚朋友及同事交往，以消除自己的紧张心理。患者的卧室以整洁安静、光线稍暗为好。本病是一种发作性疾病，可以在无明显诱因及先兆的情况下突然发生，因此，患者平时生活工作宜注意安全，不要登高，不要在拥挤的马路上及江河塘水边骑车。

　　一般说来，患者的饮食宜清淡、富有营养，可常食用鱼、肉、蛋、蔬菜、水果等食物，而肥腻辛辣之品（如肥肉、酒、辣椒、胡椒等）不宜多食。此外，由于本病的特殊性，还要求患者进低盐饮食，并注意少饮水。患者宜注意加强锻炼，并根据身体情况制订合适的锻炼方案，持之以恒，循序渐进，从而达到增强体质、提高抗病能力的目的。患者的锻炼方式可选择跑步、散步、打球、舞剑、打太极拳等。患者平时应注意劳逸结合、避免劳累，睡眠要保持充足，避免情绪波动。因为着急、恼怒、紧张、恐惧、焦虑等，都有可能引起眩晕。眩晕发作时要绝对卧床休息，头部不要左右摆动。

具体的康复保健方法，可从以下几点论之。

1. 针灸治疗

（1）针刺治疗：针刺主要具有通经脉、调气血、和营卫的作用，适宜病证较广。针刺治疗梅尼埃病的文献报道较多，且疗效显著。针刺治疗该病多以肝胆经络穴位为主，辅以耳部及头部穴位。取穴多为百会、听宫、翳风、风池等穴位。

（2）灸法治疗：艾灸是中医的一种独特治疗方法，其作用机制至今尚未完全明了。研究表明，灸法具有增强免疫、疏通血管的作用。艾灸治疗该病多取穴百会、印堂等头部穴位。

（3）针灸联合：针刺和灸法的作用，相似但不相同，二者配合可增强疗效和优势互补。临床上两者联用治疗梅尼埃病，疗效显著，且无毒副作用。

（4）穴位注射：穴位注射疗法是以中医基本理论为指导，将药液等注射到相关腧穴或特定部位，利用针刺和药物的协同作用以治疗疾病的方法。它既发挥了药物的作用，又发挥了针刺穴位、经络体系的作用，使药物和针刺协同作用，从而提高疗效。近些年来，穴位注射治疗梅尼埃病在临床上使用广泛，疗效肯定。

（5）头针治疗：头针是在头部进行针刺以治疗各种疾病的一种方法。有医家根据脏腑经络理论，在头部选取相关经穴进行治疗梅尼埃病，疗效肯定。

2. 推拿治疗

推拿治疗可以改善梅尼埃病患者的眩晕和活动障碍情况，可以提高疗效、缩短用药时间。其机制可能与其加速局部血液循环和淋巴回流、降低自主神经兴奋性有关。

（二）良性阵发性位置性眩晕（耳石症）

良性阵发性位置性眩晕病因约半数不明确，约半数患者病因与以下 4 点有关，即头部创伤、前庭神经炎、内耳血液循环障碍和中耳及乳突炎、耳部术后、药物性耳中毒等耳部其他疾病，其中头部创伤为最主要原因，特别是多发于轻度头颅创伤后数日及数星期，或乘车时突然加速、减速运动致颈部"挥鞭伤"等。尽管大部分患者通过手法复位后，能迅速见效，然而手法复位治疗后复发率为15%～37%。一些患者在手法复位成功后仍有一些残留症状，如持续性的头晕、头部昏沉感、头皮麻木、走路不稳感、漂浮感、头颈背痛感等，其中头晕为最主要残留症状，此头晕与体位改变无关，体位激发试验阴性。耳石脱落与哪些因素有关呢？主要与工作压力大、精神紧张、加班熬夜、吸烟、饮酒、饮浓茶和浓咖啡等因素有关，建议注意日常生活饮食保健，养成良好生活习惯，不抽烟、不喝酒、不做重体力和压力过大的工作，保持平和的心态，就可以通过逐步提升免疫力来逐步康复。因此，治疗后期的康复保健尤为重要，具体措施将从下文剖析之。

1. 音乐疗法

（1）五音疗法

古老的中国音乐表达朦胧、超越的艺术意境，与人类精神心理世界紧密相连，而其中音乐与情绪的相关性是比较容易把握的，可以成为与现代医学和现代音乐治疗学之间沟通交流的重要衔接点之一。

中医认为，人的各种情志之间具有相互滋生和相互制约的动态关系，针对情绪的过激变化，中医提出了情志相胜理论，《素问·阴阳应象大论篇》说："怒伤肝，悲胜怒；喜伤心，恐胜喜；思伤脾，怒胜思；忧伤肺，喜胜忧；恐伤肾，思胜恐。"当某种情绪过甚而致发病时，可以用另一种"相胜"的情志来"转移""制约"或"平衡"它，从而使过度的情绪得以调和。该法的要点在于情绪转移、制约和平衡，也可配合文学、美术和等其他艺术形式来更好地实现。五音疗法可调节残余头晕的轻度焦虑以及轻度抑郁状态，近期疗效明显，起效快，能更早缓解患者的焦虑、抑郁状态，从而达到康复保健的作用。

（2）音乐电针

音乐电针是在电针的基础上结合音乐疗法，并吸取了电疗的特点发展起来的，具有刺激经穴和音乐治疗的双重作用。它与传统的针刺穴位（包括电针疗法或以电极代替毫针导入脉冲电流）一样，通过穴位的刺激，可疏通经络，调和气血，补虚泻实，提高免疫功能；同时，它又兼有音乐的欣赏性和娱乐性，充分发挥音乐的生理、心理功能，尤其是由音乐信号经过换能处理，音乐脉冲电流不仅具有调制特点，而且是低、中频脉冲电流的集合体，其频率范围广，在 20～20 000 Hz 之间，具有音乐风格和特点的同步音乐脉冲电流，刺激经络穴位，治疗效果也随之明显提高。

（3）结合导引、按摩等养生方法

运用音乐辅助导引的方法，是最古老也是最容易为人所接受的方法之一。在优雅、恬静的音乐环境下，进行调心、调息、调形，通过养心安神，吐浊纳清，运行气血精气，炼意调神，增强定力，可以治疗精神心理疾患，尤其适合精神过度紧张，身心失调诸疾患者。

一种是专门以音声导引，通经行气，祛病疗疾的如六字诀、念诵法、歌咏法、乐器演奏等；另一种是传统音乐与运动导引有机结合，主动运动类型有如各种太极拳、易筋经、养生气功、保健功等，被动运动主要是按摩为主，在合适的音乐配合下，更容易使人放松，进入状态，提高疗效。

（4）结合精神心理调节

音乐治疗以其卓著的情感及精神效应、联想效应和心身效应，是调节精神心理状态的最佳手段之一。针对患者心理，在中医理论的指导下进行治疗的一系列方法。

　　顺志从欲法：通过满足人的意愿、感情和生理需要，来达到祛除心理障碍的方法。古医家张景岳说："若思虑不解而致病者，非得情舒愿遂，多难取效。"以音乐意境合其情，顺遂其欲，疏导气机，促进康复。根据患者的病情和情绪状态直接给以性质类同，感觉相近的音乐，得到共鸣后，引导患者步向良好状态。

　　精神内守法：中医认为，心为五脏六腑之主，心动则五脏六腑皆摇。肯定了心理因素对机体各脏器生理状况和过程的重要影响。"恬淡虚无，真气从之，精神内守，病安从来"，保持心理的平衡和对环境的适应性是减少疾病和加快身体康复的基本健康策略。传统古典音乐，有一种有规律合乎自然的节奏，能有效地排解那些引起内心不安和骚动的外界刺激，保持内心的平静；自然地对待七情变化，调节欲望，喜怒哀乐，发而有节，不贪不纵，不偏不倚，保持中和，精神内守，真气从之。

　　认知引导疗法：《素问·移精变气论篇》中说："古之治病，惟其移精变气，可祝由而已。"所谓移精变气，就是移易精神，改变气机。所谓"祝由"就是告之疾病的来由。人的行为受信念、兴趣、态度等认知因素所支配，所以要改变当事人的不良行为，就必须先引导其认知的改变。传统音乐者，调和阴阳，舒畅血脉，通流精神而和气正心也。调整精神情绪，舒展血脉，不良行为和认知得到导引和改善。

　　暗示疗法：采用语言或某种刺激物以含蓄、间接的方式对患者的心理状况施加影响，诱导患者接受某种信念，重建自信心，或改变其情绪和行为，使其情绪和行为朝向特定的方式反应。该法尤其适合于因疑心、误解、猜测、幻觉等所导致的心理障碍和文化因素相关的精神疾病情况。音乐的非语言方式非常适合进行暗示。

2. 中成药的应用

　　金匮泽泻汤颗粒、芪归通络口服液、定眩颗粒、地黄益脑胶囊、苁蓉益肾颗粒、十五味珊瑚丸、全天麻胶囊等中成药通过改善肝、脾、肾等脏腑功能，调和阴阳，祛除痰浊血瘀等病理产物，达到改善内耳循环的作用，从而促进症状缓解，减少复发，减轻眩晕的残障程度，改善前庭功能，具有一定远期疗效，临床安全性较好。

3. 针灸治疗

（1）针刺和头皮针疗法：针刺双侧风池、太阳，天柱、完骨、百会及患侧听宫、中渚等，或用头皮针治疗 BPPV 复位后残余症状，联合手法复位治疗治疗良性阵发性位置性眩晕，针刺后交感神经、副交感神经可发生各种复杂的变化，神经递质加速释放，交感神经兴奋，从而激活中枢神经的临床疗效，能更早缓解患者的焦虑、抑郁状态，更缩短患者的病程，减轻患者症状，改善患者的生活质量，值得临床推广。

（2）隔姜灸法：隔姜灸听宫穴联合手法复位治疗 BPPV，或利用艾炷燃烧时的热效应及非生物热效应，在半规管的体表投影处（颅息穴）施以隔姜灸，能扩张血管、降低血小板聚集、增加脑供血、改善局部微循环，有利于复位效果，且疗效稳定，不良反应少。

（3）温针灸法：温针灸通过"借火助阳，开门祛邪，以热引热"的机制，温针刺完骨穴、风池穴，借助腧穴，将火热导入人体，激发经气，促进血液运行，具有温通经络、益阳固本的作用，故而可舒张血管，改善血流速度，改善手法复位后的残余头晕症状，降低远期复发率。

4. 外治疗法

外治法可以取得单纯用药所不能达到的治疗效果，且避免了药物口服对胃肠的刺激，适用于各类人群，对于老年人、体质虚弱者尤为适用，而且操作简单，实用性强，安全易行。利用耳穴压豆（穴取枕、内耳、皮质下、晕点、神门）增益脏腑气血、抗眩止痛，及对大脑皮质的调节功能，穴位贴敷眩晕贴（穴取太冲、阴陵泉、内关及足三里等穴）具有祛风化痰、平肝潜阳的作用，从而改善患者发作性眩晕情况。

5. 推拿点穴

推拿按摩配合点穴可以扩张椎动脉,缓解对交感神经的刺激,有效地增加椎动脉的供血,改善大脑缺氧状态,从而调节耳周神经功能,减轻患者痛苦。

(三) 前庭神经元炎

前庭神经元炎患者多发年龄为 20～60 岁,平素体质虚弱,易感外邪,风邪外袭,阻遏经气,上扰清窍,发为眩晕。康复期主要注意清淡饮食,保持镇静,勿做剧烈运动特别是迅速改变头位的运动,尽量避免强烈声光等的刺激,多休息。有以下几种康复保健举措可供参选。

1. 太极拳

中老年前庭神经元炎患者是一个在生理和心理上都处于特殊情况的群体,在选择前庭康复治疗方式时受到生理与心理条件的限制。太极拳作为我国传统武术项目,以中国传统哲学、传统医学等为基础,运动动作舒缓、容易学习、身心兼修,是中老年前庭神经元炎患者理想的康复治疗运动项目,对提高中老年人的平衡能力、身体健康水平和心理健康等都有积极意义。

2. 足反射疗法

中医理论记载,人有"四根"——"耳根""鼻根""乳根"和"脚根",其中以"脚根"为四根之本。"木枯根先竭,人老脚先衰",可见脚对人体的重要性。人体足部有胃、胆、膀胱三条阳经,肝、脾、肾三条阴经,每条经络上有许多井穴(五输穴名,经气所出,象水之源)。对足反射疗法对应区(足部内耳迷路、大脑、小脑、垂体等反射区)进行按摩,可有效减缓病情,安全无不良反应,疗效显著,疗程短,亦可控制复发。

3. 头针

头针治疗，取晕听区（耳尖直上 1.5 cm 处，前后各引 2 cm 水平线）、百会穴、双头维穴作为治疗穴位，可能通过以下途径使患者前庭功能得以恢复：①头针治疗可对头部相关穴位进行刺激可明显增加大脑皮质血流量而促进脑神经核团反射，促进神经递质的分泌而调节脑部空间定位调节功能。同时头针还可通过下丘脑-垂体-肾上腺轴对神经内分泌功能进行调节而使患者前庭神经功能得到恢复；②头针治疗还可通过神经-血管反射以调节耳部自主神经功能改善局部微循环，同时还可促进内耳附近血管升压素的分泌以调节微血管流量，促进局部血液微循环的恢复；③头针可通过刺激前庭感受器而接受外界刺激，通过针刺产生的信号经过多系统的整合后可传导至前庭内侧核以参与前庭信息的中枢调节。

4. 音乐疗法

前庭神经元炎的患者因眩晕反复发作而容易导致患者出现焦虑、抑郁等心理，同时焦虑、抑郁又可加重或影响眩晕造成恶性循环。辅助康复可参照耳石症音乐疗法的相关内容（本书第 253 页）。

5. 芳香疗法

具有芳香作用的草药提取的精油，富有中医中药的特性，芳香作用的草药提取的精油大多性味辛、苦、温，具有行气活血、化湿和中、开窍醒神等功效。芳香吸入法、水蒸熏香法、芳香按摩法是芳香疗法常见使用方法。可以使患者的身心得到放松，配合相应的穴位，达到疏经理气、祛风活血、通络止痛、调和阴阳的目的，能明显缓解眩晕头痛等症状。

（一）椎-基底动脉供血不足

椎-基底动脉供血不足性眩晕是由血液黏滞度异常、颈动脉受压、脑动脉粥样硬化等多种原因导致大脑内组织的局灶性神经功能缺损，造成患者出现眩晕为主，伴有呕吐、耳鸣、平衡障碍、眼球震颤、四肢无力、半身感觉障碍等症状的临床综合征。本病发病多为突然起病、容易反复，且难以彻底治愈。椎基底动脉供血不足属于中医"眩晕"范畴，中医上认为，造成椎基底动脉供血不足而出现眩晕的原因主要是摄生不慎，情志失调，伤及肝肾，气血亏损，以致脉络瘀阻。

中医的康复保健有以下方法。

1. 中药穴位贴敷

中药穴位贴敷疗法是中医临床上一种常用的外治法。该方法遵循上病下治、内病外治的原则。具有操作简便、无疼痛、无不良反应等优点。将中药贴贴在人体相应的穴位上，可刺激经络，协调人体各部位的功能，进而可增强机体的免疫力，选取的穴位主要包括大椎穴和内关穴。贴敷大椎穴具有健脑、宁神、清心的功效，可扩张局部的血管，促进该处血管的血液循环，从而有效地缓解患者眩晕的症状。

2. 耳穴埋籽

中医认为,耳与经络密切相关,耳穴埋籽是通过王不留行籽对耳穴进行良性刺激,以达到调节人体经络而治疗疾病的一种方法,具有调节脏腑气血、调节阴阳平衡的功能,从而可达到缓解眩晕症状的作用。具体方法:将王不留行籽贴于所选穴位上,并用食指、拇指捻压,至患者感觉到酸麻胀得气感,每穴位每次按压 1～2 min,指导患者每天自行按压 3～5 次,隔天轮换对侧耳部,每 2 天更换王不留行籽 1 次,1 周为 1 个疗程,治疗 2 个疗程。

3. 头针透刺

头针透刺能通调脑部气血,针刺局部穴位能有效刺激增强脑部血流速度,改善脑供血,从而有效改善眩晕症状。

4. 艾灸及穴位按摩

现代医学艾灸可有效提高病灶血管通透性,改善血液黏滞度、浓稠性等血流动力学性质,加快局部血液供应;穴位按摩可行气活血、疏通经络、温经散寒,通过激发人体经络之气可调节人体生理生化功能,缓解眩晕症状。具体方法:取穴为神庭穴透刺上星穴,百会穴透刺左、右神聪穴,脑户穴透刺天柱穴。操作方法:采用一次性无菌毫针,常规消毒后,由神庭穴平刺向上星穴,由百会穴平刺向通天穴,由左、右头临泣穴分别平刺向左、右神聪穴,由脑户穴向下斜刺向天柱穴,进针深度均为 35 mm,施以捻转手法以催气,捻转频率为每分钟约 120 转,各个穴位得气后留针 30 min。

5. 中药热敷

中药热敷将药物直接作用于穴位,借助热力扩张毛细血管以加速血液循环,进而达到消炎、消肿、祛寒湿的功效。取天柱、风池、百会、风府等穴位,药方:没药、独活、红花、乳香、桂枝、桑枝、甘草、白芍、威灵仙、乌梢蛇各 2 g,忍冬藤 4 g,络石藤 6 g,研磨成粉末放置于特制药包内,润湿后加热贴敷于穴位,每次 20 min,每日 1 次,疗程 10 天。

6. 八段锦

八段锦作为我国传统体育项目,是以自身形体活动、呼吸吐纳、心理调节相结合为要素的民族传统运动方法,可有效地防治高脂血症和降低心血管疾病的危险性,具有柔筋健骨、养气壮力、行气活血、协调五脏六腑之功能,长期练习能改善脑组织血液循环,调节血流速度,促进局部组织的新陈代谢,达到活血化瘀通络之效,可有效改善眩晕症状。

(二)短暂性脑缺血

短暂性脑缺血发作(TIA),是由颅内动脉病变引起的一过性或短暂性、局灶性脑或视网膜功能障碍,临床症状持续 10～15 min,多在 1 h 内恢复,不超过 24 h,它是脑梗死的前兆,及时治疗 TIA 是预防缺血性卒中的重要措施。短暂性脑缺血属中医"中风先兆"范畴,又称小中风,中医病名为脑络绌急。多由于人体正气不足、情志所伤、饮食失节、劳倦内伤所致,以眩晕、一侧面部或肢体麻木、嘴角流涎、舌强语謇、嗜睡、健忘等为主要临床表现。

中医的康复保健有以下方法。

1. 头皮针

头皮针法主要用于脑血管疾病的治疗,可取穴选取顶中线、顶旁 1 线、顶旁 2 线、顶颞前斜线、顶颞后斜线等平刺,实证行徐疾泻法,虚证行单式徐疾补法,虚实不显用快速捻针,可有效改善患者因短暂性脑缺血发作引起的眩晕等症状。

2. 局部选穴针灸

短暂性脑缺血发作以言语障碍、眩晕、视物障碍等头部症状及肢体运动障碍等为主要表现。根据穴位治疗特点结合患者不同表现局部选穴，可达到较好疗效。取穴有大椎、风池、颈部夹脊穴等穴位，能疏通经络气血，使局部血液循环加快，改善其周围组织营养，同时可通过神经调节改善脑血管功能，从而有效改善患者由于脑供血不足引起的眩晕等头部症状。

3. 穴位埋线治疗

通过穴位埋线可以对穴位产生长时间刺激，起到疏通经络，开窍醒神的作用，选取穴位可有风池、大椎、丰隆等。风池是治风之要穴，属于足少阳胆经，为足少阳与阳维之交会穴，阳维维系诸阳，调整诸阳经之气；大椎为三阳与督脉之交会穴，可振奋人体阳气；丰隆穴属于足阳明胃经，是祛痰要穴，痰祛病除，经络畅通。可以有效改善短暂性脑缺血引起的眩晕、健忘等症状。

4. 中成药治疗

（1）丹参川芎嗪注射液：其成分包括丹参素、川芎嗪单体，是丹参、川芎去质提纯而成。丹参素对可改善全血黏滞度，对血液流变学以及微循环具有改善效果，提高前列环素水平，抑制血栓素的产生，对机体血管内自由基进行清除、降血脂，抑制动脉粥样硬化。川芎嗪对血小板的凝集以及解聚具有抑制作用，有利于血管扩张，对血管内皮细胞有保护效果，改善耗氧、血流以及微循环，对血管氧化、血管内自由基有抑制效果，且可扩张小动脉，实现活血化瘀，改善脑部血流，预防疾病的发作。

（2）脉血康胶囊：主要成分为水蛭素，水蛭素是由 65 个氨基酸组成的多肽物质，是目前最强大的天然凝血酶抑制剂，水蛭素可以与血小板内凝血酶受体结合，延长时间，具有防止血液凝固，抗血小板聚集，溶解微血栓的作用，还可以降低血浆中纤维蛋白原的水平，降低血液黏滞度，调节血脂，改善神经功能缺损程度等作用。脉血康胶囊可继发性地改善患者脑血管的血流动力学，增加脑组织血液功能，通过抑制微血栓形成改善了脑组织的缺氧状况，进而改善了患者的缺血性卒中的预后。

5. 热敏灸疗法

人体在病理状态下,体表可产生一种新类型的病理反应即腧穴热敏化现象。热敏点对艾热异常敏感,产生一个"小刺激大反应"(非热敏点对艾热仅产生局部和表面的热感),这种现象为腧穴热敏化现象,发生热敏化现象的区域称为热敏点或热敏化腧穴,在热敏点上施灸治疗相关疾病的方法即为热敏灸疗,属于灸法的一种,可激发经气运行,疏通经络,可有效预防缺血性卒中。

(三) 脑梗死

脑梗死属于中医"中风"范畴,《医学正传·眩运》早有记载:"眩运者,中风之渐也。"说明意识到中风和眩晕之间的关系。病因多是在内伤虚损的基础上,加上劳逸失度、情志不遂、饮酒饱食和外邪侵袭等因素而引起脏腑阴阳失调,血随气逆,肝阳暴涨,内风旋动,夹痰夹火,横窜经脉,蒙蔽神窍,从而发生猝然昏仆、半身不遂等症,临床主要表现为头晕目眩、视物旋转不定,甚则不能站立、耳鸣,常伴有头痛、恶心、呕吐等。

中医的康复保健有以下方法。

1. 腹针疗法

腹针疗法可调和脏腑阴阳,以达扶正祛邪、补益脾肾、益气活血等目的,改善因中风所致的眩晕等症状,常用穴位有中脘、关元、滑肉门(双)、外陵(双)、下脘、气海、阴都(双)、商曲(双)、大横(双)、气穴(双)等。

2. 艾灸疗法

艾灸可以抗血小板凝聚、降血压、改善微循环、降血脂、改善血液流变学,从而预防中风。可选取穴位有百会、风池(双侧)、足三

里(双侧),用纯艾条艾灸,采用温和灸,每个穴位 15 min,每日 1
次,连续 1 个月。

3. 药膳疗法

预防中风主要立足于预防中风基础疾病如原发性高血压、高
脂血症、肥胖、糖尿病、便秘等。介绍一种药膳疗法,组成:荸荠
50 g,薏苡仁 30 g,糙米 50 g。做法:将荸荠洗净,去皮,拍碎,薏苡
仁、糙米洗净浸泡 3 h,一起煮粥,即可食用。荸荠清热生津,开胃
消食,润燥化痰,清肝明目,利尿,降血压。薏苡仁含有丰富的水溶
性纤维素,可降低肠道对脂肪的吸收率,进而降低血脂,荸荠薏仁
粥可预防高血脂、高血压、中风、心血管疾病以及心脏病。

4. 验方

验方一则:天麻 10 g,当归、枸杞子各 15 g,牛膝 10 g,白菊花
6 g,郁金、生姜、防风各 10 g,醋柴胡 15 g,将上述各药加入砂锅中
煮沸,改小火煮 30 min。去渣取汁 150 mL,二煎煎煮同初煎,两煎
相混,每日 1 剂,分两次服用。用于脑中风的预防,改善风虚眩晕、
耳鸣、少眠及寒湿痿痹、四肢拘挛等症状。

5. 中药足蒸泡、贴敷疗法

利用药物的药性、归经及热水的热刺激,有效地改善周身血液
循环,加速气血运行,加强新陈代谢,调整脏腑功能,从而达到保健
治病的目的。中药蒸泡脚法:生姜、艾叶各 100 g 或红花、伸筋草、
透骨草各 50 g,加水 4 000 mL 左右煎煮取液可用于蒸泡脚,每次
40~60 min,每日 1~2 次,1 剂可用 3~4 次(原药渣药液再煎煮取
液可再用于蒸泡脚),只要有信心,长期坚持有效。中药足心贴敷
法:胆南星、制川乌各 15 g,研成细末,以凡士林调成糊状,敷于双
足心(涌泉穴),1 日 1 换,数次见效。如足心起泡,按常规处理,待
痊愈后再贴敷。

（四）椎动脉型颈椎病

颈椎病，根据受累组织及结构不同，可分为颈型、神经根型、交感型、脊髓型、椎动脉型及混合型 6 类，其中椎动脉型是指颈椎椎间出现狭窄或不稳时，造成椎动脉扭曲或受挤压，或椎体边缘组织直接压迫椎动脉，或刺激椎动脉周围交感神经纤维，使椎动脉挛缩而出现椎动脉血流瞬间变化，导致椎-基底动脉供血不足而出现的一组临床症状，临床常以发作性眩晕、复视伴眼振，或伴恶心呕吐、听力下降为主要表现。可归属中医学"眩晕"范畴，以肝肾不足、气血亏虚为本，以痰湿阻络、瘀血阻滞、风阳上扰等为标。临床症状以眩晕，颈肩酸痛，头痛为主。

中医的康复保健有以下方法。

1. 艾灸

通过艾灸热力达到温经通络、活血化瘀的作用，从而改善患者局部血管痉挛状态，调节椎-基底动脉血流，达到改善脑部血流情况，从而改善患者眩晕，耳鸣等临床症状。常用穴位有关元、大椎、风池等。

2. 颈椎保健操

颈椎保健操通过主动功能锻炼，加强颈椎活动，达到活动颈椎，滑利关节，松解粘连，增强肌力和韧带弹性，促进局部代谢，重新恢复颈椎活动调节功能，从而改善颈部及脑部循环，改善症状。

3. 正骨手法

正骨手法可调整小关节的错位和椎体滑脱状况，解除颈项部肌肉痉挛，减小椎间盘组织向周缘的外突力，有利于外突的纤维环复位，可增大椎间隙和椎间孔，松解神经根和关节囊之粘连，促使水肿吸收，可伸张被扭曲的椎动脉，改善脑的血液循环，还可减轻骨赘对椎动脉的压迫，调整颈椎曲度，纠正颈椎侧弯，大大缓解眩晕等症状。

4. 拔火罐

拔火罐具有温通经络、行气活血、散寒祛湿的功效，能有效改善局部气血运行。

5. 推拿

推拿可迅速恢复颈部肌肉组织的血液供给，同时可缓解斜方肌及胸锁乳突肌因长期血运不畅，蓄积炎症物质导致的神经性痉挛，使颈椎牵拉的状态得以恢复，改善颈椎血管受压状态，继而改善脑部供血。

6. 针刺

针刺能调节椎动脉的神经丛，缓解基底动脉痉挛，改善血液循环，增加脑部血供。可选择局部夹脊穴、三阴交、足三里、肩井、百会等穴位采用针刺捻转手法，可有效疏通经络，行气活血。

（五）衰老（大脑萎缩）

脑萎缩是以病理改变命名的一种脑病，现代医学认为脑萎缩主要指脑组织结构体积缩小，细胞数目减少，并有轻度胶质增生及脑动脉不同程度退行性病变。临床表现为严重认知功能缺陷或衰退的临床综合征，如进行性思维、记忆、行为和人格障碍等。脑萎缩病程可达数年至数十年，病因复杂，发病与创伤、感染、中毒、血管疾病、遗传、生活方式等相关。最主要因素是脑血管长期慢性缺血而造成的，脑组织处于慢性缺血、缺氧状态，脑细胞形态功能受到影响，即形成脑萎缩，起病缓慢，不易被发觉，病程长，进展缓慢，而且可能逐渐加重，影响患者的正常生活和工作。中医学中与脑萎缩相关的论述可见于"痴呆""虚劳""郁症""健忘""眩晕"等，其病机主要是脏腑气血阴精亏虚、脉络瘀滞导致上输不足、髓海失充。

中医的康复保健有以下方法。

1. 针刺治疗

针灸具有疏通经络、调和阴阳、扶正祛邪的作用，可以消除自由基、调节中枢胆碱能递质、减轻脑缺血再灌注损伤、抑制炎性细胞因子，从而改善大脑的学习记忆功能，对老年病具有较好疗效，临床上治疗老年痴呆症主要针刺四神聪、颞三针、人中、内关、三阴交、丰隆等穴位，同时艾灸百会、神门、神阙、足三里等穴位。

2. 头穴埋线疗法

头穴埋线疗法是通过针刺的手法将可吸收线体埋入穴位内，在一定时间内可以增强和延长针刺效应的一种治疗方法。可以促进血管内皮因子的表达，抑制细胞凋亡的发展，改善痴呆患者的认知功能。主穴为百会、四神聪。

3. 单味中药治疗

（1）银杏叶：银杏叶为银杏科植物银杏树的干燥叶，含有多种活性物质：银杏黄酮苷、银杏内酯和白果内酯等。银杏叶及其提取物（GBE）具有清除自由基、抗脂质过氧化、保护脑缺血、脑水肿、改善脑功能等药理作用。GBE对脑动脉硬化或脑循环障碍引起的头痛、眩晕、注意力不集中、耳鸣等症均有满意效果。

（2）葛根：葛根为豆科植物野葛和粉葛的干燥根，主要含有黄酮类物质如大豆苷、大豆苷元、葛根素等。药理研究发现，葛根具有扩张脑血管、增加脑血流量及抗缺氧作用。

（3）人参：人参是我国传统的名贵中药，属五加科草本植物，具有多种神经药理活性，如改变脑生物碱、增进学习和记忆能力、促进疲劳恢复、提高人和动物的学习能力，增强机体免疫力。

（4）淫羊藿：淫羊藿的干燥地上部分，具有补肾阳、强筋骨、祛风湿的功效。黄酮类为淫羊藿的主要有效成分之一，淫羊藿黄酮能改善脑缺血和脑缺氧、增强免疫功能、抗氧化、延缓衰老作用。

4. 音乐疗法

音乐疗法作为一种新兴的辅助疗法，在欧美国家的老年痴呆症领域应用已有半个世纪的历史。以其操作简便、费用低等优点及对改善患者记忆、认知、行为、语言、情绪等方面的疗效逐渐引起人们重视。在临床工作中实施音乐疗法，可以减少激越、促进日常生活活动、促进沟通、情感交流、改善认知功能。

躯体源性眩晕

(一) 冠心病

冠心病是指因冠状动脉粥样硬化使管腔狭窄或闭塞导致的心肌缺血、缺氧或坏死而引起的心脏病，是一种具有高发病率和病死率的心血管疾病。冠心病属中医的"心痛""胸痹""真心痛""久心痛"等范畴，多与寒邪内侵、饮食失调、情志失节、年老体虚等因素有关。病位以心为主，与肝、脾、肾三脏功能失调有关，病理变化主要表现为本虚标实，虚实夹杂，本虚为气、血、阴、阳的亏虚，标实为气滞、血瘀、寒凝、痰浊。

中医的康复保健有以下方法。

1. 运动疗法

（1）八段锦：八段锦是中国健身气功的一种运动疗法，属于中小强度的有氧运动，融合了中医的阴阳五行、经络学说，它有振奋阳气、活血行气、疏通经络、调节脏腑经络气血功能、调节精神心理状态的作用，是动静结合、身心互动、健患均益的健身方法，可以提高中老年人血清一氧化氮水平，从而达到舒张血管、降低血压、抑制血小板聚集、黏附，预防中老年人心血管疾病。

（2）太极拳：太极拳集体育锻炼与养生于一体，动作强度低，轻微柔和，是适合冠心病患者心脏康复的有氧运动，能有效改善心脏功能，提高冠心病患者生活质量，促进心脏康复。

（3）五禽戏：五禽戏是我国民间流传时间最长、范围最广的健身方法之一，中老年人通过练习五禽戏能使心泵力代偿性增高，搏血量增多，能有效地改善血管的弹性状况，增加血容量，改善血液的浓度和流动速度，促进心脏康复。

（4）易筋经：易筋经作为一种变易筋骨的传统健身功法，源于古代导引术，融儒、释、医道于一体。通过形体导引，调畅经络气血，促进气血的运行；通过筋经、经络的牵拉运动，调节脏腑功能，使心脏主血脉的功能得到强化；通过神意与形气相合，激发全身之气、培补真元，从而达到改善心脏功能，强身健体之功。

2. 中药提取物

（1）葛根素：葛根素是葛根汤中的主要成分，它是异黄酮化合物的主要成分，也是一种解表退热、升阳举陷的药物，它可增强患者心肌周围的循环，提高患者心肌的收缩力，可增加患者的心排出量，保护心肌功能，还能够减弱周围的阻力，减缓心率，降低心肌耗氧量。

（2）川芎嗪：川芎嗪是从中草药川芎干燥的根茎中提取出的有效活性成分。对心脏具有保护作用，可以减缓心率，增加心脏血灌注及降低全血黏度。

（3）刺五加皂苷：刺五加具有益气健脾、补肾安神的功效。现代研究发现，刺五加具有保护神经元、提高免疫、调节血糖、减缓衰老、抑制氧化、抗肿瘤、改善冠心病、提高血管活性等作用。

（4）丹参多酚酸：丹参多酚酸盐属于水溶性多酚类化合物，药理学研究证实其具有抗血小板、保护血管内皮功能、改善微循环、清除氧自由基等多种作用。同时有研究表明，丹参多酚酸盐可抑制超敏C-反应蛋白等炎症因子的产生，有助于粥样硬化斑块体积的缩小。

（5）黄芪多糖：黄芪中的含有多种有效成分，如黄芪多糖、黄芪皂苷、黄芪异黄酮等均能保护血管内皮细胞，还能预防血栓形成。研究发现，黄芪多糖可以减少冠心病患者治疗前后血清中E-

选择素、血管细胞间黏附因子-1、白细胞介素-1、肿瘤坏死因子-α水平,表明黄芪多糖具有抗炎性因子的作用。

3. 推拿治疗

推拿治疗冠心病,通过施以轻柔的推拿手法或穴位按压,从而达到温通心阳、活血化瘀、理气止痛、益肾养心的效果。轻轻地揉拨肺俞、心俞、厥阴俞、膈俞、内关、屋翳、渊腋、辄筋等穴后,可使心率减慢,增高的血压下降,降低心肌氧耗,改善左心功能,使心搏出量增加,并解除冠状动脉痉挛,降低全血比黏度,使红细胞容易顺利通过末梢微细血管,改善微循环。

4. 针刺治疗

针刺可改善心肌缺血,在基因、转录、蛋白、代谢等多个水平发挥作用,常用穴位有内关、心俞、膻中、膈俞、足三里、心俞、膈俞、厥阴俞、肾俞、脾俞、太冲、三阴交、太溪、丰隆、关元、巨阙、气海等。针刺应注意:过于饥饿、疲劳、精神高度紧张者,不行针刺;体质虚弱者,刺激不宜过强,并尽可能采取卧位。避开血管针刺,防止出血,常有自发性出血或损伤后出血不止的患者不宜针刺。背部第十一胸椎两侧、侧胸、胸中线、第八肋间、前胸、锁骨中线、第六肋间以上的腧穴,禁止直刺、深刺,以免刺伤心、肺,尤其对肺气肿患者,更需谨慎,防止发生气胸。病情不稳定者或有严重并发症,不宜针刺,如急性冠状动脉综合征、心力衰竭、严重心律失常等。

5. 气功疗法

气功是祖国医学中独具特色的一种治疗方法,它通过调身、调息、调心调动体内正气,激发和强化人体潜能,培补元气,疏通经络,平衡阴阳,从而达到既可自我保健,又可施治于人的作用。应注意的是,练功应在真正气功老师的指导下进行,并且是在病情相对平稳的状态下练习,病情变化或加重时及时加强药物治疗。

6. 中药透皮制剂

透皮吸收制剂是一种通过皮肤吸收，并可通过控释机制，按患者需要剂量恒速持久进入血液的贴剂药物。常用活血化瘀、宽胸理气、芳香止痛等药物，贴于胸前阿是穴、心俞、膻中、厥阴俞或内关等穴，可改善血液循环，促进组织功能的恢复，纠正缺血、缺氧状态。

7. 中成药治疗

（1）速效救心丸：速效救心丸具有扩张血管、抗血小板聚集、降脂、抗动脉粥样硬化、调节自由基和保护血管内皮细胞等作用，广泛应用于冠心病心绞痛以及其他系统的疼痛性疾病。

（2）复方丹参滴丸：复方丹参滴丸是目前通过美国 FDA 临床用药申请（IND）的中成药，其主要组分丹参及三七均具有钙拮抗和抗氧化作用，从而能够扩张冠状动脉、降血脂、抗动脉粥样硬化，可有效治疗冠心病。

8. 经穴体外反搏疗法

体外反搏是一种无创的辅助循环疗法，是以中医经络理论为指导，将中药颗粒或替代品置于丰隆、足三里等穴位，借助体外反搏袖套气囊，通过心电反馈，对穴位进行有效刺激，以达到舒通气血、化瘀通络目的的一种外治疗法。它可以增加冠状动脉血流，促进侧支循环形成的作用外，还可改善血管内皮功能及降低血管僵硬度，改善左室功能，提高运动耐量，适用于冠心病，慢性心力衰竭等。

9. 艾灸疗法

艾灸具有清除自由基，提高免疫功能，调整脂质代谢，改善血液流变性质，调节内分泌等作用，常用于气虚、阳虚、痰湿、血瘀证型的心脏病患者。包括直接灸、间接灸、艾条灸、温和灸、雀啄灸、回旋灸、温针灸及灸器灸等，常用穴位有：神阙、关元、膻中、肾俞、命门、足三里、厥阴俞、气海、心俞等。

（二）病态窦房结综合征

病态窦房结综合征（简称病窦）是由于窦房结及其邻近组织病变，致窦房结起搏及传导功能障碍，而引起的以心动过缓为主要特征的多种心律失常和临床症状的综合征。病窦患者的临床多与心动过缓引起的心、脑等脏器供血不足有关。常见有心悸怔忡、头昏眩晕，甚则晕厥，胸痹心痛、气短乏力、四肢逆冷，舌质黯淡，脉迟，间有结代等临床表现。根据"病窦"的临床表现，可归属中医心悸、眩晕、胸痹、厥脱、迟脉症等范畴。

中医的康复保健有以下方法。

1. 针刺疗法

取穴　内关、神门、足三里、三阴交、心俞、膻中。

方法　局部常规消毒后，以 40 mm 毫针快速刺入皮肤，得气为度，心俞、内关、神门、足三里施以捻转补法，三阴交平补平泻，膻中行捻转泻法，各穴每次均留针 45 min，1 次/d，10 天为 1 个疗程，疗程间休息 3 天，共治疗 2 个疗程。

针刺心俞、内关和神门可养心安神定悸，足三里补气养血，膻中和三阴交可理气养阴，诸穴相配有益气养血、活血化瘀、安神定悸之功，可显著改善窦房结功能，使患者精神状态逐渐好转，有效提高患者生活质量。

2. 中成药

（1）参附注射液：参附注射液主要是从红参、附片（黑顺片）中提取的有效物质的混合物，以乌头类生物碱、人参皂苷为主要成分，不仅能增加患者心肌的供血，而且能够使窦房结兴奋，促进窦房结传导功能的恢复。人参能够提高患者的心肌收缩力，扩张血管，使循环得到有效改善，从而起到升压、稳压的作用；附子能够提高患者的冠状动脉流量，满足窦房结的用血量需求，增加心率，改善患者微循环，因此，两药合用能有效改善患者的循环系统。

（2）窦康胶囊：窦康胶囊成分为黄芪、生地、赤芍、附子、桂枝、炙甘草、细辛，具有益气通阳、温补心肾、活血益脉等作用，现代中药药理研究证明，黄芪具有 α 受体激动作用，附子所含乌头碱及去甲乌头碱均可提高窦房结功能，促进房室传导，细辛醇提液可明显兴奋心脏，赤芍、甘草均能抑制血小板聚集，改善血液流变，疏通微循环，增加心脏传导系统的血液供应。

（3）通心络胶囊：由人参、水蛭、全蝎、土鳖虫、蜈蚣、蝉蜕、冰片等组成，每粒含生药 0.38 g，2～3 粒/次，每天 3 次。以人参为君药，大补元气，可以改善心脏功能，增加重要器官的血液灌注；配水蛭、全蝎、土鳖虫、蜈蚣、蝉蜕等虫类药具有扩张冠状动脉、增加冠状动脉血流、改善微循环、降低心肌耗氧量、改善心肌供血、稳定心肌电活动及窦房结营养等作用，从而提高窦房结兴奋性、增加基础心率及心肌收缩力，心排血量增加，使脏器灌注不足得以改善，心功能得到改善。

3. 穴位贴敷治疗

穴位贴敷疗法广泛应用于临床病态窦房结综合征的治疗，主要适用于阳气不足、寒凝血滞的患者，运用温里散寒药物作为贴敷膏方，达到温阳散寒的目的。取穴选用心俞、内关及膻中以养心温阳，足三里补脾养血，至阳穴是督脉中阳气的焦点，督脉为"阳经之海"，心阳走督脉，至阳穴位于后背第七胸椎之下，是后背督脉阳气最盛之处，起到温养心阳之作用，穴位贴敷诸穴起到益气养血，温心散寒之作用。

（三）窦性心动过缓

窦性心动过缓属中医学"心悸""怔忡""眩晕"范畴，临床以心悸、胸闷乏力、脉迟或结代为主。心气不足,阳气虚衰是本病的根本。轻症一般无临床症状,或症状轻微;重症或老年患者心率过于缓慢时,可伴有心悸、眩晕、晕厥、气促或胸闷等不适,其病位主要在心,涉及肺、脾、肾等脏腑,病因为气血亏虚、寒凝经脉、阳气不畅、痰瘀阻滞、脏腑虚损。

中医的康复保健有以下方法。

1. 中成药治疗

（1）心宝丸:心宝丸的成分有洋金花、人参、蟾酥、鹿茸、麝香、肉桂、三七、冰片、附子等药物,具有"温补心肾""益气助阳""活血通脉""定悸复脉"之功效。现代药理研究表明,心宝丸既能增加心肌收缩力、心排血量、增加冠状动脉血流量,改善血流动力学,改善心功能不全症状,提高生活质量,延长患者生存率,起到强心治疗的作用,又能达到提高患者心率,改善临床症状的目的。

（2）燧心胶囊:成分有红参、制附子、丹参、茯苓、枸杞子、山萸肉等,方中附子培补元阳,温里去寒,为君药。红参大补元气,为方中臣药,红参与附子为伍可起到温补心肾阳气的作用。现代药理学研究证实,附子不仅具有强心、抗休克、心肌保护作用,而且具有显著的抗缓慢型心律失常作用。其主要成分去甲乌药碱对异搏定所致小鼠缓慢型心律失常有明显防治作用,能改善房室传导,加快心率,恢复窦性心律。

2. 针刺治疗

针刺治疗可以改善局部血液循环,促进组织新陈代谢,具有振奋心阳、行气活血、祛湿逐寒、消肿散结、温经通脉的作用,有利于心率恢复。主穴取内关、郄门、神门;配穴:气血亏虚者加足三里、脾俞、膈俞,气滞血瘀者加太冲,寒凝血瘀者加血海,胸痛加心俞、巨阙,脾虚湿盛者加脾俞、胃俞、三焦俞,痰浊壅盛者加肺俞、太白。患者取平卧体位,常规消毒皮肤后,选用 0.32 mm×40 mm 毫针垂直刺入穴位 10～30 mm,行平补平泻法,得气后留针 20 min,阳虚者加温针灸。每日 1 次, 10 次为一疗程, 疗程间隔 5～7 天, 连续治疗 2～4 个疗程。

3. 穴位注射

采用复方丹参注射液在心俞注射, 有活血化瘀、行气止痛作用。心俞穴能治疗心脏病症, 又有调解心经经气作用。其中丹参有活血祛瘀止痛之功效, 加之降香的理气行瘀的协同作用产生了较强的通痹行滞之功效, 可有效改善心动过缓的症状。具体操作方法: 取穴心俞, 患者取伏卧位, 穴位常规消毒, 根据患者胖瘦酌情进针深度。药物为复方丹参注射液 2 mL。进针后稍加提插待有针感且回抽无血后缓慢注入。每日 1 次, 每次取一侧穴, 10 次为一疗程。首次取左侧心俞穴注射效果较好。

(四) 高血压

在中医学理论中, 高血压属于"头痛""眩晕""真心痛"等范畴, 本虚标实、气血阴阳失衡是其病理机制, 根据《素问·至真要大论篇》《千金要方》《医学正传》中相关记载, 发现古代医家在临床实践中将高血压与肝联系在一起, 《丹溪心法》中认为导致眩晕发生的关键在于脾虚痰湿, 《景岳全书》中提出"无虚不能作眩"的理论, 形成了目眩从虚而治之理论体系, 而在《千金要方》《千金翼方》中, 孙思邈列出了"风眩"等多种病症治法。高血压多由神经原因导致, 如忧郁恼怒、情绪激动、精神紧张, 或饮食上大量摄入烟酒辛辣油腻之物而导致机体的阴阳平衡失调, 气郁化火, 肝阳上亢或肝肾阴虚, 阴虚阳亢。其标为实证, 其本多为肝肾阴虚证。

中医的康复保健有以下方法。

1. 中成药

中成药降压药在治疗高血压中发挥了重要作用, 常见的有牛黄降压丸、松龄血脉康、山楂降压丸、安脑丸、罗布麻降压片、杞菊地黄丸、龙胆泻肝丸和当归龙荟丸等。牛黄降压丸对 SHR 大鼠血压、血管紧张素、醛固酮及内皮质激素有明显的降低作用。松龄血脉康是单纯的中药制剂,有养血熄风、活血化瘀、平肝潜阳、镇心安神之功,有扩张血管和调脂、降血压的作用。山楂降压丸降压、降脂效果突出。速效救心丸,行气活血、祛瘀止痛,具有镇静止痛、改善微循环、降低外周血管阻力的作用。安脑丸清热解毒、醒脑安神、豁痰开窍、镇惊息风,用于高血压及一切急性炎症伴有的高热不退、意识昏迷等。

2. 中药浴足法

古人曾经有过许多对浴足法的经典记载和描述,《理瀹骈文》道:"临卧濯足,三阴皆起于足,指寒又从足心入,濯之所以温阴,而却寒也。"中药浴足能刺激足部穴位,调理脏腑,达到强身健体、祛除病邪的目的。足部为足三阴经之起点,又是足三阳经的终点,经络穴位起着沟通表里内外,调节十二经气血阴阳的作用,浸洗药液中的某些成分可经皮肤、汗腺、毛囊吸收,渗透进入体内,通过经络与穴位途径,直接改善动脉血管壁的弹性,解除细小动脉的痉挛状态,使阻力血管扩张,外周总阻力下降而降低血压。足浴药物可用:怀牛膝、川芎、天麻、钩藤(后下)、夏枯草、吴茱萸、肉桂。恒温浴足,2 次/天,疗程 2 周。

3. 药枕法

药枕法属气味疗法,取具备挥发性、芳香味药物为主的中草药置配枕内,取药性直达脑之效。主要通过 3 个途径起到治病的作用:一是通过呼吸道吸收;二是通过渗透的方法直接从皮肤进入,使人体吸收;三是长期持续作用于人体的经络和穴位,进以激发经气,疏通经络,调整气血,促使阴阳平衡。可选用桑寄生 150 g、丹参 200 g、白菊花 150 g、益母草 150 g、磁石 200 g、罗布麻 120 g、夏枯草 100 g、钩藤 50 g、川芎 50 g,共碾末做降压药枕。

4. 针刺

针刺是通过经络、腧穴的刺激，调节人体经络气血运行，调节阴阳平衡。针刺能降低血浆中血管紧张素 II 水平，抑制醛固酮分泌，减少水钠潴留，达到降压目的；同时，针刺能够调节神经递质、体液、电解质代谢，从而抑制交感中枢的紧张性，降低血压。多选用足厥阴肝经和足阳明胃经，穴位多选用太冲、曲池、风池等，取穴遵循循经取穴、辨证取穴、局部取穴等原则。

5. 穴位埋线法

通过将羊肠线埋入穴位内，对穴位产生较长久的刺激。羊肠线作为一种异种蛋白，在体内软化、分解、吸收，对穴位产生的生理及生物化学刺激可长达 20 天或更长，从而弥补了针刺、药物等治疗方法疗效时间短、易复发以及患者依从性差等缺点。主穴可选取双侧心俞、肝俞、肾俞、血压点。

6. 穴位贴敷法

穴位贴敷法是将粉末性的治疗药物，运用醋、水、酒和凡士林等预调成糊状，贴于相应穴位，药物通过刺激穴位和药物渗透的有机结合，从而改善人体阴阳的平衡，起到干预高血压的作用。在穴位贴敷前仔细检查患者皮肤状况，如果患者皮肤出现红、肿、破溃、硬结以及皮肤过敏则禁止使用；女性怀孕期间，避免使用一些影响胎儿的药物制作的膏贴。应详细询问患者药物过敏情况，有效避免患者过敏药物。

7. 耳穴贴压疗法

耳穴贴压疗法操作简便无见明显不良反应，中医认为"耳者，宗脉之聚也""五脏六腑，十一经脉有络于耳"。耳廓是人体的一个缩影，通过对耳廓上相应位置的按摩、刺激可引起相应经络感应，调节脏腑功能，使血压趋于平衡。

8. 耳尖放血疗法

耳尖放血具有祛风清热、清脑明目、镇痛降压、平肝潜阳等作用。《灵枢·九针十二原》："凡用针者,虚则实之,满则泄之,宛陈则除之。"取耳尖穴,用三棱针或毫针点刺 1～2 mm,双手挤压,放血 5～10 滴后用干棉球按压止血。隔日治疗 1 次,1 周治疗 3 次,12 次为 1 个疗程。

9. 刮痧疗法

刮痧疗法是从针灸、按摩、拔罐、放血等疗法变化而来,是以刮痧器具在人体表面的特定部位进行反复刮拭,造成皮肤表面出现瘀血点、斑块,刺激体表络脉,开泄腠理、疏通经络、调理气血、祛除邪气、改善脏腑功能。刮痧能直接刺激末梢神经,调节神经、内分泌系统,改善血管的紧张度与黏膜的通透性,从而使血压降低。

10. 推拿法

中医推拿是通过推、拿、提、捏、揉等手法作用于人体体表的特定部位(主要作用在头颈四肢及腹背部的腧穴和部位)的刺激,并通过穴位、经络、脏腑、气血、阴阳等不同环节的介导,调节脏腑阴阳,从而达到降低血压和维持血压稳定,改善临床症状的目的。

11. 传统运动疗法

中医传统运动疗法遵循中医基础理论,且以其为指导思想,并结合整体思想观念,调整人体内的阴阳、气血使其达到平衡,从而提高机体抵御外邪的能力,达到防治疾病的目的。常用的有气功、八段锦、太极拳、五禽戏等。这些功法均属于有氧运动,通过功法的练习和精神的放松,能较好地消除造成血压升高的精神紧张因素,调动生理潜力,对原发性高血压的防治起到积极的作用。

（五）低血压

低血压指成人肱动脉血压低于 90/60 mmHg，同时伴有不同程度的临床症状如乏力、眩晕、心悸、气短，甚至晕厥等症状。在中医里属"眩晕""心悸""失眠""虚劳"等范畴，该病多见于虚证，多由脏腑气血阴阳不和，阴血不足，脉络亏虚，脑失所养所致；气不足而推动无力，清阳不升而致头晕、乏力等一系列临床症状。治宜益气养血、温阳益阴。

中医的康复保健有以下方法。

1. 药膳疗法

下面介绍四款膳食食疗方：①乌骨鸡 1 只（约重 1 500 g），去毛剖肚洗净，鸡腹肚中放入当归 60 g，黄芪 50 g，红糖 150 g，米酒 50 g，将鸡肚皮缝紧，入锅隔水蒸熟，吃肉喝汤，每半月吃一次，连吃两个月。②鲫鱼 1 条，糯米 60 g。将鱼洗净（不要去鳞）与糯米共煮成粥，每周用 2 次，连服两个月。③猪心 1 个，黄芪 20 g，当归 12 g，党参 30 g，川芎 6 g，加水炖熟，吃猪心喝汤。④红枣 20 g、沙参 15 g，生、熟地各 10 g，加水适量用炖盅隔水蒸 3 小时后，加蜂蜜适量每日分两次吃完，连服 15 天。

2. 饮食疗法

要加强营养、荤素兼吃、合理搭配膳食，保证摄入全面充足的营养物质，使体质逐渐变得强健。长期低血压的患者，可以适当吃一些含盐量稍高的食物。低血压患者每天适量摄取约 12 g 的食盐，可改善低血压症状。生姜、桂圆、红枣、核桃、山药、百合、蜂蜜等有助于改善低血压，可以适当多吃，芹菜、冬瓜、绿豆、山楂、苦瓜、洋葱、萝卜、海带等有降压利尿的作用，需少吃。除此之外，中医认为，具有补气、补血、温阳等作用的食物同样也有一定的升高血压的作用。因气血亏虚引起的低血压症状，如头晕目眩，可以适量多吃补养气血的食物，如莲子、桂圆、大枣；平素注意补铁，可适量多吃龙眼肉、蛋黄、黑木耳、豆类等含铁丰富的食物；脾胃为气血生化之源，平素可注意健补脾肾，山药、茯苓、薏苡仁、芡实等都是补脾的佳品；血压过低还要注意补充蛋白质、铜、叶酸、维生素 C 等，除以上食物，还可适量多吃红糖、新鲜果蔬等。

3. 耳穴压豆疗法

耳廓在人体上属于一个独立的器官，它的上面布满了穴位，这些穴位与人体的五脏六腑相对应。当人体出现不适时往往会在相关的穴位区域出现反应，通过按压耳廓的相应穴位可以促进机体的血液循环，调节人体的神经和体液系统，因而可以有效的调控血压水平。耳穴压豆法遵循中医辨证的原则，根据不同的临床表现，可选择一些特定的穴位进行组合，以达到调整相应脏腑经络气血的功能，进而达到治疗疾病的目的。选取专用的王不留行籽豆粘于 0.5 cm×0.5 cm 医用胶布上，对准穴位紧贴压其上，穴位可选择升压点、肾上腺、心、肾、肝、脾。每日按压 3～5 次，每次按压 1 分钟，双侧耳穴交替按压。按压力度以穴位有疼痛、麻热感为宜。

4. 膏方

药用红参或生晒参 50 g、附子 25 g、桂枝 25 g、阿胶 100 g，加入冰糖、黄酒制成。早晨空腹顿服 20 g，疗程 1 个月。服用期间忌食萝卜、猪血、铁剂、浓茶。红参、附子、桂枝可振奋心阳、温经通脉，升压幅度高。膏方服用时间一般不超过 2 个月，治疗结束后 6 个月内血压仍能较好维持，提示作用持久稳定。

5. 针灸疗法

根据中医针灸治疗的理论，治疗低血压主要应该对患者进行温补气血、升阳举陷、疏调脏腑，提高患者自身免疫力，以便提高患者脑供血供氧功能。可选气海穴、膈俞穴、百会穴、关元穴、足三里穴等穴位，用温和灸进行艾灸。操作时，手持艾条，点燃的一端对准施灸部位，距离皮肤 1.5～3 cm，以感到施灸处温热、舒适为度。每日灸 1 次，每次灸 10～15 min。此法可以提升阳气，滋补脾肾，继而达到提升血压的效果。人体内关穴具有安神补气、养心通脉的功能；足三里穴具有健脾和胃、补养气血的作用。联合人体其他穴位，进行针灸治疗，能起到很好的益气升阳、补元益脑的作用，有效改善患者的低血压状态。

6. 按摩法

介绍几种按摩方法，这些按摩方法均有一定的提升血压的作用，既可单独使用，又可联合使用。①用一手拇指适当用力按压另一手掌心的心系反射区（位于左手掌第 4、5 掌骨之间，近掌骨头处），之后再换手进行，每次 3～5 min，每日 1～3 次，可以养心安神，增强心脏功能，提升血压；用拇指按压双手上的神门穴、大陵穴各约 5 min，每日 3 次，以宽胸理气，宁心安神。②用两手掌大鱼际从前额中间向两鬓角推摩 10 次，以疏通脑脉，提升阳气；双手指尖适当用力按压太阳穴，随后逐渐减轻力度，重复 3～5 次，太阳穴为经外奇穴之一，刺激太阳穴有提升血压的作用。③用双手的食指或大拇指分别从鼻梁根部经过上眼睑按摩到两侧外眼角，重复3～5 次，益气活血，提振血压。

7. 导引法

采用仰卧位，两臂自然伸直，放于体侧，双腿并拢，全身放松。呼吸时采用鼻吸、口呼的方法，节奏保持平稳。轻闭双目，尽量排除杂念。头向右转，用右手按摩左侧颈部，从左下颌角下方到左锁骨上方，轻捋 3～5 次。再头转向左侧，换左手按摩右侧颈部，做3～5 次。之后取站位，慢慢吸气，吸气时两臂从身体两侧向头顶上方举起，双手相握，掌心向上，再慢慢伸直手指；呼气时两臂从两边还原，回到原位。吸气，同时两手掌轻轻按压胸廓下部，然后放手，双手自然下垂，半闭嘴吐气，重复 4～5 次。呼气时举起左腿，膝部弯曲，大腿尽量靠近胸部，吸气时放下，右腿重复此动作，每侧做4～5次。上述动作每天可按顺序操作1～2次,长期坚持,对提升血压有不错的效果。

8. 运动疗法

慢性低血压患者可以适当运动,运动可调节神经系统,使交感神经兴奋,儿茶酚胺分泌增多,长期坚持,可升高血压,改善低血压的症状,但要注意运动的强度与方法。运动时,不宜过于劳累,剧烈的运动也不利于血压的恢复。可以选择动作舒缓的体育项目,比如步行、慢跑、游泳等。运动中活动下肢可以帮助静脉血回流,增加心脏输出量,使血压上升。也可选择五禽戏等传统保健方法,经常锻炼,可以改善体质,增强心血管功能和呼吸功能,维持血压的稳定。

(六) 糖尿病并发脑部病变、低血糖

1. 糖尿病并发脑部病变

病机以先天禀赋不足、阴津亏损所致的阴虚燥热为本,并在此基础上或因饮食不节、情志失调、房劳过度等引起五脏之阴过耗或生成乏源,使肾精不得后天之阴充养而导致糖尿病脑病。目前还没有中医中药防治糖尿病脑病的临床和实验研究,但大量的文献表明补肾的药物能够改善认知功能,具有脑保护的作用,将其用于糖尿病脑病的防治不失为一种重要的途径。临床应补肾填精、滋养脑髓以治本,活血化瘀、改善血供以治标,标本兼治改善糖尿病的脑功能损害。

临床要发挥中医的优势,重视整体调节,以人为本,既要教育患者有"治之愈否,属在病者,若能如方节慎,旬月而瘳,不自爱惜,死不旋踵"的糖尿病自我保健意识,努力做到"恬淡虚无、高下不相慕",怡情悦志,胸襟开阔,保持情志调畅,气血流通,以利病情的控制和康复,又要积极治疗,降糖、降脂、降血压、保持理想体重,以降

低发生糖尿病脑病的危险，提高患者的生活质量。

除了传统中草药的治疗外，针灸、耳穴等中医特色疗法在临床康复保健过程中发挥着一定作用。针刺法对糖尿病神经病变和脑缺血都具有良好的疗效，与针刺能改善微循环、缓解组织缺氧有关，也与针刺能够直接或间接地影响中枢神经系统、内分泌系统及周围神经系统有关。

中成药可根据辨证，髓海不足偏阴虚者可用左归丸（由熟地黄、菟丝子、牛膝、龟甲胶、鹿角胶、山药、山萸肉、枸杞子组成），每服 9 g，1 日 2 次。心脾两虚者可用归脾丸（由党参、黄芪、炒白术、茯神、酸枣仁、桂圆肉、广木香、炙甘草、当归、远志、大枣组成），每服 1 丸，1 日 3 次。肾不藏精者用五子衍宗丸（由菟丝子、枸杞子、女贞子、覆盆子、车前子组成），每服 6 g，每日 2 次。另外也可选用银杏叶制剂，如天保宁、银可乐、金纳多、达纳康等。这些药物的主要活性成分为黄酮类和萜类，可改善脑血流，促进大脑循环代谢。

2. 糖尿病并发低血糖

是引起以交感神经兴奋和中枢神经系统功能障碍为主要症状的一组临床表现。

（1）针灸：眩晕发作时，取双足三里、涌泉、双三阴交为主穴，施灸时将艾条一端点燃，对准腧穴部位，距皮肤 2～4 cm 施灸，以患者局部温热、无灼痛感为宜。一般每处穴位施灸时间为 20～30 min，以局部皮肤出现红晕为度，每日 1 次，2 周为 1 个疗程。对于严重者可针刺曲池、风池、百会及合谷穴；心悸失眠时可针刺内关、神门安眠；恶心、呕吐者可针刺内关配合止吐；昏迷者急按人中穴。

（2）中药熏洗双足：患者睡前将 400 mL 煎好的浓缩外用中药加热至 80 ℃后放入盆中，再加入开水至 5 000 mL，根据患者耐热程度取合适距离、温度熏蒸，同时盖上大浴巾，待药液温度降至 40 ℃左右，即患者接受的程度时，可将双足浸入药液中泡洗。熏洗完毕后趁双足温热时上床睡觉。每晚睡前 1 次，30 min/次，每日 1

次,2周为1个疗程。

(3) 耳穴压豆:将耳豆对准耳穴处粘贴,给予适宜的按压、揉捏,使耳穴处产生胀、酸、麻等刺激感应。主穴为内耳、脑点、神门、额、枕、交感等;配穴为脾、肾、肺及皮质下等。一般隔2日换药1次,2周1个疗程。天热出汗时贴压耳穴不宜太多,时间也应酌情缩短,注意防水,避免脱落;对胶布过敏者可采用脱敏胶布代替粘贴。对于年老体弱、过度疲劳、精神高度紧张者或孕妇按压时宜轻柔;患者急性疼痛时宜采用重手法刺激。

(4) 药膳食疗

1) 牛蹄筋、牛肉、鲤鱼各 500 g,苦瓜、黄豆各 50 g,玉米须10 g、猪皮 100 g、山楂 30 g、大枣 10 g,将上 9 味洗净,切块炖煮 8 小时,喝汤或下面条用,每日 2 次,1 周喝完。

2) 人参、龙眼肉各 100 g,白糖 500 g,人参煎汤去渣(渣可另用),与龙眼肉同煮再与白糖一起熬成龙眼糖。低血糖常发者可于餐后一小时左右服用,每次 10 g。阴虚有热者不宜。

(七) 高脂血症

长期高脂血症易导致动脉硬化加速,尤其是引发和加剧冠心病及脑血管疾病等,导致患者的脑动脉狭窄、影响患者的脑灌注,从而出现眩晕这些症状。

中医学对于高脂血症的康复保健可从针灸、推拿、传统体育、饮食等方面进行论述。

1. 针灸治疗

(1) 针刺疗法:针刺或电针或皮下埋针丰隆、曲池、三阴交、足三里穴等脾经和胃经穴位可调节患者血清 HDL、LDL 的含量,进而可以促进 AS 脂质纤维斑块的吸收、消退以及脂质的细胞外转移,从而达到祛痰化浊、活血化瘀的目的,不仅有降低血浆胆固醇和甘油三酯的作用,而且能够阻断或逆转动脉粥样硬化的发生和发展，同时对许多与胆固醇代谢相关的疾病也产生诸多有益作用，可作为防治高脂症及动脉粥样硬化的重要手段。

（2）刺络放血疗法：刺血处方：委中、委阳、足三里、阳陵泉、阴陵泉、尺泽、曲泽、丰隆，双侧共 16 个穴位，每次选取其中 4 个穴位，寻找穴位周围异常血络施术。刺入 2～3 mm，迅速出针，以出血为度，总出血量不少 10 mL，不大于 400 mL，待血色变红后留罐止血，待止血后启罐。刺激量：每周 1 次，4 次为 1 个疗程，连续治疗 2 个疗程。

刺血疗法能降低血液黏滞度，对血液成分进行良性调节，并刺激血管引起血管平滑肌细胞复杂的信号传导变化，产生细胞内、细胞间及血管中部和整体的调节反应。因而可以调节血脂代谢，改善血液流变特性，保护血管内皮功能而发挥其降脂作用，从根本改善了"痰浊瘀"的状况。

（3）艾灸疗法：艾灸时间、艾灸时间间隔和疗程、取穴分别是 2 天 1 次，每穴 15 min 和两个月，神阙和足三里穴灸治效果为最好。显示了艾灸调整脂代谢的良好作用，艾灸神阙以壮阳培元化癥，艾灸足三里以补脾助运化痰，且充实先天，充分发挥了灸法调整作用的优势，这有利于痰浊瘀等病理产物的清除，也促进了脂质代谢，达到了降低血脂、减少动脉粥样硬化、防治心脑血管疾病、延年益寿的目的。同时温针灸足三里，针与灸相结合，既加大了穴位刺激量，又能减少治疗次数、减轻治疗痛苦。

（4）埋线疗法：高脂血症的选穴主要集中在任脉、足阳明胃经、足太阴脾经等经脉上。丰隆为治痰要穴，足三里为足阳明胃经合穴，脾俞穴是脾脏之气在背部直接输注的部位，中脘为腑会、胃经募穴，天枢为大肠募穴，均具有健脾益气、通腑降浊的功效。选取天枢、中脘、足三里、丰隆、脾俞等穴，将羊肠线植入相应腧穴，持续刺激穴位以达到疏通经络、调和阴阳、调节脏腑的功能，从而起到调节脂质代谢的作用。

（5）穴位注射疗法：穴位注射是以中医基本理论为指导，将小剂量中西药液注射到相关腧穴或特定部位，利用针刺、穴位和药物的协同作用以治疗疾病的方法,通过多种治疗因素共同作用于机体而产生治疗效果。采用中药制剂穴位注射丰隆穴治疗高脂血症,药穴相互作用,起到化痰行瘀的功效,正合高脂血症痰瘀互结的总病机。

(6)中药敷脐疗法:敷脐疗法,即脐疗最常用的方法,是指在中医整体观念和辨证论治原则指导下,用制成一定剂型的药物,对脐部施以敷、贴、填、熨,或配合熏、灸、按摩、拔罐等措施,以发挥局部或全身作用的一种常用的防治疾病的方法。

具体方法:敷脐药物组成包括生山楂、制何首乌、丹参、泽泻、生大黄、冰片。将以上药物粉碎为末,使用时按 5∶3∶3∶3∶3∶1 的剂量比例,与食醋、凡士林调制成药丸备用,药丸可压成厚 2～3 mm、直径为(1±0.2)cm 规格的药饼。操作:75%酒精常规消毒,加药饼于神阙,脐贴固定。2～3 日一次,每周 3 次,每次贴敷 3～24 h,注意用药后皮肤清洗保持皮肤干燥。

中药贴敷在神阙上时,影响其多层次的生理功能,在这种循环感应过程中,它们之间产生相互激发、相互协同、作用叠加的结果,导致了生理效应的放大,影响生理生化指标的变化,从而达到调脂效果。同时神阙联系全身经络,通达五脏六腑,与药物共同作用后进一步达到疏通经络、调理脏腑的作用,使气血津液运归正道,痰浊血瘀去有定处,从而症状得以改善。

2. 腹部按摩疗法

腹部按摩可分理阴阳之气,通和上下气道,增强五脏功能,祛外邪,清内癥。有效的腹部按摩不仅可以刺激体表的血液流速,亦可强化小肠、大肠的功能,进而调节全身气机,调节各脏腑功能,使得胆固醇,尤其是从肝脏来源的生成明显减少,加强其代谢,减少血液中的胆固醇含量。

施术部位:天枢、中枢、大横,下腹部。

推拿手法:一指禅推法、摩法、揉法。

具体操作:仰卧,在施术部位上行一指禅推法,1 min/穴;然后按顺时针用手掌摩腹 8 min；正中线为起点，由脐至脐下 3 寸，由上而下向两侧，四指轻揉下腹部 9 min。每天 1 次，每次 20 min，每周 5 次，8 周为一个观察周期。

取任脉、足阳明胃、足太阴脾等经络上的中枢、天枢、大横等穴，使用一指禅推法刺激这些穴位能健脾运湿，理气和胃，调节水液输布，助脾胃传导运化升清之功。辅以摩腹手法，取腹部顺摩为泻之效，从而健脾和胃，消食导滞，以防痰浊、瘀血积滞。

3. 传统健身功法

从中医学理论来看，传统健身功法动作能够调理人体脏腑，疏通经络，调和气血，燮理阴阳，从而达到人体脏腑经络气血阴阳的协调平衡，改善血脂代谢的作用。

（1）八段锦：中国古代流传下来的一种气功功法，八段锦由八节组成，体势动作古朴高雅，八段锦形成于 12 世纪，后在历代流传中形成许多练法和风格各具特色的流派。八节动作舒缓柔和，配合呼吸吐纳，在运动中放松身心，肢体伸展，可起到调理脏腑的作用。健身气功八段锦可以改善高脂血症患者血脂代谢水平，有效防治高脂血症，预防冠心病的发生，是适合中老年的有氧运动健身方式。

（2）五禽戏：五禽戏是通过模仿虎、鹿、熊、猿、鸟（鹤）五种动物的动作，以保健强身的一种气功功法。中国古代医家华佗在前人的基础上创造的，故又称华佗五禽戏。五禽戏属于中、小强度有氧运动，使体内脂肪代谢供能比例增加，具有良好的调节血脂异常的作用，并可降低高三酰甘油血症患者细胞黏附分子水平，不仅避免了体内脂肪的堆积，也维持了血浆脂类代谢的正常进行。

（3）易筋经：易筋经是一种内外兼练的医疗保健养生功法，相传为梁武帝时代天竺和尚达摩所创。易筋经就是指改变筋骨的方法，经常练习易筋经可以收到防治疾病、延年益寿的效果，近年来研究发现长期易筋经锻炼可以明显降低血脂。

4. 熏蒸疗法

熏蒸属于外治疗法,其治疗首先作用于外在的肌肤、孔窍、腧穴,而这三者又通过经络气血与内在脏腑连为一体,因此熏蒸疗法从外施治,调整内在的脏腑功能,达到防治疾病的目的。熏蒸亦是八法之一汗法的延伸,与中医中的"通玄府""开玄府"相通,推动人体的气血津液运行,调节整体的脏腑功能。

利用利湿降脂中药煎煮后放入熏蒸机的放药口进行熏蒸,其组成为荷叶 15 g、泽泻 20 g、昆布 10 g、车前子 15 g、山楂 10 g、海藻 20 g 等。方中泽泻、车前子、昆布同起清热利湿、消痰散结之功,使停滞在血液中的湿热痰浊得以清除以治其本,山楂消食导滞、增强脾胃运化功能,且其活血之效使气血运行如常,将膏脂疏泄于外,诸药合用共起降脂之效。上述药物经皮肤吸收后,由经脉入脏腑,再通过脏腑气血的运行,布散至全身,达到降脂的作用。现代药理研究表明荷叶的生物活性物质、泽泻的脂溶性部分、昆布与山楂及海藻的提取物、车前子挥发油中所含的芳樟醇均可有效降低血脂。

5. 中成药疗法

血脂康、银杏叶胶囊、苏子油软胶囊、赤丹通脉胶囊、蓝苓降脂颗粒、银曲胶囊等中成药对高脂血症有多途径、多靶点、广谱降血脂以及防止动脉粥样硬化的作用。

6. 药食疗法

中医药膳食疗在高脂血症治疗中具有简、便、廉、效独特优势,亟待进一步深入系统研究,充分发挥中医药膳食疗在高脂血症治未病中的优势,起到未病早防、有病早治、既病防变的效果。合理的膳食是高脂血症最重要的治疗因素之一,选用药食两用的食物制成药膳,经常服食,有利于血脂的降低。

(1) 常用代茶饮

1) 降脂减肥茶:草决明子 5 g,菊花 5 g。可平肝清热、降脂减肥。

2）菊花山楂茶：菊花 10 g，山楂 30 g，茶叶 10 g。可清热化痰、消食健脾降脂。

3）山楂益母草茶：山楂 30 g，益母草 10 g，茶叶 5 g。可清化热痰、活血降脂。

4）山楂荷叶茶：山楂 30 g，荷叶 12 g。可健脾、消食、降脂。

（2）药膳

依据辨证方法施予。

1）脾虚痰湿证：形体肥胖，倦怠乏力，胸脘痞满，头晕目眩，肢重或肿，纳差便溏。舌胖，苔白厚，脉濡。

药膳食疗方——薏米粥：薏苡仁 30 g，与粳米 50 g 同煮粥。

2）湿热郁结证：身形丰腴，脘腹胀满，头晕呕恶，烦渴燥热，便溏不爽。舌红，苔黄腻，脉滑数。

药膳食疗方——赤小豆粥：赤小豆 150 g，与粳米 150 g 同煮粥。

3）痰浊瘀阻证：眼睑处或有黄色瘤，胸闷时痛，头晕胀痛，肢体麻木。舌黯或有瘀斑，苔白腻或浊腻，脉沉滑。

药膳食疗方——山楂萝卜汁：鲜山楂 50 g，白萝卜 50 g，鲜橘皮 50 g，水煎汁饮用。

4）肝肾阴虚证：形体偏瘦，头晕目眩，失眠健忘，腰膝酸软，五心烦热。舌红，苔薄或少，脉细或细数。

药膳食疗方——枸杞粥：用鲜枸杞叶 100 g，洗净，加水 300 g，煮至 200 g 去叶取汁，加入糯米，煮粥。

7. 自然疗法

空气负氧离子是存在于大自然的一种对人体健康有益的自然因子。下雨过后，森林绿化带、瀑布、海边等地方都富含空气负氧离子，这也就是为什么身处这些地方，空气清新、精神振奋，这就是为什么许多疗养胜地在山上或海边的原因。

负氧离子治疗高脂血症效果显著、稳定，无不良反应，且有改善机体功能、提高抗病能力的整体效应，尤其适用于伴有多种慢性病的中老年高脂血症患者，是一种较理想的非药物疗法，值得推广。

（八）高黏滞综合征

高黏滞综合征是由于一种或几种血液黏滞因子升高，使血液过度黏稠、血流缓慢造成以血液流变学参数异常为特点的临床病理综合征。存在高黏滞综合征的情况就可以影响血流速度，这种情况会造成脑供血不足而出现眩晕的表现，眩晕是因为脑供血不足、造成脑组织细胞缺血缺氧而引起的一种临床症状。

1. 饮食指导

排除老年性原因，现代人的高黏滞综合征多因嗜食肥甘厚腻所致。因此，指导他们改变不良的饮食习惯，调整饮食结构是重中之重。

（1）多饮水：饮水要注意时机，如早晨起床后，每餐吃饭前1小时和就寝前各喝200 mL。下列情况下要多喝水：夏季、阴雨天、闷热、低气压时，进食油腻食品后，运动后，出汗后。总之，每天喝水量最好不少于3 000 mL。喝水能补充流失的水分，防止血液黏滞度增高。

（2）有针对性地选用食物：山楂、黑木耳、大蒜、洋葱、青葱、柿子椒、香菇、草莓、菠萝、柠檬等，这些食物有抑制血小板聚集，防止血栓形成的作用；山楂、番茄、红葡萄、橘子、生姜等食物具有类似阿司匹林的抗凝作用；山楂、螺旋藻、芹菜、胡萝卜、魔芋、紫菜、海带、核桃、玉米、芝麻、猕猴桃等，具有调脂作用。

（3）合理的饮食搭配：少食动物内脏及动物脂肪，少吃油炸食物，晚餐不宜多食荤腥厚味食物，少食甜食。平时宜吃清淡的食物，以素为主，粗细粮搭配。

（4）多食富含卵磷脂的食物：多食大豆及豆制品、酸奶、禽蛋、鱼类。有利于改善血液黏滞度,使血栓不易形成。

(5)多食含维生素C的水果和蔬菜:维生素C有调节血脂的作用;蔬菜中的纤维在肠道能阻止胆固醇的吸收,可降低血液黏滞度。

2. 运动、作息指导

指导患者坚持每天锻炼身体,如散步、慢跑、打太极拳、打羽毛球、爬山、游泳等,通过运动促进血液循环。生活要有规律,定时作息,保证充足睡眠,避免过度劳累,以保证正常的血液循环。

3. 简易保健方法指导

(1)洋葱葡萄酒疗法:紫洋葱1～2个,切成多瓣,放入500 mL葡萄酒中,密封浸泡1周即可饮用。每天1～2次,每次50 mL。洋葱所含的前列腺A能扩张血管,降低血液黏滞度;葡萄酒中的多酚物质能抑制血小板聚集,防止血栓形成。因此喝洋葱葡萄酒对高黏滞综合征患者有很好的预防保健作用。

(2)中药泡足:红花10～20 g,用少量水煮开后放入桶中,加温水调至适当温度,泡脚。每天1次,每次20～30 min。红花有抑制血小板聚集和增强纤维蛋白溶解的作用,从而能抗凝血、防血栓。

(3)刺络放血:取十宣、十二井、四缝、八邪、八风。每次取一组穴位中的一半(如十宣,每次取一只手即可),依次轮换,点刺放血,每穴放血3～5滴,每10～15天一次。刺络放血可以疏通经脉,调理气血。研究证实,对十宣等穴位刺络放血具有双向调节作用,它可以通过神经体液系统的调节,完成对血管舒缩、血液黏滞度、血管通透性、血液灌注等诸多系统的调节,达到疏泄淤滞,改善微循环的作用。

4. 代茶饮

(1)红花茶:适用于红细胞比容增高引起的血液黏稠,症状为面部、耳、唇、手掌等处呈暗红色,晨起头晕目眩,早餐后大脑才逐

渐变得清醒。红花 5 g、茶叶 1 g,沸水冲泡,每日 1 剂,代茶频饮,7
天为一个疗程。

(2)川芎茶:适用于血细胞聚集性增强引起的血黏度增高,症
状为肢体和面、舌、唇麻木,一过性黑矇,步态不稳或突然跌倒,频
频打哈欠等。绿茶、川芎各 3 g,沸水冲泡,每日 1 剂,当茶随饮,7
天为一个疗程。

(3)三七粉茶:适于血浆黏度增高型,症状为阵发性视物模
糊、记忆力下降、听力下降、听力障碍、午餐后嗜睡等,常有四肢酸
懒、发凉、发麻感。生三七研粉,每次取 2 g,用 300 mL 温开水冲
泡,当茶饮,每日 2 次～3 次,10 天为一个疗程。

(4)冬青山楂茶:毛冬青 15 g、干山楂 20 g,洗净,以清水
500 mL 煎至 300 mL,取汁代茶频饮。每日 1 剂,10 天为一个
疗程。

(5)当归黄芪茶:适用于红细胞变形能力降低引起的血液黏
稠,症状为精神萎靡不振、头痛、头晕、恶心,下蹲干活感觉胸闷气
短,常感憋气、肢体乏力、运动不协调等。当归 10 g、黄芪 20 g、绿
茶 2 g,将黄芪和当归加水煎沸 5 分钟,趁热加入绿茶拌匀即可。
每日 1 剂,代茶频饮,14 天为一个疗程。

(6)丹参茶:适用于多种因素引起的血液黏滞度增高,症状较
为复杂,多见于糖尿病和肥胖型心血管患者。丹参 15 g 加工成末,
加水 300 mL,煎 5 min 后代茶缓饮。每日一剂,10 天为一个疗程。

5. 中成药

脉血康胶囊内含水蛭素,水蛭素是一种多肽,具有抗凝血、降
低血脂、抑制血小板黏附聚集、扩张血管等作用,副作用小,疗效显
著,适合于临床长期应用,预防和治疗血液高黏滞综合征。

麝香保心丸、桂枝茯苓丸、蛭龙活血通瘀胶囊、三七粉能改善
血液黏稠及异常的血液流变学,具有抑制血小板黏附和聚集、降低
血黏度、改善微循环、抗血栓形成等作用。

(九) 甲状腺功能减退

甲状腺疾病是一种慢性疾病，甲减可以影响脑细胞的代谢，导致脑缺氧，引起眩晕。中医对于慢性病的治疗理念就是"三分治、七分养"，我们在应对甲状腺功能减退时，要注重平常的康复保健。

1. 膏方治疗

膏方是特殊的中药复方剂型，以体积小、含量高、口感佳、易携带为特点，原发性甲减是常见的慢性虚损性疾病，膏方最适宜治疗脾肾阳虚证型的甲减患者。膏方施治以肾为主，兼顾脾胃，选用血肉有情之品补肾，又加黄芪、党参、白术等补益脾气，以鹿茸、红参研细末嘱甲减患者常用之。痰湿瘀阻明显者，在选用附子、肉桂、巴戟天、淫羊藿、黄芪、党参等温阳益气之品同时常常配合陈皮、砂仁、山楂、荷叶等芳香药物以达化湿醒脾之效。

2. 针灸治疗

甲状腺的位置主要有足厥阴肝经循行通过，甲减的发病与心、肝、肾、脾、胃等脏腑关系紧密。大量临床研究证明，一方面，针刺治疗甲减作用机制为针刺直接作用于甲状腺腺体，修复甲状腺损伤的组织和细胞，进而促进甲状腺分泌功能，提高分泌量。另一方面，针刺刺激腧穴可提高身体的免疫力，或直接作用于免疫系统调节神经内分泌功能，改善机体免疫力，从而达到防治甲减的目的。因此，可以通过针灸来调节脏腑经脉气血的运行，能明显改善脾肾阳虚型甲状腺功能减退症患者的甲状腺功能及临床症状，具有疗效显著、无毒副作用、提高患者生活质量的优势。

3. 膳食治疗

（1）二仙苁蓉汤：仙茅、淫羊藿、肉苁蓉按 2∶2∶3 比例配方，水煎取药液浓缩，和莲子肉 100 g 同煎。服 300 mL/d，15 d/疗程。

功能温肾益气,健脾助运。主治脾肾阳虚型甲减。

(2)六味地黄粥:六味地黄丸 100 g,红枣 10 颗,红糖 20 g,粳米 100 g,加水适量,熬粥作饮。早、晚餐服,1 剂/日,2 周/疗程。功能补肾益气,滋阴填精,阴中求阳,阳中求阴,阴阳双补。主治阴阳两虚型甲减。

(3)赤小豆煮鸡汤:雄鸡五只去毛及内脏,洗净后入锅,加水、赤小豆 100 g 同煮,炖烂食,并饮汁。主治甲减,症见面浮肢肿、神疲乏力等。

(4)虫草红枣泥鳅汤:冬虫夏草 5～10 g,红枣 50 g,活泥鳅 200～250 g,共煮汤食。功能健脾补肾行水。主治甲减。

(5)山里红鸡汤:红花锦鸡儿、山里红适量煎汤服。功能平补阴阳,主治阴阳两虚型甲减,症见头晕目花,皮肤粗糙,干燥少汗,动作迟缓、神情呆板、面白无华,头发干枯、稀疏、色黄,声音低嗄,大便秘结,舌淡苔少,脉迟细。

(6)甘草人参汤:生甘草 10 g、人参 8 g,加水适量煎汤。服 300 mL/日,15 日/疗程。功能温肾益气,健脾助运。主治脾肾阳虚型甲减。

(7)当归生姜羊肉汤:当归 150 g、生姜 250 g、羊肉 500 g,加水适量,慢火熬汤,常饮。功能温中暖肾,滋阴填精,阴阳双补。主治阴阳两虚型甲减。

(8)生脉桂圆粥:龙眼(桂圆)肉 50 g,人参、五味子各 6 g,麦冬 10 g,粳米 100 g,共加水适量熬粥。服 200 mL/d,1 个月为 1 疗程。功能温补心肾,强心复脉。主治心肾阳虚型甲减。

(十) 贫血

贫血引起头晕通常会伴随着眼花,同时贫血患者一般不会无缘无故出现头晕,而是会在长时间蹲着或者是坐着的时候,突然站起来就会出现头晕。此外,患者的身上还会出现下盘不稳和四肢不协调的现象,严重的话会导致患者晕倒或者是摔倒。针对贫血的问题,患者可以多吃一些有助于补血的食物,比如说动物的肝脏、红枣、阿胶以及菠菜等,同时贫血患者平时还要注意,一般蹲着的时候,站起来不要太快,否则很容易晕倒。

关于血虚眩晕,具体的保健康复在于食疗、针灸、推拿、中成药这四个方面。

1. 食疗

治疗血虚眩晕,应把注意饮食调理视为根本。《灵枢》说:"五谷之精液和合而为血。""血者,水谷之精气也,化生于脾。""中焦受气取汁,变化而赤,是为血"。因此,无论何法治疗,不能离开强健脾胃,增进饮食,否则将是舍本求末,致使血无生化之源,精无所成之本。

(1)食疗方一:羊肉 250 g(切块),当归 50 g,生姜 15 g,少许食盐,加水 1000 毫升,煮烂熟去掉当归和生姜药渣,每日 1~2 次喝汤吃肉,10 天服完。

(2)食疗方二:红枣 250 g,花生 250 g,红糖 100 g,加水煮至半干,每日吃饭时当菜食用 10~15 天服完。

(3)食疗方三:桂圆肉、桑椹、枸杞各 100 g,水洗净,凉干,分 10 天服完(每日二次)。

(4)食疗方四:取连壳桂圆 15 枚,去壳取肉;北沙参 15 g 单煎取汁,然后同红枣 5 枚,粳米 100 g,一并煮粥。亦可加少许白糖。每日 2 次,早、晚餐食用。

(5)食疗方五:乌鸡 1 只剖洗干净,浓煎鸡汁,黄芪 15 g 煎汁,与粳米 100 g 共煮粥,早晚趁热服食。

(6)食疗方六:荔枝肉 50 g,山药 10 g、莲子 10 g 加入适量水同煎煮至软烂时再放入大米 250 g,煮成粥即可。日服 2 次。

2. 针灸疗法

(1)针刺

血虚者,治之关键在于补脾益气,针刺功在调气、行气、补气,针刺脾俞、胃俞、中脘、关元、足三里等穴,意在补气健脾和胃、提升中药的吸收利用和水谷生化精血。同时,针刺经穴,本身具有疏通经络,调节脏腑,益气养血的作用。实验证明,针刺对红细胞总数、血红蛋白含量、红细胞表面电荷密度、造血器官的功能状态,均有调节作用。

针灸方:足三里、三阴交、内关、血海。

方义:此方补血养血、健脾和胃,滋养肝脾肾三脏。其中足三里强健脾胃、运化水谷,使血虚化生有源,足三里穴乃强壮保健要穴,对一切虚症眩晕均有较好疗效。三阴交补肝脾可藏血统血。补肾可生精化血。内关穴能养心安神,理气和胃,与足三里、三阴交伍用,心、肝、脾、肾同时之处,亦为气血归经之海,协同以助心主血、肝藏血、脾统血、肾生血,且能健脾补血,调经理血。

（2）砭仓治疗

《灵枢·玉版》指出,"黄帝曰:其已形,不予遭,脓已成,不予见,为之奈何……其唯砭石铍锋之所取也。"指出存在着"不予见"的脓。这种病理性物质聚集在大的、称为"仓"的组织间隙之中,它可阻碍组织液的正常流动,通过用砭石启脉（取仓）,排除这些病理性物质,即所谓的"出积",可使组织液恢复正常流动,并通过微循环带动整个体液循环的加强,刺激造血功能的恢复。

砭具及取仓:在手足经24仓、耳经10仓、胫经6仓、背经6仓共46奇仓上,通过望诊和触诊确定一个具体仓位,然后用多阳砭石针器刺入仓中,约皮下2 mm深处,即刻拔出,然后从仓的旁边沿经的方向由远往近向针孔处切循,挤出一种黏稠的病理性物质（称为出积）,然后用消毒干棉球和胶布将针孔封住,令患者自行按压数分钟,治疗仅花1~2分钟,整个过程不流血。

疗程:前期1周治疗1次,1次取1个仓,6次为一疗程;后期2周治疗1次,4次为一疗程。最短需治疗2~3个疗程,一般需治疗5~6个疗程。

（3）艾灸

脾是气血生化之源,脾气虚,气血生化不足,会导致贫血。因此，贫血的问题可以说大部分都是因为脾胃不调，用艾灸调理贫血，主要是健脾养胃，提升脾胃的运化功能。

取穴：膏肓、四花穴、脾俞、肾俞、命门、关元、足三里。

操作方法：用圆锥形艾炷隔姜片（约 2 mm 厚）放在穴位上，点燃施灸，燃尽后再换一壮，每穴每次灸 3～5 壮，每次灸 1～2 穴。上述穴位轮转施灸，灸之局部起泡为佳，愈后可结一黑瘢，故名瘢痕灸。艾炷不宜太大，一般如大花生米大即可。

3. 推拿

贫血虽然临床表现多样化，但与脾胃功能关系最为密切。中医称"脾为后天之本"，即是脾的健运功能正常，水谷精微不断吸收，化生气血，营养全身。故采取健脾益胃的保健按摩方法，对贫血有良好的疗效。

（1）理三焦：坐或卧位，两手十指相交叉，横置按于膻中穴（胸上，两乳头连线中点），两掌根按置胸内侧，自上而下，稍用力推至腹尽处，计推 20 次。

（2）揉血海：坐位，双手拇指分按于两侧腿部的血海穴（大腿内侧，膝关节内上方约 2 寸，屈膝时肌肉隆起处）上，作旋转按揉 1 分钟。

（3）荡胃腑：坐或卧位，以右手掌按置于中脘穴（脐上正中 4 寸处，剑突与肚脐之正中）上，先用掌根稍用力将胃脘向左推荡，继之再以五指将胃脘稍用力推荡向右，往返计作 10 次。

（4）搅沧海：舌在口腔上、下齿龈外周从左向右，从右向左各转动 10 次，产生津液分 3 口缓缓咽下。

（5）疏肋间：坐位，两手掌横置两腋下，手指张开，指距与肋间的间隙等宽，先用右掌向左分推至胸骨，再用左掌向右分推至胸骨，由上而下，交替分推至脐水平，重复 10 次。注意手指应紧贴肋间，用力宜均匀，以胸肋有温热感为好。

（6）摩脘腹：双掌相叠，置于神阙穴，即脐眼，先逆时针，从小到大摩脘腹 30 圈，然后再顺时针，从大到小摩动 30 圈。

（7）按三里：双手食、中指相叠，按揉足三里穴（人体强壮穴，膝关节髌骨下，外膝眼直下四横指处）50 次。

（8）振中脘：坐或仰卧，双掌相叠于中脘穴处，以振动手法操作 1 分钟。

（9）分阴阳：坐或仰卧，两手除拇指外其余四指并拢，中指相对于剑突下，全掌紧按皮肤，然后，自内向外，沿肋弓向胁肋处分推，并逐渐向小腹移动，共操作 10 次。

4. 中成药治疗

贫血多以缺铁性贫血为常见，多因食物中内含铁过少及慢性出血（如胃肠道出血、月经过多或痔疮出血等）引起。对于缺铁性贫血最理想的康复方式是应用中成药，因其具有依从性好，便于携带、服用简单、有效而无明显不良反应等优势。建议选择既能改善临床症状，又有补铁效果，且易于被机体吸收和利用的治疗缺铁性贫血中药新药。产品说明书标有治疗缺铁性贫血的中成药，并结合当地医保实际，可在辨证施治基础上选用，如复方皂矾丸、健脾生血颗粒、生血宁片等。

（十一）精神障碍

精神性眩晕的发作与紧张、恐慌、恐高、焦虑和抑郁等精神性因素有关。有人格疾病的人也容易出现眩晕症状。在工作紧张、人际关系复杂、失业率高的现代工业社会中，常有因承受不了来自多方面的压力而产生心理障碍或精神疾病者。

精神性眩晕患者或为情志不遂，或他病影响情志，肝气不舒，久则可夹湿、夹热、夹痰、夹瘀，临床表现为头晕目眩时作时止，缠绵不休，故精神性眩晕治疗重点在于疏肝理气，兼顾活血、祛痰、化湿等。起因于情志因素的眩晕大多通过肝气肝火肝阳肝风的病机而发生，也可通过影响心脾等其他脏腑而发生。故精神障碍所致之眩晕，首先应从心、肝、脾调治。

1. 小周天循经心息法

精神障碍作为一种心身疾病，临床的治疗方法多种多样。心身康复是中医整体思维观在康复中的具体应用特色，符合康复医学发展的规律。整体医学观思维指导心身康复医学实践，帮助患者回归形神合一与天人合一的状态，有效促进康复。音乐是调理精神心理最有效方便的手段之一，由解除躯体化症状入手，把经络穴位疗法与音乐治疗和心理情绪调节相结合，临床实际疗效满意。小周天循经心息养生话疗，就是基于传统道学小周天养生功和祖国医学中医经络系统理论中的任、督二脉关系，参照小周天经气运行规律，巧妙地将中医传统的养生智慧与现代神奇的催眠技术结合起来，配合背景音乐的调摄作用和特殊的语言引导，指导患者用意识引导呼吸循任督二经冥想，帮助患者激活经气，疏通经络，调节脏腑功能，补充和运转生命的能量，使其达到恬淡虚无、精神内守，进而实现养生保健的目的。

2. 中成药疗法

乌灵胶囊可增加 GABA 合成量，增强其受体活性，以缓解焦虑、睡眠症状，提高中枢神经镇静作用；同时能改善脑组织中 GABA 及兴奋性神经递质谷氨酸通透性，增强其摄取功能，从而改善大脑生理功能，渐进性改善焦虑或抑郁状态，用于眩晕伴焦虑状态疗效显著。

丹栀逍遥散出自《内科摘要》，有疏肝清热、健脾养血之功效，是中医治疗情志异常疾病的经典方剂，被广泛运用于治疗抑郁焦虑等情绪失调病证。现代药理研究也提示，丹栀逍遥散可通过调整精神障碍患者 5 - HT、BDNF、CORT、IL - 6 等水平以及通过调节海马内 GR 和 MR 的蛋白表达而起到抗焦虑抑郁的作用，其治疗精神性眩晕，能明显改善患者的临床症状，提高患者生活质量。

3. 芳香疗法结合精油穴位点按

芳香作用的草药提取的精油大多味辛、苦、温,具有行气活血、化湿和中、开窍醒神等功效。芳香吸入法、水蒸熏香法、芳香按摩法是芳香疗法常见使用方法。芳香精油,能刺激肌肉、血液淋巴、神经等,以缓解全身紧张、帮助放松情绪。薰衣草精油是一种单方精油,酯类,香气清幽宜人,性质温和,具有镇静、催眠、宁心安神的作用,通过嗅觉途径可发挥降低血压、镇静、催眠、抗焦虑、抑菌等作用,其中乙酸芳樟酯有麻醉作用,芳樟醇则有一定程度的镇定作用。薰衣草精油可以明显舒缓情绪,减轻焦虑抑郁并且缓解头晕、黑矇、晕厥等不良反应。蘸取薰衣草精油点按风池、肝俞、行间、侠溪,每个穴位点按 2 min,力度适宜,以穴位微微发红,患者自觉微微发热为宜。

薰衣草精油也可用来进行穴位按摩,薰衣草精油的怡人气味,结合穴位按压手法的舒缓作用,可以使患者的身心得到放松,配合相应的穴位,达到疏经理气、祛风活血、通络止痛、调和阴阳的目的,能明显缓解眩晕头痛等症状。

4. 穴位按摩和耳穴压豆

中医学认为耳为宗脉之所聚,有 6 条阳经分别循行于耳中和耳的周围,通过刺激耳穴可以治疗多种脏器疾病。现代解剖生理学也证实耳廓上有丰富的神经,与脊髓和脑干均相连,对耳穴进行刺激可通过脊髓灰质后角的初级整合,完成脊髓节内或节间反射;同时还可刺激脑干内的躯体感觉和内脏感觉核,实现体表-内脏相关反射;还可通过脑干的内网膜和结构中网状核之间的整合,实现对基本生命活动的调节。穴位按摩与耳穴贴压相互配合既有手法对穴位的刺激作用,又有药物被吸收后所起的作用,加以对耳穴的刺激进一步增强了治疗作用,所以疗效较西医常规治疗效果更佳,对于眩晕症状的改善更为明显。选用文献中常用穴位给予穴位按摩和耳穴压豆治疗精神性眩晕,能减轻焦虑、抑郁症状,其机制可能是穴位按摩可放松患者紧张的头颈部肌肉，放松其紧张的情绪，调整其心理失衡，改变心理状态。

5. 针灸疗法

《金匮要略·脏腑经络先后病篇》云："见肝之病，知肝传脾，当先实脾。"中医学很重视有病早治和防止病势传变的思想，在针刺取穴上具体体现为在主穴的基础上加脾、胃经穴位，如阴陵泉、足三里等以防疾病传变。在历代医史文献记载中，约有130个穴位与治疗心身疾病关系密切，如神门、后溪、四关穴、三阴交、心俞、肾俞、神庭、百会、安眠等。针灸治疗精神性眩晕的方法多种多样，有单纯体针、电针、穴位注射、耳针、埋线、离子透入等，疗效都比较好。

6. 推拿疗法

在胸背部施术推、揉、按、拨等按摩手法，可以起到行气通络，开胸化郁的功效。肝气郁结可用单掌自上而下推至脐部，痰气郁结型可在咽喉部做轻快的揉法等。

7. 气功导引疗法

我国传统健身术内容十分丰富，如五禽戏、太极拳、易筋经、八段锦、各种气功以及武术运动等，在调和百脉、运行气血、调整"意、气、形"、悦情怡性方面，功效独具。其中，气功疗法是颇具特色又较为普及的养生养心疗法，通过自身意念、呼吸和姿势的锻炼实现精气神的自我调节、自我完善。精神情志方面的导引也是一个重要方面，可以通过一些吐纳动作，消除不良情绪，维护身心健康。

8. 辨证理膳

用以治疗疾病的饮食，又称之为"药膳"。所谓药膳，是在中医理论的指导下，将食物与药物相配合，通过药物的炮制加工与食品的烹调加工而制作的具有防治疾病和保健强身作用的美味食品。

适宜的药膳,具有药、食二者之长,能收到强身健体、调和情志的作用,是食疗、食养中一个颇具特色的内容。常用的用以治疗抑郁症的药膳食品有枸杞、何首乌、茯苓、桑葚、芝麻、胡桃肉、莲子、五味子等制成的多种类型的食品。